면역체계를 위협하고 온갖 질병을 부르는

만성염증 탈출 프로젝트

면역체계를 위협하고
온갖 질병을 부르는

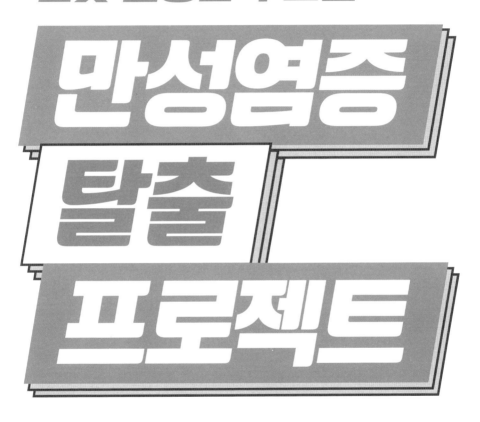

만성염증 탈출 프로젝트

듀크 존슨 지음 | 안현순 옮김

전나무숲

건강한 삶을 원하는 사람들에게
최적 건강관리 혁명은 필수적이다

삶에 중대한 영향을 미치는 결정은 하루아침에 이뤄지지 않는다. 그러나 전공분야를 응급의학에서 예방의학으로 바꾼 나의 결정은 단 하루, 아니 그보다 훨씬 짧은 '거의 한순간'에 이뤄졌다.

나는 원래 응급진료를 좋아한다. 끊임없이 중요한 판단을 해야 하는 도전이 있어서 좋고, 매일 일을 끝마칠 즈음에 느끼는 성취감이 좋다. UCLA 의과대학에서 훌륭한 교육을 받았고, 응급 진료가 나와 잘 맞는다고 느꼈다. 하지만 22년 전 남부 캘리포니아 응급센터에서 만난 한 가족으로 인해 내 인생은 예방의학으로 선회하게 되었다.

내 인생의 터닝포인트가 된 그날은 다른 날과 마찬가지로 12시간 2교대로 일을 했다. 응급실은 교통사고로 다친 환자, 복부 통증을 호소하는 환자, 가슴 통증을 호소하는 환자 등 급성 외상 환자들과 만성질환이 절정에 달해 사지에 몰린 환자들로 북새통을 이뤘다.

인생 최대의 경험, 인생 최고의 결정

어느날 심장마비에 걸린 38세의 남자가 실려 들어왔다. 규정에 따라 약 45분간 처치를 했지만 그의 심장은 거의 반응이 없었다. 회복이 불가능해 보였다. 나는 그의 가족들에게 이 상황을 알리기 위해 대기실로 갔다. 이런 경우에 어떤 의사는 환자가 사망했음을 확인한 뒤에 가족들에게 전달하지만, 나는 그 전에 우리가 어떤 처치를 얼마나 했으며 환자의 상태가 어떠한지를 미리 알리면서 "할 수 있는 모든 일을 시도하겠다"는 말로 가족들을 안심시켰다. 그런 뒤에 다시 응급실로 돌아와서 그 약속을 지키기 위해 최선을 다했다. 그러나 전문 의료진의 최선의 노력에도 불구하고 그 남자 환자는 결국 사망했다.

나는 대기실 문을 쳐다보았다. 응급실에서 대기실로 향하는 문은 때론 세상에서 가장 무거운 문이 되곤 한다. 그 문을 헤치고 지나가는 것은 몹시 두려운 일이다. 밖에는 그 남자의 젊은 부인과 사랑스러운 열 살짜리 딸이 기다리고 있었다. 그들은 미동도 없이 심장병 환자용 들것에 누워 있는 이 남자를 세상 누구보다 사랑하고 의지하는 사람들이었다.

응급실 문을 열자 부인과 딸은 내 얼굴 표정을 먼저 살폈다. 그러고는 곧 남편과 아빠의 살아 있는 모습을 다시는 볼 수 없을 거라는 사실을 알아차렸다. 두 사람은 끔찍한 세상에 홀로 남겨진 사람들마냥 서로 꽉 껴안았다. 그들을 보는 내 마음 역시 찢어지듯 아팠다. 나는 아무 말도 할 수 없었다. 그저 그들의 어깨 위에 손을 얹고 그들과 함께 우는 것밖에는.

그 남자의 죽음보다 나를 더 가슴 아프게 한 것은 이런 일이 일어나지 않게 막을 수도 있었다는 사실이다. 그가 심장병의 위험요인이 무엇이고, 심장발작을 막으려면 평소 무엇을 조심해야 하는지만 알았어도 죽음을 예방할 수 있었을 터였다. 그 순간 처음으로 예방의학이 얼마나 중요하고 소중한지가 느껴졌다. 의사와 간호사가 촌각을 다퉈가며 수천 명의 목숨을 헌신적으로 살리는 응급의학을 존경하지만, 이미 병이 너무 많이 진행되어 늦어버린 상황을 처리하느라 애쓰는 대신 만성질환을 예방하는 일이 더 가치 있는 일이라는 생각이 들었다.

그 순간 이후로 더는 응급실에 머물러 있을 수 없었다. 수년 동안 지속한 잘못된 생활습관으로 인해 자신도 모르는 사이에 몸이 망가진 환자들이 와 있는 그곳에 말이다.

내 운명을 결정한 이 사건을 회상할 때마다 여전히 고통을 느끼지만, 예방의학에 대한 의지는 더욱 확고해진다.

응급 진료를 그만둔 뒤로 줄곧 만성질환을 예방할 방법을 연구하고, 수많은 사람들이 생활방식을 바꿔서 극적으로 건강이 개선되는 것을 목격해왔다. 나는 만성질환을 예방하는 염증에서 벗어나는 생활방식의 변화를 '최적 건강관리 혁명'이라 이름 붙이고, 이 책에 모두 실었다. 즉 이 책은 내가 예방의학을 연구하면서 얻은 성과를 집약한 것이다.

'최적 건강'의 정의

'최적 건강'이라고 하면 사람들은 날씬한 여배우나 패션모델의 이미지, 액션배우나 운동선수의 울퉁불퉁한 근육을 떠올린다. 그리고 정말로 그런 외모를 갖고 싶어한다. 왜일까? 그들처럼 섹시하게 보이고 싶어서? 하나만 묻겠다. 멋있어 보이는 것이 최선인가, 아니면 건강한 삶이 더 나은 목표인가? 생각해야 할 점은 프로 운동선수나 영화배우는 보기 좋은 몸을 가졌음에도 건강하거나 장수하는 부류의 사람들이 아니라는 점이다!

건강관리의 목적은 질병 없이 오래 사는 것인데 몸매 관리, 즉 '피트니스'에서는 사람들을 그 반대 방향으로 이끈다. 예를 들어 운동을 많이 하는 사람들은 대부분 살이 찌면 스테로이드제를 복용해 '극단적인' 감량을 한다. 삐쩍 마른 몸매를 유지하려고 사력을 다하는 여배우나 패션모델들은 말 그대로 '삐쩍 말라' 죽어간다. 이들 중 많은 이들이 스테로이드제, 살 빼는 약, 식욕억제제, 각성제, 영양실조, 거식증, 과식증, 그 밖에 합법적이지만 의학적으로 검증되지 않았고 조기 사망에 이르게 할 수도 있는 건강에 해로운 방법들로 몸을 만든다. 외모에 치중하는 것은 체력과 에너지를 약화시킴으로써 만성질환에 걸리기 쉬운 몸을 만들고 결국 수명을 단축시킨다.

이처럼 현대인들은 건강이 무엇인지 잘 모를뿐더러 단편적인 접근 방식으로 만성질환의 위험을 자초하고 있다. 더 늦기 전에 올바른 관점으로 건강관리를 해나가야 한다.

나는 최적 건강을 '유전적 요인, 개인 병력, 주어진 환경에서 도달할 수 있는 최선의 건강'이라 정의한다. 최적 건강을 성취하는 것은 혁명이라 불릴 만큼 광범위한 생활방식의 변화와 연관이 있으며, 남에게 어떻게 보이는지가 아니라 어떻게 건강하고 장수하는 삶을 살 것인지에 초점을 맞춘다. 이는 사기성 짙은 단기 해결책이 아니다! 만약 당신이 최적 건강을 성취하는 생활의 혁명, 즉 최적 건강관리 혁명에 동참한다면 가장 먼저 살이 빠지면서 외모에 만족하게 될 것이다(혁명을 시작할 때 체지방량이 초과라는 가정하에). 이때 체중이 줄어든 것은 건강한 생활방식을 체득한 결과이며, 만성질환과 조기 사망의 위험성을 줄이는 노력 덕에 얻은 부차적인 건강 효과의 하나다.

당신은 지금까지 잘못된 생활방식으로 살아왔을 수도 있고, 최고의 유전자를 가지고 있지 않을 수도 있다. 그러나 최적 건강의 길에 들어서면 당신의 유전정보가 허락하는 한도 내에서 최대한 건강하게 오래 살 수 있다. 일찍 시작할수록 건강한 삶을 살 수 있는 기간이 늘어난다.

만성질환은 비단 당신 혹은 당신 가족만의 문제가 아니다. 10년 전, 세계보건기구와 세계 여러 나라의 보건당국으로부터 정보를 모으는 과정에서 중국, 말레이시아, 인도, 태국, 일본, 러시아, 한국, 홍콩, 브라질, 아르헨티나, 베네수엘라, 영국, 독일, 오스트리아, 이탈리아, 폴란드, 혹은 미국 그 어느 지역 출신이든지 간에 대다수 사람들이 여러 가지 만성질환에 대해 같은 위험요인을 가지고 있으며, 이 질병들의 징후를 보인다는 사실을 발견했다. 이는 기술이 진보하면서 사람들의 생활방식이 전 세계적으로 매우 비슷해진 결과다.

　나는 이 책 전체를 '최적 건강을 성취하는 방법'으로 채워나갈 것이다. 이는 매우 광범위한 주제라서 삶의 많은 측면을 언급해야 한다. 자, 시작해보자! 근거 없는 체중 감량 다이어트는 집어치우고, 만성염증 탈출 프로젝트인 최적 건강관리 혁명에 동참하자. 만일 이 책을 읽은 독자 가운데 단 한 사람이라도 만성질환의 위험요인을 줄이는 방식으로 생활방식을 바꾼다면 나의 모든 연구와 저술 활동이 헛되지 않을 것이다.
　그 사람이 바로 '당신'이길 진심으로 바란다!

제3장 새로운 건강 과학, 뉴트리제네틱스와 뉴트리지노믹스

제2부_ 최적 건강에 이르는 길

제4장 동양의학 vs 서양의학, 이 둘은 어디서 만나야 하는가?

제5장 최적 건강을 떠받치는 기본 원칙, 8개의 기둥

제3부_ 중대 만성질환의 위험요인 물리치기

 제8장 쫄리면 죽는다! 심장질환과 맞서 이기는 전략

제9장 암, 공격 막아내고 잡는 수(手)

제10장 비만, 건강하면 살이 빠진다!

제11장 치명적인 전 세계적 유행병! 인슐린저항성과 제2형 당뇨병

제4부_ 당신도 최적 건강 명예의 전당에 오를 수 있다!

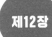 **제12장** 최적 건강에 이르는 25가지 실천 수칙

the

OPTIMAL
HEALTH
REVOLUTION

Introduction

최적 건강을 위한 노력,
아직 늦지 않았다!

당신을 위한
최고의 혁명

당신은 암, 심장병, 치매 혹은 기타 다른 만성질환으로 때 이른 죽음을 맞이하지 않아도 된다. 그리고 조금이라도 더 오래 살기 위해 막대한 돈을 건강관리 비용으로 지출하지 않아도 된다. 40대든 50대든 60대든, 심지어 70대라도 늙었다는 생각을 할 필요가 없다. 염증을 일으키지 않는 생활, 즉 최적 건강관리 혁명에 동참한다면 말이다.

삶에 활력을 더하고 수명을 몇 년 더 연장시키기에 너무 늦은 때란 없다. 지금 몇 살인지도 중요치 않다. 당신이 이 혁명에 얼마나 헌신하는지가 중요하다. 물론 아이 때부터(심지어 엄마 배 속에서부터) 이 혁명에 동참해왔다면 매우 큰 혜택을 보고 있겠지만, 지금 참여한다고 해서 늦은 것은 아니다. **최적 건강관리 혁명**은 살아가는 방식을 변화시키는 과정이기 때문이다. 그렇게 함으로써 당신은 건강한 삶을 더 오래 누릴 수 있으며, 더 활력 있고 생명력이 넘치는 삶을 살 수 있다.

나는 안다, 정말 잘 알고 있다. 건강·의료 업계의 수많은 사기꾼, 돌팔이 의사,

광고업자들이 자신들의 상품을 선전하고자 '혁명(revolution)'이라는 말을 사용한다는 것을.

"하루에 단 60초만 투자하면 식스팩 복근을 만들 수 있습니다. 플라스틱과 알루미늄 소재로 만든 저렴한 운동기구로 말이에요. 피트니스 혁명!"

"한여름 태양 아래에서 버터가 녹듯 이 작은 알약 하나로 수십 킬로그램의 지방을 녹여 없앨 수 있습니다. 심장판막이 손상될 확률은 극히 적으니 안심하세요. 살 빼기 혁명!"

"둘째 주 목요일에는 주황색 채소 외에는 아무것도 먹지 마세요. 나머지 요일에는 돼지처럼 맘껏 먹어도 되는 특수 다이어트 비법입니다. 영양 혁명!"

그러나 진짜 혁명은 속임수나 즉효약이나 단기간 유행하는 기법이 아니다. 진짜 혁명은 사고방식의 근본적인 변화와 세상을 이해하는 새로운 방식에서 시작된다. 이해하면 굳게 믿게 되고, 그 믿음은 남은 일생 동안 우리가 살아가고 행동하는 방식을 변화시킨다. 그런 점에서 최적 건강관리 혁명은 진실이다. 이 혁명은 현대사회에서 주된 사망 원인으로 손꼽히는 다양한 만성질환의 근본 원인을 이해하는 것에서부터 시작되며, 그런 이해를 바탕으로 건강하게 장수할 가능성을 최대한 높이는 삶의 방식을 깨우치게 한다.

이 혁명에 참여하는 것은 그리 어렵지도, 많은 돈이나 시간이 들지도 않는다. 복잡한 계획이나 지식이 필요한 것도 아니다. 아무리 바빠도, 삶이 스트레스에 찌들어 있어도 부담 없이 이 혁명에 동참할 수 있다. 이 혁명은 스트레스를 늘리는 것이 아니라 스트레스를 덜어주며, 한 번에 하나씩 당신과 당신 가족의 삶을 변화시키는 평화로운 혁명이다. 또한 당신이 어디에 살고 있든 상관없다. 이 혁명은 과학문헌들과 지난 20년 동안 전 세계에서 우리 연구소로 찾아온 1만 5000명 이상의 고객들에게서 얻은 임상경험을 바탕으로 한 것이기 때문이다.

무엇보다 첫걸음을 내딛는 것이 중요하다. 일단 지금의 생활방식을 박차고 벗어난다면 최상의 건강, 즉 최적 건강에 이르는 길은 각 단계를 실천할수록 점점 더 쉬워질 것이다.

이것은 위대한 여정이다. 당신이 이 길을 따라가다 보면 건강해지고 에너지와 활동량이 커진다. 또한 질병에서 벗어나는 자유, 가족·친구들과 더 많은 것을 함께할 수 있는 자유, 그리고 당신이 좋아하는 취미나 운동 등 모든 것들을 할 수 있는 자유 등 모든 것을 얻을 수 있기 때문이다! 더불어 질병으로 인한 슬픔과 조기 노화의 고통에서도 벗어날 수 있다.

어쩌면 당신은 건강과 관련한 각종 유행 기법을 따르다 낙담한 일이 있거나, 이른바 '전문가'라는 사람들의 서로 모순되는 주장 때문에 혼란스러워한 적이 있어서 최적 건강관리 혁명에 참여하는 것을 망설일지도 모른다. 하지만 나는 자신한다. 이 혁명은 당신을 절망감에서 벗어나게 해주고, 혼란을 없애고, 사람들의 주머니만 가볍게 만드는 잘못된 건강 문화를 깨뜨려줄 것이다.

'혁명이라고? 혹시 또 다른 유행 아냐?'

나는 20년 넘게 '예방의학'이라는 의학 분야에 깊이 관여해왔으며, 그 덕분에 대부분의 의사들이 갇혀 있는 함정에서 벗어나 다방면으로 환자를 진료하고 치료할 수 있었다. 나는 그 함정을 '**ICD-9**(국제질병분류 제9판) 코드적 사고방식'이라고 부른다.

미국에서 보험회사는 의사들이 이 질병 분류 목록에 포함된 질병을 치료할 때만 보험금을 지급한다. 세계보건기구에서도 통계자료를 분류하고 목록으로 작성할 때 비슷한 분류 체계를 사용한다. ICD-9은 매우 유용한 보고 체계다. 그러나 진단코드에 근거한 치료 행위에만 대가를 지불하는 관습은 의료 종사자들이 예방보다는 치료에만 전념하도록 만드는 주요 요인이 되고 있다. 의사가 질병을 예방한 대가를 지불받지 못하는 현실에서 질병 치료에만 전념한다는 이유로 의사들을 비난할 수는 없는 것이다. 그러나 이는 마치 화재에 대비해 불에 잘 타지 않게끔 건축하는 것은 무시한 채 오로지 소방에만 예산을 집중 지원하는 것과 다를 바 없다.

의사들에게는 책을 읽고 교육받을 시간이 한정되어 있다. 그래서 대부분의 시간을 예방과 관련한 수많은 문헌을 읽기보다는 질병을 진단하고 치료하는 데 보낸다. 나 역시 마찬가지였다. 응급실과 가정의학과에서 근무한 몇 년 동안 내가 질병을 예방하기 위해서 한 일이라곤 환자들에게 체중을 감량하라고 말하거나, 고지혈증 약인 리피토(Lipitor®)를 처방하는 것이 전부였다. 환자들에게 질병에 걸리지 않는 수단을 제공해주지도 못했다. 이 책은 그 모든 좌절의 세월에 대한 나의 응답이다.

요즘 내가 주로 하는 일은 예방적 검사인데, 이러한 검사에는 보험금이 지급되지 않는다. 나는 관심사가 완전히 바뀌었을 뿐만 아니라 예방과 관련한 방대한 문헌을 읽고 공부할 시간도 갖게 되었다. 나는 결코 의사들의 청렴함이나 윤리에 이의를 제기하려는 것이 아니다. 나 역시 ICD-9의 수렁에서 헤어나지 못했었기에 의사들이 느끼는 좌절에 전적으로 공감한다. 내 목표 중 하나는 의사들이 이 함정을 깨고 예방에 집중할 수 있도록 돕는 것이다.

물론, 의사들만이 구시대적인 사고방식의 틀을 깰 필요가 있는 것은 아니다. 최적 건강관리 혁명은 자신의 건강에 책임을 지는 것으로, 당신 자신부터 시작해야 한다. 당신이 그것을 원했을 것이나 단지 무엇을 해야 할지를 잘 몰랐을 뿐이다. 잘못된 생각, 믿음, 생활습관으로 인해 당신은 만성질환으로 인한 조기 사망의 길로 이끌려가고 있었던 것이다.

이 책은 당신이 지금껏 걸어온 길과는 완전히 다른 길로 이끌 것이다. 이름뿐인 예방이 아닌 진정한 예방을 통해 최적 건강에 이르는 길을 제시할 것이고, 우리 시대의 가장 위대한 발견 중 하나인 모든 만성질환의 근본 원인이 무엇인지를 보여줄 것이다. 그리고 그 적을 무력화하기 위해 뉴트리지노믹스(nutrigenomics, 영양유전체학)라는 새로운 과학을 포함해 많은 학문에서 얻은 지식을 활용하는 지혜를 제시할 것이다.

전 세계적 문제를 해결할
전 세계적 혁명

인류가 지구 상에서 살아온 시간 대부분, 건강은 운명의 문제였다. 아플 수도 있었고 그렇지 않을 수도 있었다. 장수할 수도 있었고 그러지 못할 수도 있었다. 그러나 지금 우리는 건강 상태를 개선하고 수명을 늘려주는 많은 기술들에 둘러싸여 있다.

최적 건강을 성취한다는 것은, 활용할 수 있는 지식과 기술을 가지고 생명을 단축시키고 건강에 해를 끼치는 요인들과 게임을 하는 것과 같다. 그 요인들은 이 책의 나머지 부분에서 논의할 것이다. 여기서 강조하고 싶은 것은 이것이다.

"게임의 규칙이 바뀌었다!"

200년 전, 100년 전, 심지어 50년 전에 사람들을 질병에 걸리게 하고 수명을 단축시킨 요인은 오늘날 사람들의 건강을 위협하는 요인과는 다르다는 사실을 우리는 알아야 한다.

문명 발전의 역설

　수천 년간 이어져온 동서양의 의학적 경험에도 불구하고, 그리고 오늘날의 놀라운 과학적 진보에도 불구하고 아직도 근본적으로 해결되지 않은 문제가 있다. 그것은 많은 사람이 만성질환에 걸려 죽는다는 것이다. 이것은 전 세계적인 현상이며, 점점 확산되고 있다.

　세계보건기구는 비만이 전 세계에 유행병처럼 번지고 있으며[1], 기아로 굶주리는 사람들보다 비만인 사람이 더 많을 수도 있다고 밝혔다. 모든 상황을 감안한다면 이는 좋은 일이다. 기아로 죽는 사람들보다 정크푸드를 과도하게 섭취하는 사람들이 더 많다는 것은 사회적·정치적·경제적으로 발전하고 있다는 신호이기 때문이다. 그러나 기아나 비만은 모두 잘못된 영양 상태, 즉 영양결핍의 한 형태로 수백만 명의 목숨을 너무 일찍 앗아가고 있다. 물론 비만으로 인한 죽음이 기아로 인한 죽음처럼 빨리 진행되는 것은 아니지만 말이다.

　세계보건기구는 또한 "제2형 당뇨병(예전에는 '성인당뇨병'이라고 불렸다)이라는 역병이 전 세계에서 발생하고 있다"고 밝혔다.[2] 일본에서 제2형 당뇨병을 치료하는 데 드는 비용은 지난 10년 동안 4배로 늘어났으며, 다른 대부분의 산업국가에서도 2배로 늘어났다. 이처럼 의학적으로 상당히 진보를 이루었음에도 아직도 우리는 밝혀내야 할 것이 많다.

현대, 현대의 질병

　20세기 초 심장병과 암은 주요 사망원인 목록에서 오늘날처럼 순위가 높지 않았다. 그러나 지난 세기 동안 진행된 산업화는 식습관과 생활방식에 매우 중대한 변화를 가져왔으며, 이는 심장병과 암의 증가와 관련이 깊어 보인다.

산업화로 인한 생활의 변화는 크게 3가지로 볼 수 있다.

- 시스템의 자동화로 직장에서, 집에서, 이동하는 과정에서 사람들의 운동량과 칼로리 소비량이 현저히 감소했다.
- 자연방목으로 얻은 고기와 식물성 식품 대신 산업화된 수난을 이용해 생산한 고기를 더 많이 먹게 되었다.
- 가공 과정을 거친 식품을 많이 먹게 되었다.

영화에서는 원시인들을 물소·영양·야생 매머드 등을 포식하는 사냥꾼으로 묘사하고, 현대인들이 고기를 상당히 즐겨 먹는 것으로 보아 인간의 식습관이 육식 중심이었을 것으로 추측하는 사람들이 많다. 하지만 상당히 최근까지도 인류의 식습관은 채식 중심이었다. 특히 인류가 경작을 시작한 이래로 몇천 년 동안은 더욱 그러했다.

전 역사를 통틀어 고기는 매우 비싼 음식이었다. 고대 왕들은 그들이 소유한 가축의 숫자로 자신의 세력과 부를 과시했다. 부유한 이들만이 고기를 먹을 수 있었으며, 평민과 가난한 이들은 주로 채식을 했다.

부자들도 항상 고기를 먹을 수 있는 것은 아니었다. 런던의 비피터(Beefeater, 전통 복장을 입고 있는 런던탑의 경비병)들을 생각해보자. 이들은 공식적으로 '폐하의 왕궁이자 요새'로 불린 런던탑의 형식적인 위병이지만, 몇 세기 전만 해도 그들은 경비병이었다. 전해오는 이야기에 따르면 그들은 '비프 이터스(Beef eaters)', 즉 '쇠고기를 먹는 이들'이라는 별명을 얻었다고 한다. 왜냐하면 왕에게 급료로 쇠고기를 받았기 때문이다. 실제로 문헌에는 그들이 고기로 받은 급료가 상세히 기록되어 있다. 또 다른 설에 따르면, 그들은 쇠고기를 먹었을 뿐만 아니라 통풍을 앓았다고 한다. 통풍은 관절 내에 요산 결정이 형성되면서 발생하는 관절 염증이다. 요산은 퓨린을 대사하고 남은 부산물이다. 비피터 혹은 그와 비슷한 증상을 앓은 이들은 퓨린 중 대부분을 고기에서 섭취했을 것이다. 그렇기 때문에 통풍을 '부자병'이라 부르는 것은 이상한 일이 아니다(현재 이 병은 선진국의 기의 모든 이들에게 쉽게 발병하는 질병이 되었다).

산업화가 진행되면서 의학, 공중보건, 농업, 식품 가공 등의 분야에서 많은 발전이 있었다. 20세기에 들어서면서 감염병(천연두, 결핵, 말라리아 등)과 영양실조가 주요 사망 원인에서 제외되고, 그 자리를 심장병과 암이 차지하게 되었다. 이는 부분적으로는 억울한 면이 있다. 우리 모두는 어떤 원인으로든 죽게 되어 있고, 노화는 심장병과 몇 가지 종류의 암을 일으키는 요인 중 하나다. 여기에 각종 오염물질과 식습관, 몸을 상하게 하는 생활방식으로 인해 이 질병들의 발병 비율이 높아지는 것이다. 그런데 그 위험요인들은 고려하지 않고 단지 암과 심장병 때문에 사망하는 사람들이 많다는 사실만 강조되고 있기 때문이다. 위험요인이란 만성질환의 위험성을 증가시키는 생활습관이나 생물학적 특성을 말한다. 이 위험요인들에 대해서는 앞으로 차근차근, 상세히 다룰 것이다.

산업화가 전 세계로 확산되면서 생활방식과 관련된 만성질환도 세계적인 질병이 되었다. 심장병과 암은 거의 모든 산업사회에서 사망원인의 선두를 달리고 있다. 몇몇 나라의 보건당국은 심장질환과 뇌혈관질환을 구분하고 있으나 둘은 본질적으로 같은 질환으로, 그들을 합쳐서 본다면 심혈관질환은 모든 산업국가에서 사망원인 1위를 차지한다.

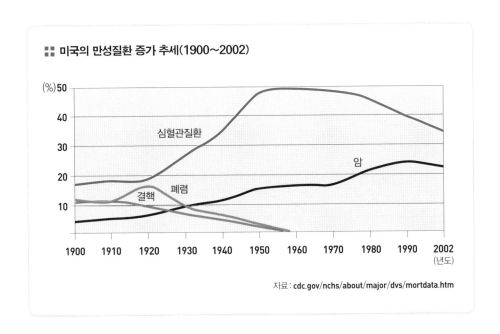

:: 미국의 만성질환 증가 추세(1900~2002)

(%)

자료: cdc.gov/nchs/about/major/dvs/mortdata.htm

   예를 들어 미국 사람들의 사망원인 중 3분의 1을 차지하는 것이 심혈관질환(심장마비나 뇌졸중)이다. 미국인들 중 22%는 암으로 사망한다. 이렇게 지난 60여 년 동안 미국에서 만성질환이 증가한 추세는 위의 도표에서 확인할 수 있다. 근래 들어 심장질환은 다소 감소했으나, 최근 자료들은 제2형 당뇨병의 급격한 증가로 인해서 가까운 미래에 다시 증가할 가능성을 보여준다. 미국인들의 가장 큰 사망원인 6가지(심장질환, 뇌졸중, 암, 만성폐쇄성폐질환(COPD), 당뇨병, 사고)는 계속해서 증가하고 있다.[3]

   일본과 미국은 지리적으로 매우 먼 나라이며 문화적으로도 상당히 다르지만 지난 세기 동안 만성질환이 증가한 추세는 비슷하다. 다음 도표는 일본 보건성에서 조사한 통계 결과를 보여준다. 도표와 같이 2차세계대전 이후 일본의 만성질환 유형은 그들의 생활방식과 함께 급속히 변화했다. 심장병과 암은 놀라운 속도로 증가했으며, 이 같은 경향은 계속되고 있다.

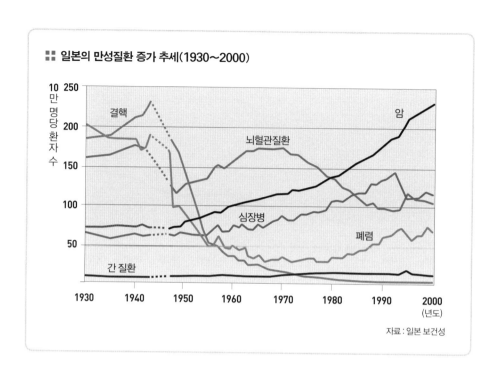

■:■ 일본의 만성질환 증가 추세(1930~2000)

결핵

암

뇌혈관질환

심장병

폐렴

간 질환

1930　1940　1950　1960　1970　1980　1990　2000
(년도)

자료 : 일본 보건성

　다른 나라의 통계자료에서도 일본과 미국의 통계자료에서 나타난 양상과 매우 유사한 양상을 확인할 수 있다. 만성질환이 증가하기 시작한 시기가 유일한 차이다. 한국에서는 1960년대, 브라질과 인도에서는 1980년대, 중국에서는 1990년대부터 증가하기 시작했다(이 책을 집필하고 있는 지금 중국 성인 중 43.8%가 심뇌혈관질환으로, 22.3%가 암으로 사망하고 있다).[4] 모든 지역과 문화권의 전통의학들은 이 감염병을 막기 위해 노력하고 있으나 모두 실패하고 있다. 또한 의사들, 학자들, 그리고 일반인 모두 이 추세를 뒤집기 위해서 많은 노력을 해왔지만 우리는 여전히 만성질환의 함정에 깊이 빠져 있다.

당신의 주머니를 털어가는
사기의 함정에 빠지지 말자!

전 세계적으로 만성질환이 확산되다 보니 그것을 예방하고 치료하려는 사람들의 노력도 늘어나고 있다. 더불어 우리가 경계해야 할 건강관리법도 점점 증가하고 있다.

특히 만성질환의 문제가 심각한 미국은 반짝유행을 좇는 데 있어서도 가장 앞서 있는 나라다. 만약 세계 어딘가에서 반짝하고 유행하는 건강관리비법이 있다면 그것은 아마도 미국에서 먼저 시도되었을 것이다. 실제로 당신을 하룻밤 만에, 최소한의 노력으로, 그리스 신이나 여신처럼 변신시켜줄 수 있다는 '과학적인 새로운 발견'을 담은 책·비디오·치료법·기구, 그와 관련된 주장을 하는 의사들, 학자들, 그리고 건강식품 판매업자들이 끝없이 등장한다(자신의 주장이 과학적으로 인정받고 있는 것처럼 말하는 건강기능식품 제조업자들도 있다. 나는 7장에서 이 업자들을 구별하는 방법을 논의할 것이다). 그리고 절박한 사람들은 충분한 지식 없이 이러한 근거 없는 건강관리법에 많은 돈을 헛되이 사용한다.

그런 것을 보면 나는 마음이 아프다. 그것들 중 대부분은 과학을 위장한 '꿀꿀이

죽'이다. 그런데 사기치는 장사꾼은 말쑥한 전문가로 보여 사람들이 그들의 속임수를 알아채기는 힘들다. 그들의 속임수에 놀아나지 않으려면 건강에 관한 과학적 배경지식과 의료지식을 알아야 한다.

요컨대, 우리가 최적 건강을 얻기 위해 물리쳐야 하는 적은 만성질환만이 아니다. 돈을 벌기 위해서라면 무엇이든지 하는 '건강 장사꾼들' 역시 적이다. 그들을 피하는 것이 우리 전략의 일부가 되어야 한다. 그러므로 최적 건강관리 혁명의 리더로서 내가 해야 할 역할 중 하나는 '의료사기'를 파헤치는 것이다. 이 책에서 나는 건강을 잊게 해준다며 만병통치약(마법의 탄환)으로 판매되고 있는 비과학적인 건강정보를 바로잡기 위해서 다음과 같은 팁을 제공할 것이다.

'반짝유행 건강정보 바로잡기'

 반짝유행 건강정보 바로잡기

고지방식 다이어트 1

지금은 그 여세를 잃긴 했지만 잠시 인기를 끌던 한 다이어트 방법은 고지방식으로 체중을 줄여야 한다고 주장했다. 장기적으로 볼 때 이 식사요법은 체중 감량에 도움이 되지 않을뿐더러(10장 참조) 미 국립암연구소에 따르면 5가지 암에 걸릴 위험성을 증가시킨다(9장 참조).

고지방식 다이어트는 훌륭한 천연 항산화제, 식물성 영양소, 식이섬유를 얻을 수 있는 탄수화물을 인류의 재앙으로 여기는 반면, 발암물질이 되는 고도로 산화된 지방 섭취를 조장했다. 이 식사요법은 심하게 말하면 "체중 감량에 도움이 되니 담배를 피우라"고 권유하는 것과 같다. 물론 탄수화물을 함유한 음식 중에는 건강에 별로 좋지 않은 것도 있다. 그렇다고 해서 "모든 탄수화물은 나쁜 것"이라고 결론을 내려서는 안 된다. 인간은 탄수화물 없이는 살아갈 수 없다. 탄수화물은 인체 엔진의 연료다. 이는 단편적인 과학 지식을 기초로 한 다이어트 프로그램이 장기적으로 효과가 없으며 심지어 위험하다는 사실을 보여주는 한 예다.

큰 그림
그리기

대부분의 건강관리 프로그램은 생활방식을 총체적으로 접근하기보다는 단편적으로 다루려고 한다. 그중 몇몇은 비교적 통합적으로 접근했으나 아주 중요한 정보들을 놓치고 있다.

예를 들어 동양의학 의료인들은 일반적으로 '삶의 모든 측면이 균형을 이뤄야 한다'는 옳은 생각을 하고 있으나, 종종 서양과학이 이뤄낸 진보와 통합하지 못하고, 전 세계적인 산업화가 야기하는 새로운 문제들에 압도당하는 경향이 있다. 또한 그들의 전통이나 영향력의 한계에 치우치는 경우가 많다. 동양의학이나 서양의학의 문제점은 5장에서 더욱 자세하게 다룰 것이다. 일단 여기에서는 최적 건강으로 가는 새로운 길을 만들어내려면 우리가 용기와 인내심을 가져야 한다는 점만 말해둔다.

만성질환과 관련한 전 세계적인 문제는 하룻밤 만에 생겨난 것이 아니며, 하룻밤 만에 사라지지도 않을 것이다. 우리는 점점 세계적으로 악화되고 있는 건강 문제에 성숙함과 인내심을 가지고 맞설 필요가 있다. 하지만 당신이 그 문제를 걱정할 필요는 없다. 전 세계적인 공중보건 문제는 나와 같은 의학자들이 걱정할 문제다. 당신은 자신과 가족들을 걱정해야 한다. 그것이 당신이 참여하고 있는 게임이며, 이 게임에서 승리한다면 건강하게 장수하는 삶이 상으로 주어질 것이다.

게임에서 적들 중 몇몇은 쉽게 발견하고 쉽게 피할 수도 있지만, 또 다른 적들은 은밀하게 존재하며 당신이 보지 못한 곳에서 공격한다. 그러나 다행히도 우리에게는 필승 전략이 있다.

예방은 치료 이상의 가치가 있다

대부분의 건강관리법의 중요한 문제점은, 진짜 예방이 무엇인지에 대한 이해가 부족하다는 것과 질병을 치료하는 데만 초점을 둔다는 것이다. 그 영향으로 심장병(8장), 암(9장), 당뇨병(11장)의 위험요인과 비만의 원인(10장)을 제대로 이해하지 못하고 있다. 불완전한 지식에 기초한 치료는 때로는 질병을 더욱 악화시킬 수 있다.

내가 속한 연구소에서는 심장질환의 15가지 위험요인과, 암의 16가지 위험요인을 고객들에게 가르친다. 위험요인이란 만성질환에 걸릴 위험성을 증가시키는 생활방식이나 생물학적 특성을 말한다. 그러나 만성질환의 공통된 위험요인까지 알고 있는 이들은 정말로 극소수다. 위험요인을 아는 것은 너무나 중요하다. 우리가 당면하고 있는 모든 위험요인들을 이해하지 못하면 만성질환을 방어할 능력이 약해질 수밖에 없기 때문이다.

대부분의 위험요인들은 예방할 수 있으며, 최적 건강관리 혁명의 거의 모든 단계는 위험요인을 줄이는 것과 관계가 있다. 나의 핵심 전략은 당신이 예상한 것보다 더 간단한 방법으로 자연스럽게 위험요인을 이해하고 줄이거나 없애도록 돕는 것이다. 또한 나는 당신이 이 게임에서 질까 봐 두려워하는 것을 원치 않는다. 당신은 이 책에 제시된 모든 지침을 완벽하게 실행할 필요는 없다. 단지 지금 할 수 있는 것들을 하나씩 실행해가면 된다. 한 단계에 완전히 익숙해지면 그다음 단계의 지침을 실행하는 것이다. 그 단계들이 얼마나 중요한지 이해하고 생활방식이 변화하기 시작했다면 최적 건강을 달성하는 길에 들어선 것이다.

당신이 위험요인들과의 게임에서 이겼다는 것을 어떻게 알 수 있을까? 나는 마지막 장에서 이 질문에 답할 것이다.

이 책을
활용하는 법

대부분의 옛 건강관리법에서는 전 세계적으로 확산되고 있는 당뇨병과 비만을 비롯해 거의 모든 만성질환에 공통적으로 내재된 원인(1장)을 알지 못했다. 그러나 모든 만성질환의 위험요인을 줄이는 아주 일관된 주제를 다루기 시작한 의학 논문이 엄청 많아지고 있다는 사실에 고무되어 있다. 당신이 이 개념과 과학계에서 달성한 몇몇 새로운 진전을 이해한다면(3장), 만성질환의 위험을 줄이기 위해서는 어떻게 살아가야 하는지를 이해하기가 한결 더 쉬울 것이다.

나는 당신과 함께 이 위대하고 새로운 통찰을 나누고 싶고 이를 진정으로 이해하기를 바란다. 나는 이 책 전반에 걸쳐서 과학에 대해 조금은 이야기할 것인데, 부디 겁먹지 않기를 바란다! 당신이 과학적 배경지식 없이도 이를 쉽게 이해할 수 있도록 나는 최선을 다할 것이다. 이 책을 끝까지 읽으면 당신은 최적 건강을 위해 어떻게 살아야 하는지 완전히 이해할 수 있을 것이다.

이 책의 분량에 놀라 1~11장을 모두 건너뛰고 결론을 집약해놓은 12장으로 바로 넘어가려는 독자들이 있을지도 모르겠다. 나는 당신이 단순히 삶을 변화시키는 방법만 알기를 원하지 않는다. 나는 당신이 삶을 변화시켜야 한다고 믿고, 왜 그래야 하는지를 이해하기 바란다. 이 책을 추리소설이라 생각하라. 만약 전체적인 내용을 이해하지 않고 결론만 받아들인다면 그 결론은 당신에게 큰 의미가 없을 것이다.

과학적 전문 지식이 있는 독자들은 내 주장을 뒷받침하는 880여 개에 이르는 참고문헌을 살펴보라(싸이허브(Sci-Hub)와 같은 온라인 논문 검색 사이트는 무료로 논문을 찾아서 읽어볼 수 있다.─옮긴이). 나는 다수의 식품 업체가 좋아하지 않을 입장, 즉 그 업체들이 건강보다 이윤을 우선한다는 사실을 폭로하는 입장을 취하고 있다. 그 사실에 의구심을 품는 독자들 역시 참고문헌을 찾아보기를 권한다. 당신은 내 결론이 일관적이며 과학적으로 견고하다는 사실을 알게 될 것이다.

200~300년 전에 세계는 건강에 대해 무지했다. 지금은 정보가 넘쳐나지만, 그중 많은 것이 거짓이거나 서로 모순된다. 교육을 많이 받은 사람들도 무엇을 믿고 어떻게 행동해야 하는지 잘 알지 못한다. 정보와 지식은 다르다. 내가 이 책을 통해 이루고자 열망하는 것은 내가 지난 22년 동안 예방의학자로서 동료들과 함께 진료하고 전 세계에서 수천 명의 사람들을 검진하며 얻은 지식을 통합해서 보여주고, 그 지식을 당신이 유용하게 사용할 수 있도록 돕는 것이다.

나는 가끔 서로 모순되는 결론을 내놓은 문헌들을 자세히 살펴봄으로써 당신에게 도움을 주고, 반짝유행과 거짓 정보을 가려낼 줄 아는 안목을 키워줄 것이다. 편협한 시각은 아무것도 해결하지 못한다. 완전히 새로운 접근법으로 단계를 바르게 밟아나간다면 당신은 그 차이점을 느낄 수 있을 것이다.

이 책에서는 빠른 해결책을 찾을 수 없을 것이다. 그러나 평생 더 건강하게 살아갈 길을 찾는다면 계속해서 이 책을 읽어라. 주의 깊게, 그리고 시간을 들여서! 그리고 올바르게 이해하자. 그렇게 최적 건강관리 혁명에 동참하자.

the

OPTIMAL

HEALTH

REVOLUTION

제1부

___

모든 만성질환을
관통하는
일관된 주제

제1장

모든 만성질환에
내재된 위험

심장질환이나 암과 같은
만성질환의 기저에는 하나의 근본 요인이 있다.
그것은 땅속줄기가 서로 연결되어
그 끝에 새로운 싹을 틔우며 정원을 훼손하는 것처럼
서서히 퍼져나가 우리의 건강을 해친다.

정체를 드러낸
만성질환의 근본 원인

몇 년 전 나는 큰 깨달음을 얻었다. 마치 정원에 파묻혀 있던 보물을 찾은 느낌이 들었다. 지난 17년 동안 수집한 예방의학에 대한 연구 결과와 뒤죽박죽 꼬여 있던 수천 개의 과학적 사실들이 갑자기 잘 정돈되어 제자리를 찾기 시작했다.

내가 깨달은 것은 전문가들의 모순된 의견 밑에는, 그리고 **만성질환의 위험성을 줄이는 방법을 알려주는 과학문헌들에는 공통된 요소가 있다**는 사실이었다. 그것은 만성질환에는 특정 위험요소가 있다는 것이었으며, 그 주인공은 놀랍게도 생활방식(생활습관)이었다!

나는 이 발견이 내 삶을 바꾸어놓은 것처럼 당신의 삶도 변화시키기를 바란다. 왜냐하면 그것이 비논리적이고 때로는 위험한 길을 제시하는 단기간의 다이어트나 기타 그릇된 정보들로부터 당신을 보호할 것이기 때문이다.

나는 저 먼 황야에서 홀로 외치고 있는 것이 아니다. 수백 명의 과학자들이 이 정보를 밝혀내는 데 기여해왔다. 나는 이러한 과학문헌의 의미를 이해하는 유일한 사람이 아니며, 실상 다른 전문가들과 비교할 때 내가 갖고 있는 지식은 보잘것없다. 그러나 나는 그 과학문헌들을 독특한 시각으로 바라본다. 이러한 독특한 시각은 내가 전 세계 곳곳의 고객들이 모여드는 연구소에서 의학책임자로 일하며 운 좋게 가질 수 있었던 폭넓은 경험 덕분이다. 또한 22년 동안 1만 5000명에 달하는 고객을 진찰하며 축적한 자료도 독특한 시각을 갖는 데 큰 영향을 주었다. 그 고객들은 서로 다른 음식을 먹고, 다른 유해물질에 노출되고, 다른 신앙과 다른 의료 체계를 가진 너무나 다양한 문화권에서 살고 있다. 이처럼 광범위하고 다채로운 고객을 가졌다는 것은 의사로서 큰 행운이다.

내가 속한 연구소는 많은 연구와 경험 덕분에 심장병의 위험요인을 다른 의학기관보다 더 많이 발견할 수 있었다. 임상적으로 심장질환이라 진단받지 않은 사람들과, 주류 의학에서 말하는 심혈관 위험요소를 보유하지 않은 사람들에게서도 심장마비가 적지 않게 발생한다는 사실을 알고 관련 연구를 시행한 결과였다.[5]

2004년에는 심장병의 15가지 위험요인과 암의 16가지 위험요인을 검토했다. 연구소에서는 C-반응성 단백(CRP, C-reactive protein)과 관련된 과학문헌들의 매우 흥미로운 경향에 주목하고 있었다. 염증과 감염이 같은 것은 아니지만 백혈구 수(WBC)가 감염을 나타내는 지표이듯이 **CRP**는 몸속 어디에선가 염증이 발생하고 있는지 아닌지를 나타내주는 혈액 표지자다(CRP 외에도 염증을 나타내는 표지자는 물론 존재한다). 특히 CRP가 높으면 심장질환의 위험성이 증가한다. 그런데 당뇨병과 흡연을 비롯한 심장질환의 여러 위험요인들과 CRP가 서로 관련이 있다는 것을 발견하고 주목하게 된 것이다. 나는 심장질환의 15가지 위험요인과 암의 16가지 위험요인 등 총 31가지 위험요인에서 CRP가 높아지는 것을 보여주는 연구 데이터가 있는지를 찾아보았다. 그 결과, 아주 놀랍게도 **높은 CRP 수치는 심장질환과 암뿐만 아니라**

다른 많은 만성질환의 모든 위험요인을 동반하는 것으로 나타났다.

이것은 획기적인 발견이라고 할 수는 없다. 많은 과학자들 역시 CRP와 다른 염증 지표를 몇몇 위험요소와 질병들과 연관시켰었고, 우리 연구소에서는 거의 모든 종류의 만성질환과 그 만성질환 각각의 위험요소들을 염증과 연관 지은 연구들을 찾아냈을 뿐이다. **중요한 것은 염증이 만성질환의 원인이 된다는 연관성을 알아냈다는 것이다.** 이것은 땅속줄기를 사방으로 뻗치면서 최적 건강이라는 정원에 사는 모든 식물에게 해를 끼치는 괴물 같은 식물을 발견해낸 것과 같다.

앞서 살펴봤듯이 만성질환은 전 세계적으로 확산되고 있다. 그 원인은, 우리의 발견대로 바로 만성적이고 과도한 염증이다. 만성염증이 전 세계적으로 증가하게 된 이유는 무엇일까? **문명의 이기로 인한 좋지 않은 생활방식이 면역체계를 만성적으로 과도하게 자극하고, 이 과도한 반응은 염증을 일으키는 입자를 만성적으로 내보내기 때문이다.** 우리가 이러한 근본 원인을 없애려는 노력을 기울이지 않으면 개인의 질병을 다루는 과정에서 오직 부분적인 성공만을 거두게 될 것이다.

최근 몇몇 산업국가에서 심장질환으로 인한 사망률이 줄어들었다. 많은 의사들이 심장질환과의 싸움에서 정말로 승리를 거둔 것처럼 느꼈다. 그러나 얼마 지나지 않아 비만과 제2형 당뇨병이 전 세계적으로 유행하면서 심장질환으로 인한 사망률이 다시 오르게 되었다. 의사들이 몇몇 산업국가에서 심장병으로 인한 사망 비율이 줄어든 것을 축하하면서 표면 아래 숨어 있는 근본 원인은 무시해온 탓이다.

그 누구도 방심해선 안 된다. 만성질환의 기저에 숨어 있는 근본 원인인 만성적이고 과도한 염증을 모두 박멸하지 않는 한 이 질환들은 계속 퍼져나갈 것이다.

만성염증이
괴물인 이유

그럼, 염증은 무엇일까? 염증은 '세포 손상 혹은 자극에 대한 면역체계가 비특이적으로(선천적으로) 보호하는 반응'이다.

당신은 염증이 무엇인지 경험을 통해 알고 있다. 염증은 베이거나 긁히거나 데었을 때, 특히 상처가 감염되었을 때 그 주위가 열이 나고, 붉어지고, 부어오르는 것이다. 이는 우리 몸이 상처를 치료하고 감염과 싸우려고 시도하는 반응이다. 그렇지만 염증 반응이 너무나 오래 지속된다면 그 부분의 조직은 제 기능을 잃게 된다.

질병과 염증의 깊은 관계

염증이 오래 지속되면 심장병, 당뇨병, 암, 혹은 비만을 일으키기도 한다.

아래는 내가 8장에서 자세히 설명할 심장질환의 위험요인 목록이다. 이러한 위험요인을 가진 사람들은 만성염증을 나타내는 CRP 수치 또한 높다는 점에서 이 요소들은 만성염증과 연관성이 있다.

1. 유전적 요인[6]

2. 당뇨병[7]

3. 흡연[8]

4. 고혈압[9](고혈압은 염증을 야기하며, 염증은 고혈압을 야기한다)[10, 11]

5. 운동 부족[12]

6. 우울증[13]

7. 갑상선기능저하증[14]

8. 비만[15]

9. 스트레스[16]

10. 고지혈증[17, 18]

11. 높은 호모시스테인 수치[19]

12. 영적 건강의 결여[20, 21]

13. 과일과 채소 섭취 부족[22]

14. 오메가-3지방산 섭취 부족[23]

15. 높은 CRP 수치[24]

그렇다면 암과는 어떠할까? 나는 높은 수치의 CRP와 암의 위험요인(9장)을 살펴보며 심장질환과 같은 유형이 계속되는지 알아보았다.

1. 유전적 요인[25]

2. 흡연[26]

3. 운동 부족[27]

4. 비만[28]

5. 스트레스[29]

6. 고지방식[30]

7. 채소와 과일 섭취 부족[31]

8. 과도한 음주[32]

9. 과도한 염분 섭취[33, 34, 35]

10. 오염[36]

11. 굽거나 그을린 음식(이런 요리법은 HCA라는 화학물질과 염증을 증가시킨다)[37, 38, 39]

12. 과도한 햇빛 노출[40]

13. 특정 감염[41]

14. 비타민D 결핍[42]

15. 높은 CRP 수치[43]

16. 인슐린저항성과 제2형 당뇨병[44]

역시, 16가지 암 위험요인과 높은 CRP 수치의 상관관계도 100%였다! 즉 인체에서 나타나는 염증 반응은 심장질환, 암의 위험요인과도 관련이 있다. 그리고 염증이 지속적으로 정상적인 대사를 방해하므로 제2형 당뇨병[45, 46]이나 비만[47]의 위험요인 또한 염증과 관련이 있는 것으로 밝혀졌다. 위험요인에 덧붙여 만성염증은 위에 언급한 질병들, 즉 심장질환[48, 49, 50, 51], 당뇨병[52, 53, 54, 55, 56], 암[57, 58], 비만[59]의 위험도와도 연관이 있다.

이것이 전부가 아니다. 좀 더 깊이 조사해본 결과, 높은 CRP 수치는 노인성 황반변성(시력 감퇴)[60], 알츠하이머병[61], 크론병[62], 파킨슨병[63], 천식[64], 골관절염[65], 뇌졸중[66] 등 다른 만성질환들과도 관련이 있는 것으로 밝혀졌다. 게다가 염증은 소화장애와 관련이 있을 뿐만 아니라, 소화장애가 있는 이들의 암 발병을 야기할 수 있는 연결고리이기도 하다.[67, 68, 69] 높은 CRP 수치와 관련이 있는 만성질환의 수는 계속해서 늘어나고 있으며, 이 질병들은 지난 몇십 년 동안 점점 더 확산되어 왔다. 결과적으로 만성염증은 지난 몇십 년간 급속히 증가해온 모든 만성질환의 근본 원인으로 확실히 자리 잡았다.

상황이 이런데도 만성염증에 대한 경각심이 생기지 않는다면 만성염증이 근육 손실[70], 노화의 가속[71, 72, 73], 심지어 수명 단축[74]과도 관련이 있다는 것을 추가로 밝힌다.

여전히 수많은 과학자들은 염증이 이들 질병과 질병 위험요인의 결과인지, 아니면 원인인지를 궁금해한다. 당신도 그럴 것 같아 다음 장에서는 왜 **염증이 만성질환의 주요 원인**이며, 몇몇 경우에는 결과도 되는지를 보여줄 것이다.

그러나 잠깐, 한 가지 중요한 사항을 짚고 넘어가야 한다. 만성염증은 만성질환을 앓고 있는 사람들의 혈액에서 매초 나타나는 것이 아니며, CRP 검사 결과가 '음성'으로 나왔다고 해도 그것이 병이 없음을 의미하는 것도 아니다. 혈액 내에는 염증을 나타내는 여러 지표가 있다. 이는 마치 고혈압과 같다. 즉 고혈압을 앓고 있는 모든 사람들이 하루 24시간 내내 혈압이 높은 것은 아니다. 이와 유사하게 만성염증은 많은 만성질환에서 통계적으로 공통되는 요소이며, 상당 부분 만성질환의 원인이 되지만 그것이 일시적으로 나타났다고 해서 진단이 확정되는 것은 아니다.

우리는 여전히 만성질환의 다양한 위험요인들을 고려해보아야 한다. 만약 당신이 만성질환의 위험요인을 갖고 있다면 당신은 이미 만성염증을 갖고 있거나 혹은 곧 갖게 될 것임을 의미한다. 그래서 만성염증을 충분하게 이해하는 것이 최적 건강을 탐구하는 데 아주 중요하다. 염증은 우리가 상대해야 하는 팀에서 스타 선수이며 득점왕이다. 따라서 최적 건강을 달성하기 위한 전략의 핵심은 염증을 제압하는 것이어야 한다.

어떻게 하면 그렇게 할 수 있을까? 다음 장을 읽는 것으로 시작할 수 있다.

 반짝유행 건강정보 바로잡기

살 빼기 = 체중 감량?

현대사회에서 비만을 다른 질병과는 분리된 문제로 다룬다면 체중 감량은 성공적으로 접근할 수 없는 또 하나의 영역이 되며, 비만 치료는 실패할 수밖에 없다. 왜냐하면 비만은 더욱 심층적인 근본 원인과 관련이 있기 때문이다.

대부분의 체중 감량 프로그램들은 잡초의 보이는 부분은 잡아 뽑으려고 하지만, 더 광범위하게 퍼져 눈에 보이지 않는 뿌리는 그대로 내버려둔다. 이는 염증을 줄이면 체중을 감량할 수 있다는 의미는 아니다. 아직까지 그것은 연구된 바가 없다. 그러나 정상적인 신진대사를 방해하는 만성염증이 줄어들지 않는다면 체중 감량에 기울이는 노력은 결실을 맺기가 훨씬 더 어려워지고 너무나 실망스런 결과를 맞이하게 될 것이다. 반면 어떤 체중 감량 프로그램은 성공적인데, 운동과 채소 섭취량을 늘림으로써 자신도 모르게 염증을 감소시키기 때문이다. 이와 달리 반짝유행에 불과한 체중 감량 프로그램은 오메가-3지방산과 같은 천연 항염증 기름의 섭취를 배제하고, 가공식품 섭취를 허용하고, 옥수수기름과 같은 오메가-6지방산이 많이 든 식품으로 요리하거나 오메가-6지방산이 포함된 음식을 먹는 것을 허용하기 때문에 제대로 효과를 보지 못하는 것이다.

비만의 위험요소와 다른 만성질환의 위험요소 사이에는 상당한 상관관계가 있다. 이것이 내가 당신이 생활습관을 바꾸도록 도와야만 하는 이유다. 그것이 근본적인 문제를 해결할 수 있는 유일한 방법이자 최적 건강을 달성할 수 있는 유일한 방법이다.

제2장

염증과 만성질환,
그리고 면역

염증은 거의 모든 만성질환의 위험요소와 연관되어 있다.
그렇다면 만성염증의 원천은 무엇일까?
면역체계가 어떻게 작동하는지,
만성염증을 줄이기 위한 적절한 조치들은
어떤 것들이 있는지 알아본다.

우리의 면역체계에서
일어날 수 있는 일

면역체계가 계속해서 작동하거나 혹은 과도하게 자극을 받으면 그 반응은 통제할 수 없는 감정처럼 아무런 잘못이 없는 세포조직에 해를 입힐 수 있다. 그러면 건강에 문제가 생긴다. 몸을 보호하기 위해서는 과도한 염증의 원인을 조절할 필요가 있다.

염증이 거의 모든 만성질환의 위험요소와 연관되어 있음을 앞 장에서 설명했다. 그렇다면 만성염증의 원천은 무엇일까? 많은 과학자들이 이 질문에 답하기 위해 연구를 하고 있는데, 지금까지 진행된 연구들은 일관되게 하나의 결론으로 모아지고 있다. 지난 몇십 년 동안 일어난 생활방식의 엄청난 변화가 만성염증의 급격한 증가를 불러왔다는 것이다. 유전적 차이로 말미암아 생활방식의 변화는 사람들의 몸에 제각기 다른 영향을 주지만 우리 모두는 어느 정도 그 영향을 받고 있는 것이다.

면역체계에 대한
기초 이론

면역체계는 건강과 행복을 공격하는 적으로부터 우리를 보호해준다. 즉 바이러스, 박테리아, 기생충으로부터 우리를 보호하고 이물질 혹은 몸에 해를 끼치는 것으로 여겨지는 많은 다른 물질로부터도 우리를 보호한다.

면역체계에는 두 종류가 있다. 선천성 면역(innate immunity)과 후천성 면역(acquired immunity). 이 둘의 차이는 경찰과 예비군의 차이와 비슷하다.

선천성 면역체계는 경찰과 비슷하다. 무단횡단에서 흉악한 범죄에 이르기까지 온종일 법을 수호하는 의무를 수행하고 범법자를 쫓는다. 감염이나 이물질로 인한 응급 상황에 우선 반응하지만, 각기 다른 상황에서도 똑같은 방식으로 그리고 일반적인 방식으로 대처할 뿐이다.

후천성 면역체계는 예비군에 더 가깝다. 항상 임무가 발동되는 것이 아니라 자연재해나 내전 혹은 외적의 침입과 같은 특수한 상황이 발생할 때만 소집된다. 그리고 아주 특정한 위협에 대응할 수 있도록 훈련을 받는다.

후천성 면역은 적응성 면역반응(adaptive immune response)이라고도 불린다. 그것은 림프구(lymphocyte)라는 세포가 특정 질병에 특화된 항체를 만들어내는 것이다. 후천성 면역은 기억된다. 이로 인해 대부분의 사람들이 홍역, 볼거리, 수두와 같은 질병에 한 번 걸리면 다신 걸리지 않는다. 후천성 면역체계가 그런 질병에 대항하는 항체를 만들어낸 뒤, 다음에 그런 질병이 다시 공격해 오면 그 질병을 인식하고 신체 내에서 활동을 시작하기도 전에 박멸하기 때문이다.

후천성 면역은 항상 대기 중인 경찰들보다 긴급 상황에 대응하는 시간이 다소 더 걸린다는 점에서도 예비군과 비슷하나. 그러나 특성 비상사태에 더 특화되어 있고 더 잘 훈련되어 있다. 후천성 면역이 작동하기 시작하고 공격해야 할 특정한 유기체 혹은 물질을 확정하면 선천성 면역체계의 일부분에 위협과 맞서 싸우는 것을 도우라는 명령을 내린다.

선천성 면역이나 후천성 면역 모두 백혈구를 이용해 싸움에 나선다. 의사는 백혈구 수치를 검사하는 것으로 감염되었는지 아닌지를 구별할 수 있다. 면역체계가 매우 활성화되면 백혈구를 더 많이 만들고 백혈구가 자신의 의무를 다할 수 있도록 혈류로 내보낸다.

후천성 면역체계와 염증

후천성 면역체계는 염증과 그다지 관련이 없다. 우리가 알아야 할 것은 백혈구가 골수에서 만들어진다는 것이다. 후천성 면역체계는 T세포, B세포, NK세포라는 세 종류의 백혈구를 이용한다. NK세포(natural killer cell)는 특정한 수용체(receptor)가 부족하다. 그래서 후천성 면역체계처럼 활동하지만 실제로는 선천성 면역체계의 일부분이다. NK세포는 암으로 발전할 수 있는 비정상 세포를 퇴치하는 역할도 해 암이나 다른 종양이 형성되고 자라지 못하도록 돕는다.

선천성 면역체계와 염증

선천성 면역체계는 만성염증과 관련해서 특히 중요하다. 후천성 면역체계처럼 골수에서 만들어진 세포에서 유래한다. 골수는 호중구(neutrophil), 호산구(eosinophil), 호염기구(basophil), 비만세포(mast cell), 단핵구(monocyte)와 같은 다

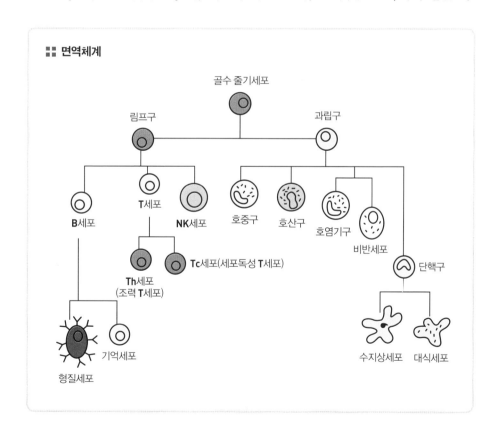

:: 면역체계

골수 줄기세포

림프구 · 과립구

B세포 · T세포 · NK세포 · 호중구 · 호산구 · 호염기구 · 비만세포 · 단핵구

Th세포 (조력 T세포) · Tc세포(세포독성 T세포)

형질세포 · 기억세포

수지상세포 · 대식세포

른 많은 세포들도 만들어낸다. 단핵구는 대식세포(macrophage)가 된다. 호중구, 호산구, 호염기구, 단핵구는 주로 혈액 내에서 순환하고, 비반세포와 대식세포는 신체 곳곳에 퍼져 있다.

호중구는 선천성 면역체계에 의해서 가장 많이, 그리고 중요하게 사용되는 세포로 신체에 영향을 주는 화학물질을 분비시키고 외부 침입자들을 먹어치운다. 단핵구와 기타 다른 세포들은 사이토카인(cytokine, '세포 이동자'를 뜻하는 그리스어)이라 불리는 화학물질을 분비한다. 이들은 세포의 행동에 영향을 미치는 단백질이다. 사이토카인은 또한 염증을 야기한다(사이토카인의 작용에 대해서는 부록 A-9 참조).

 반짝유행 건강정보 바로잡기

항산화제 열풍

호중구와 대식세포는 무엇이든 집어삼켜 파괴한다. 이를 식균작용(**phagocytosis**)이라고 부르는데, 이 과정에서 호중구와 대식세포는 활성산소(**oxygen radical**)나 과산화물(**peroxide**)과 같은 매우 강력한 화학물질을 사용한다. 그런 화학물질이 산화제(**oxidant**)다.

당신은 항산화제(**antioxidant**)가 얼마나 좋은지 많이 들어보았을 것이다. 그러나 그것은 적당히 섭취했을 때의 얘기다. 몇몇 건강식품 판매점이나 건강기능식품 생산자, 그리고 그릇된 건강 프로그램 등은 항산화제가 많이 든 제품일수록 건강에 더 좋다고 납득시키려고 애쓴다. 그러나 너무나 많은 항산화제를 섭취하면 이물질이나 비정상 세포를 없애는 신체 능력을 무력화시킬 수도 있다. 따라서 이익에 눈이 먼 누군가의 '충고'보다는 믿을 수 있는 과학적인 사실에 근거해서 항산화제 섭취를 판단해야 한다.

이와 반대로 그 어떤 건강기능식품도 절대로 먹을 필요가 없다고 주장하는 어리석은 이들도 있다. 나는 이들의 생각을 7장에서 바로잡을 것이다.

염증은 붉어지고, 열이 나고, 고통스럽고, 부어오르는 네 가지 주요 특징이 있다. 염증이 오래 지속되면 주변 조직들은 제대로 기능하지 못한다(기능장애). 칼에 베이거나 가시에 찔려서 염증이 피부 표면이나 그 주변에서 발생하면 쉽게 눈으로 볼 수 있다(물론 느낄 수도 있다). 몸속에 생긴 염증도 느낄 수 있다. 대표적인 것이 맹장염이다. 그러나 혈관의 내벽에 발생하는 염증처럼 대부분의 내부 염증은 전혀 알아차릴 수 없다. 그러한 염증은 오직 CRP 검사와 같은 혈액검사를 통해서만 진단할 수 있나.

사이토카인에 대한 설명을 계속하겠다.

염증이 진행되는 동안 혈관은 확장되고 점점 투과성이 좋아진다. 이를 의학 용어로 '리키(leaky, 새기 쉬운)하다'고 한다. 이는 사이토카인이 혈관의 내벽을 약간 '끈적거리게' 만들기 때문이다. 그러면 백혈구가 이 내벽에 붙어 혈관 벽을 통과해 이동할 수 있다. 이 백혈구들은 다른 사이토카인에 의해 추진력을 받아 필요한 곳은 어디든지 가게 된다. 혈관 벽을 통과하는 이러한 백혈구의 움직임은 감염과 싸우는 데 매우 중요하다. 그것은 자연의 정교하고 아름다운 설계 중 하나다. 그러나 이 과정은 혈관 벽에 플라크(혈소판) 침전이 형성되는 반응을 일으킨다.

이 플라크 침전은 죽상동맥경화(atherosclerosis) 혹은 관상동맥 심장질환을 의미한다. 그 침전물은 관상동맥을 막아 심장근육에 산소가 공급되는 것을 방해할 수 있다. 이것이 바로 우리가 심근경색 또는 심장마비라고 부르는 것이다.

지금까지 면역체계의 작동에 대해서 수박 겉핥기 식으로 살펴보았다. 면역체계는 앞에서 언급하지 않은 여러 종류의 화학물질들과 연관되어 있다. 그러나 나는 앞에서 한 설명이 당신이 면역체계가 얼마나 강력한지, 그 조절 체계가 얼마나 복잡한지, 그것이 작동하도록 자극하는 물질과 기능이 얼마나 다양한지 등을 알게 되는 시발점이 되기를 희망한다.

면역체계는 감염과 외부 침입자들로부터 우리를 보호하도록 설계되어 있다. 체온을 올리고 많은 세포들을 동원해 조치를 취하면서 빠르게 행동하도록 설계되어 있다. 그래서 침입자들의 공격을 신속하게 물리칠 수 있는 것이다. 그러나 평상시에는 면역체계도 최소한의 기능만을 유지한 채 평화로운 상태로 있다.

하지만 면역체계가 계속해서 가동되는 상황, 즉 침입자도 없는데 예비군이 계속해서 사격을 하는 상황이 발생하면 우리는 원하지 않는 손상을 입게 된다. 이것이 면역체계에 대한 만성적이고 과도한 자극이 좋지 않은 이유다. 이 현상은 아마도 다음 내용에서 가장 잘 확인할 수 있을 것 같다.

CRP : 증상인가, 아니면 원인인가?

나는 이 이야기를 앞에서 살짝 다뤘다. CRP, 즉 C-반응성 단백 수치가 높다는 것은 염증이 있음을 나타낸다고 말한 것을 기억할 것이다. 그러나 CRP 수치의 상승이 단순히 염증의 결과인지, 아니면 원인인지는 명확히 밝히지 않았다.

답을 말하자면 "양쪽 모두"다. **우리의 면역체계가 계속해서 과도한 자극을 받으면 만성염증이 발생하고 신체에 손상이 가해진다**는 것이다. 문명의 이기를 누리는 현대적 생활방식으로 인해 많은 부분의 일상적 행태가 즉, 좋지 않은 생활습관이 면역체계를 과도하게 자극한다. 그러므로 만성질환이라는 유행병이 퍼지는 속도를 늦추려면 생활습관을 바꾸어야 한다.

면역체계가 정상적으로 작동할 때 CRP는 많은 이점이 있다. 무엇보다 보체계(complement system, 방어적 면역반응에서 주된 작용을 하는 혈청 단백질)를 자극해 박테리아나 곰팡이의 침입을 막는다. 이것은 포식세포의 활동을 포함해 적을 퇴치하는 면역체계의 많은 기능을 촉발한다. 그러나 설령 CRP 수치가 낮은 수준이더라도 끊임없이 비정상적으로 생산되면 건강을 파괴할 수도 있다. 여기 그 해의 사례를 몇 가지 들어보겠다.

- 혈관 내벽이 이완되는 데 필요한 산화질소의 분출을 감소시킨다.[75]
- 인터루킨6의 분출을 자극하고 파괴력을 지닌 백혈구가 혈관벽을 통과하는 것을 촉진한다.[76]
- 혈액의 응고 속도와 혈관의 손상 속도를 높인다.[77]

위의 예는 심장마비와 뇌졸중의 원인인 혈관질환, 죽상동맥경화증이 생기는 데 영향을 미친다. 그러므로 CRP는 염증 표지자(마커)일 뿐만 아니라 만성적인 심혈관질환의 원인이라는 점을 쉽게 알 수 있다.[78]

더욱이 우리는 면역체계가 비정상적이고 만성적으로 자극받을 때 어떻게 CRP와 기타 염증 관련 물질이 비정상적인 세포가 발달하는 데 기여하는지를 알았다. 이점은 암의 모든 위험요인이 왜 CRP나 다른 염증지표들의 수치가 높은지를 가장 잘설명해주는 것 같다.

염증이 만성질환의 원인이라는
더 많은 증거들

아직도 많은 선도적 연구자들은 인슐린저항성(혈당을 낮추는 인슐린의 기능이 떨어져 세포가 포도당을 효과적으로 연소하지 못하는 것)·대사증후군·당뇨병과 비만의 확산, 암 발생률의 엄청난 증가, 알츠하이머병과 같은 질병의 근본 원인이 만성염증이라는 사실을 받아들이려 하지 않는다. 심지어 이와 관련된 몇 가지 중요한 사실을 알아차리지 못하거나, 혹은 관련 사실들을 하나로 통합시키지 못하고 있다.

상황이 그렇다 하더라도 관련된 퍼즐 조각을 다시 맞춰보는 것은 매우 흥미로운 일이다. 아래에 염증이 만성질환의 원인이라는 견해를 뒷받침하는 사실들을 나열했다.

- 염증 표지자는 만성적으로 자극을 받았을 때 정상 세포조직에 손상을 입힌다.
- 나쁜 지방을 섭취하고 오염에 노출되는 등의 생활습관 즉, 질병이 아닌 요소들도 염증 표지자가 생성되게 하거나 질환을 자극할 수 있다. 다시 말해 병에

걸리지 않은 사람의 흔한 행태가 면역체계를 자극할수 있다.

● 만성치주염(잇몸 조직에 염증이 생기는 병)과 같이 심혈관계와 관련 없는 만성염 증성 질환도 심혈관질환의 증가와 관련이 있다.[79]

● 인터루킨1의 과발현을 야기하는 유전적 변이는 심장질환의 위험성을 3배 이상 증가시킨다.

[영국 셰필드대학교의 고든 더프 경(Sir Gorden Duff, M.D., Ph.D.)과 미국의 인터루킨 제네틱스(Interleukin Genetics) 사의 과학자들은 인터루킨1에 대해 광범위한 연구를 시행해왔다. 그 결과, 인터루킨1의 염증 반응이 높은 어떤 사람들은 유전적 소인이 있으며, CRP가 증가하고, 뒤이어 심장질환의 위험성이 3~4배 증가한다는 사실을 발견했다. 그들은 DNA 상의 특정 위치 정보를 파악했으며, 현재는 상업화를 위해 테스트하고 있다.

또한 연구자들은 인터루킨1 유전자에서 심장질환의 위험성을 더 높이지만 CRP 수치는 높이지 않는 특정 위치에 이상이 있음을 밝혀냈다. 그러므로 심장질환이나 다른 만성질환의 유전적인 발병 위험성을 추정할 때 염증의 '전체적인 큰 그림'을 이해하고 그것을 검사하는 것이 더욱 중요해졌다. 현재 이 검사는 누구나 받아볼 수 있으며, 검사를 받아보는 것이 좋다.

다행히 이 유전자의 발현을 줄이기 위해 우리가 무엇을 해야 하는지를 보여주는 임상시험이 특정 건강기능식품과 관련해서 행해지고 있다. 현재 인터루킨1 유전자의 발현뿐만 아니라 인터루킨1의 생성 또한 감소시키는 천연 제품이 있다.]

● 인슐린저항성, 대사증후군, 고지혈증 등을 처음 진단받았을 때는 대개 죽상동맥경화가 진행된 상태다. 다시 말해서 만성질환은 질병에 걸렸음을 알아차리기 훨씬 이전부터 이미 진행된다.

● 몇몇 연구자들은 비만한 사람의 경우 내장비만세포에서 지방산을 급속하게 분출하는 것이 인슐린저항성을 일으킨다고 확신한다. 그러나 그들은 면역체

계가 지속적으로 작동하면 정상 체중인 환자에게서조차 그러한 지방산의 분출을 자극할 수도 있다는 사실은 모른다.

● 콜레스테롤 수치를 떨어뜨리기 위해 처방하는 약인 스타틴(statin)은 염증을 감소시키며 대장암과 같은 다른 질환의 위험성 역시 감소시키는 것으로 보인다.[80] 25개국 1만 7802명이 참여한 주피터 임상시험(Justification for the Use of Statins in Primary Prevention: An Intervention Trial Evaluating Rosuvastatin Trial)[81]에 따르면, LDL콜레스테롤은 낮고 CRP 수치가 높은 사람들에게 크레스도(Crestor®)리는 스디틴 제제를 처방했더니 2년 만에 심장마비, 뇌졸중, 암으로 인한 사망률이 줄어들었다. 반면 LDL콜레스테롤과 CRP 수치가 낮은 사람들에게 같은 스타틴 계열의 약을 처방한 다른 연구에서는 별다른 효과가 없었다.[82] 이 두 연구 결과의 차이는 높은 CRP 수치를 낮추는 것이 심장질환의 위험성이나 암으로 인한 사망을 줄이는 데 모두 효과가 있다는 것을 분명히 보여준다!

● 항염증제인 아스피린은 심근경색[83]뿐만 아니라 전립선암[84]과 대장암[85]의 위험성을 감소시킨다.

● 경제적으로 발전했거나 서구화된 국가들에서 만성질환 발병률이 급속히 상승하고 있다. 이러한 추세는 오늘날 산업화된 많은 국가들에서도 계속되고 있다.

● 어떤 연구자들은 지중해식 식단을 최고의 건강 식단이라고 말한다. 그 이유는 항염증 음식인 오메가-3지방산,[86] 건강에 좋은 기름, 채소 등이 풍부하게 포함되어 있기 때문이다.

● 류머티즘성 질병과 루푸스와 같은 염증성 질환은 당뇨병처럼 관련이 없어 보이는 질병들의 위험성 또한 증가시킨다.[87]

● 골다공증은 만성염증이 원인이 되어 발병하는 것으로 밝혀졌다. 골다공증이나 뼈가 가늘어지는 증상은 노화에 따라 자연적으로 발생할 수도 있지만, 폐경기 이후의 여성에게서 특히 잘 생긴다. 처음에는 골다공증이 여성의 에스트로겐 분비가 끊겨 생긴다고 생각했다. 그러나 폐경기 이전의 여성들도 난소를 제거하면 '수술적 폐경기'가 오게 되는데, 이때 염증 세포가 즉각적으로 증가했으며 뼈도 가늘어졌다.[88] 이 연구에서 수술 후 염증 물질을 차단했더니 뼈가 가늘어지는 증상은 거의 발생하지 않았다. 그러므로 폐경기에 에스트로겐이 소멸하는 현상은 염증이 증가하는 것과 관련이 있는 것이다. 이를 뒷받침하는 다른 많은 연구에서도 염증 관련 물질이 골 흡수를 자극하는 것으로 나타났다.[89, 90, 91]

새로운 연구 결과들이 공개되면서 위의 목록은 점점 더 늘어나고 있으며, 염증이 만성질환의 근본 원인이라는 사실에 동의하는 학자들의 수도 늘어나고 있다.[92] 그중 하버드 의대 교수이자 보스턴에 있는 브리검여성병원에서 심혈관센터장을 맡고 있는 피터 리비(Peter Libby) 박사는 리뷰 논문에 다음과 같이 썼다.

"죽상동맥경화, 류머티즘성관절염, 간경변, 간질성 폐질환(ILD, interstitial lung disease)과 같은 질병은 서로 연관이 없어 보이지만, 근본적으로는 같은 메커니즘과 매개물질에 의해 동일하게 진행된다."[93]

폭풍우 속 성냥불

면역체계는 믿을 수 없을 정도로 복잡하다. 수천 개의 구성요소로 이루어져 있으며 수많은 견제와 균형 시스템이 작동한다. 이 책에서는 그중 몇 가지 구성요소만을 다룰 뿐이다.

면역체계는 수천에서 수백만에 이르는 특화된 백혈구를 매우 신속하게 만들어낼 수 있다. 백혈구는 침입하는 바이러스, 박테리아, 기생충, 비정상 세포를 없애기 위해 독성 화학물질로 무장하고 있으며 건강하고 정상적인 세포는 공격하지 않을 만큼 엄청 똑똑하다.

그런데도 반짝유행으로 돈을 버는 업자들은 단 하나의 열쇠로 최적 건강으로 가는 길을 열 수 있다는 그릇된 사실을 퍼뜨린다. 예를 들어 식단에서 탄수화물이나 지방을 줄이라고 하거나, 어떤 이상한 보조제를 섭취하라고 하거나, 뱃살을 빼기 위해 윗몸일으키기(**ab crunch**)를 하라고 주장한다. 그래서 조깅이나 항산화제와 같이 일반적으로 우리 몸에 좋은 것들조차 좁은 시각으로 해석해 장사 수단으로 이용하고 있다. 이러한 반짝유행 제품들로 건강을 챙기려 하는 것은 휘몰아치는 폭풍우 속에서 성냥개비 하나에 불을 붙여 몸의 온기를 유지하려는 것이나 다름없다.

최적 건강을 성취하기 위해서는 생활방식의 광범위한 변화와 같은 종합적인 접근법이 필요하다. 왜냐하면 우리가 마주하고 있는 적은 단 한 명이 아니라 수천 명이 팀을 이뤄 각기 다른 방향에서 각기 다른 기술과 전술로 무장한 채 덤비고 있기 때문이다.

만성질환을 물리치는 데 필요한 전술은 참으로 다양하고 많아 보이지만, 사실 간단하고 쉽다. 생활습관을 건강에 긍정적인 방향으로 변화시키고, 계속해서 긍정적인 변화를 하나씩 더 해나가면 된다. 안 좋은 식습관을 포함하여 산업화된 환경과 생활습관이 우리의 면역체계를 계속 작동하게 하여 면역체계를 약하게 하는 것에 대처할 수 있을 때까지 지속해야 최적 건강을 성취할 수 있다. 즉 최적 건강의 전체 그림을 완전히 이해하고 최고의 자원(뉴트리지노믹스 등)을 활용할 때만이 만성질환을 물리칠 수 있다. 이것이 바로 내가 최적 건강관리 설명서를 당신에게 제공하는 이유다.

무엇이 면역체계를
끊임없이 과작동하도록 만드나?

이제 당신은 만성염증이 우리의 행동이나 습관과 연관되어 있다는 것을 알게 되었다. 그 행동이나 습관은 개개인의 선택과 인간의 활동이 초래한 환경적 변화의 조합과 관련이 있다. 그것은 유전적인 변화에 의해서만 이루어진 것이 아니다. 인간의 유전형질은 그렇게 빨리 그리고 타당한 이유 없이 변하지 않는다.

그렇다면 면역체계를 과도하게 자극해 만성염증을 야기하고 결국 질병에 걸리게 하는 산업화된 사회의 특징적인 행태는 무엇인가? 지난 50년 동안 일어난 생활방식의 중요한 변화는 무엇이고, 그 변화는 어떻게 만성질환을 역병처럼 확산시켰을까? 아래에 만성염증을 증가시킬 수 있는 생활방식의 몇 가지 예가 있다.

● **과도한 단당류 섭취 :** 단당류를 필요 이상으로 섭취하면 CRP 수치가 올라간다. 단당류 중에서 과당은 가공식품에 첨가되는 액상과당의 성분으로 사방에 널려 있다[94] (액상과당에 대한 자세한 정보는 부록 B-1 참조).

- **과도한 트랜스지방산 섭취** : 트랜스지방산은 현대인이 일상적으로 섭취하는 성분[95]으로서, 역시 CRP 수치 상승과 관련이 있다.

- **과도한 콜레스테롤 섭취** : 체중은 물론 인슐린민감성(LIS, Lean Insulin-Sensitive, 당 대사 능력을 수치로 나타낸 것으로 수치가 낮을수록 당뇨병 등에 걸릴 위험이 높음)이 정상인 건강한 사람에게 대량 생산된 달걀과 같은 형태로 콜레스테롤을 많이 섭취하게 하자 혈중 LDL콜레스테롤뿐만 아니라 CRP 수치가 높아졌다.[96]

- **오염된 식생활** : 바로 앞 장에서 다루었지만 오염 또한 CRP 상승과 관련이 있다. 어떤 종류의 오염은 개인이 통제할 수 없다. 특히 공기를 타고 전파되는 오염이 그렇다. 그러나 우리가 겪는 화학적 오염의 상당 부분은 우리가 먹고 마시는 것에서 연유한다. 예를 들면 고기를 과도하게 섭취하면 해롭다고 하는데, 그 이유는 그것이 지방을 다량 함유하기 때문만이 아니라 대량 생산되는 과정에서 제초제, 살충제[97], 호르몬, 항생제와 같이 유해한 화학물질이 들어가기 때문이다.

요약하면, 산업화된 생활방식은 만성염증을 유발한다. 심장질환, 암, 당뇨병 등 만성질환의 위험성을 줄이기 위해서는 염증을 자극하는 요인들을 줄일 필요가 있다. 근거 있는 연구 결과에 따르면 이러한 위험요인들을 줄이면 혈중 CRP 수치도 줄일 수 있다고 한다. 그러므로 CRP 생성을 줄이려면 생활방식의 변화가 절대적으로 필요하다.

그 목적을 달성하기 위해서 나는 다음의 전략을 제시한다. 이러한 조치들을 실천함으로써 당신은 몸속의 만성염증을 감소시킬 수 있다(이 조치들에 대해서는 이 책에서 계속 심도 있게 설명할 것이다).

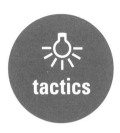

만성염증을 줄이기 위한
17가지 실천 방안

1. 만성질환의 위험요소를 제거하라

이는 당신이 취할 수 있는 가장 중요하고 효과적인 조치다. 이 위험요소들에 대해서는 8~11장에서 설명할 것이다. 이 모든 위험요소들이 염증과 연관이 있기 때문에 그것들을 당신의 삶에서 제거하면 염증을 감소시킬 수 있다. 위험요소들을 한 번에 완벽히 제거할 필요는 없다. 위험요소를 하나씩 제거하는 것만으로도 큰 차이를 만들어낼 수 있다.

2. 오메가-3지방산과 같은 천연 항염증제를 섭취하라

현대인들은 천연 항염증제인 오메가-3지방산과 같이 건강에 좋은 기름을 외면하고 대신 옥수수기름처럼 싸고 염증을 유발하는 기름을 더 많이 섭취하고 있다. 한류성 어류를 먹거나, 올리브유나 카놀라유를 사용해 건강에 좋은 고도불포화지방산의 섭취를 늘리면 염증이 줄어드는 것으로 알려져 있다.

3. 운동하라

연구에 따르면 운동 역시 염증 감소와 관련이 있다. '운동 부족'은 손으로

꼽는 위험요소들 중 하나다. 하지만 너무 중요해서 더 강조할 수밖에 없다.

발달된 편리한 기술 덕분에 우리는 거의 움직이지 않으며 살고 있다. 이는 모든 신체노동을 없애는 것이 좋다는 잘못된 이론에 기반을 둔 것이다. 자동차에서 에스컬레이터, 리모컨, 개인용 컴퓨터에 이르기까지 기술로 만들어낸 편리한 도구들은 우리가 움직이지 않고도 삶을 영위할 수 있게 만들었다. 하지만 이 '발전'은 우리 수명을 몇 년은 단축시키는 역할도 했다.

건강해지려면 움직일 필요가 있다. 집 주위를 가볍게 걷거나 공원에서 아이와 놀아주거나 하는 정도의 활동도 운동이며 유익하다. 만성질환의 위험을 감소시키는 운동을 하겠다고 헬스클럽에 등록할 필요는 없다. 여가 시간에 산책하는 것도 염증을 감소시킨다는 연구 결과가 있다.[98, 99] 거기에 자기 몸에 유익한 건강기능식품을 추가하면 더 큰 항염증 효과를 볼 수 있다.[100]

4. 복합비타민·복합미네랄 제제를 섭취하라

7장에서 설명하는 대로 복합비타민·복합미네랄 제제를 섭취하라.[101]

5. 포화지방, 트랜스지방, 오메가−6지방산의 섭취를 줄여라

이들은 염증과 관련이 있는 지방이다. 이것들의 섭취를 피하려면 '트랜스지방, 포화지방 함량 제로'라는 문구가 표시되어 있지 않은 가공식품의 섭취를 줄여야 할 것이다. 붉은빛을 띠는 고기나 어류, 트랜스지방산에는 오메가−6지방산이 포함되어 있다. 오메가−6지방산이 많은 기름은 옥수수기름, 홍화유, 면실유, 해바라기유, 땅콩기름, 참기름, 포도씨유, 콩기름(콩기름에 일부 오메가−3가 들어 있지만) 등이다. 우리가 추천하는 기름은 카놀라유와 버진올리브유다.

6. 항산화·항염증 관련 건강기능식품을 섭취하라

식물원료를 농축한 식물영양소(예를 들어 레스베라트롤)가 풍부한 제품을 섭취하라. 항산화제는 염증을 감소시키는 것으로 나타났다. 염증을 감소시키는 것으로 밝혀진 영양소나 성분으로는 코엔자임Q$_{10}$,[102] 라이코펜,[103] 마그네슘,[104] 글루코사민,[105] 쿼서틴,[106] 등이 있다.

7. 하루에 7~9분량(4~5컵)의 과일이나 채소를 먹어라

1분량은 200㎖ 컵 기준으로 반 컵 정도를 말한다. 채소와 과일을 먹는 것을 대체할 만한 것은 없다. 과일이나 채소에는 염증을 줄이는 천연 항산화제나 식물영양소가 들어 있다.[107] 예를 들면 어떤 그룹의 식물영양소에는 항산화 성분과 항염증 성분이 모두 들어 있다.[108] 그러한 과일과 채소로는 쿼서틴을 얻을 수 있는 양파·케일·블루베리, 플라보놀(flavonol)을 얻을 수 있는 녹차·코코아, 헤스페라틴(hesperatin)을 얻을 수 있는 토마토·오렌지, 플라본(flavones)을 얻을 수 있는 파슬리·셀러리, 이소플라본(isoflavones)을 얻을 수 있는 대두, 안토시아닌(anthocyanin)을 얻을 수 있는 포도·콩·양파·베리류 등이 있다.

8. 가공식품을 피하라

가공식품이란 액상과당, 트랜스지방, 기타 화학물질 등이 들어간 음식을 말한다. 가공을 통해 음식에 더 많은 화학물질을 첨가할수록 만성염증이 생길 확률이 높아진다. 그렇다! 조리 가공해서 판매하는 음식을 즐겨 먹는다면 삶은 편안해지지만, 수명은 더욱 단축될 것이다.

그러니 한번 시도해보라. 요긴한 요리책을 사거나 인터넷을 뒤져보자. 신선하고 가공하지 않은 재료를 써서 빠르고 쉽게 음식 만드는 방법을 찾을 수 있을 것이다. 부록 B-1에 피해야 할 식품첨가물 목록을 제시했다. 액상과당과 같은 몇몇 식품첨가물은 염증을 증가시키니 꼼꼼히 살펴봐야 한다.[109]

9. 패스트푸드를 피하라

패스트푸드를 먹으면 염증 반응이 증가한다는 연구 결과가 있다.[110] 이는 패스트푸드는 대체로 값싼 음식 재료들로 만드는 것과도 관련이 있는 것 같다.

10. 유기농으로 키운 과일, 채소, 고기, 유제품을 먹어라

기업형 농장이나 식품업체가 제조 사용한 제초제, 살충제, 호르몬, 항생제 등은 고기, 과일, 곡물, 채소, 유제품을 사람이 섭취할 때에도 여전히 잔류할 수 있다. 보통 이러한 화학물질은 식물이나 동물의 지방질 부분에 흡수되어 저장되기 때문에 우리가 그 식물이나 동물을 먹을 때 같이 먹게 된다. 축산업자는 도축을 하기 몇 주 전에 가축을 더욱 빨리 자라게 하기 위해서 항생제나 호르몬을 투여한다. 이러한 항생제나 호르몬은 그 고기를 먹은 사람의 지방질 부분으로 옮겨져 저장되고, 점점 축적되어 결국 만성염증을 일으킨다.

부록 A-10에 유기농 식품이 설명되어 있다. 일부 제조업자들은 자신이 만든 식품을 자연적인 방식으로 생산한 것처럼 포장한다. 그러나 유기농 식품이라 해도 깨끗이 씻는 것을 잊어서는 안 된다. 여전히 그 표면에 박테리아가 남아 있을 수 있기 때문이다.

11. 당부하가 낮은 탄수화물을 섭취하라

'당부하(GL)가 낮다'는 것은 단순당이 적게 들어 있다는 것을 의미한다. 당부하가 많은 음식을 먹을수록 CRP 수치가 상승할 위험성은 높아진다.[111, 112] 어느 연구 결과에 따르면 환자들이 수용성 식이섬유가 풍부한 채식을 하자 CRP가 28% 낮아졌다.[113]

내가 당부하가 낮은 식단이 아니라 '당부하가 낮은 탄수화물 섭취'만을 추천했다는 것을 주목하라. 그 이유는 부록 C에서 설명할 것이다.

12. 3장 뉴트리지노믹스(영양유전체학)의 가이드라인을 따르라

하루 2000kcal의 식단과 피해야 할 음식이 실려 있는 부록 B를 포함해 이 책에서 권고하는 모든 사항은 최고의 뉴트리지노믹스에 기반을 둔 것이다. 나는 부록 B-4에 미 농무부(USDA)의 '마이 피라미드(My Pyramid)' 식단과 견줄 만한 식단을 실었다. '마이 피라미드' 식단은 학계에서 꽤 괜찮은 프로그램이자 식단이라고 널리 받아들여지고 있으나, 그것을 뉴트리지노믹스 정보를 사용해 개선한 것이 부록 B-4의 식단이다.

13. 저용량 아스피린이나 기타 항염증제를 섭취하라

주류 의학계에서는 심장마비의 위험성을 줄이기 위해 동맥의 응고를 감소시키는 아스피린을 환자들에게 권해왔다. 그런데 나는 몇 년 전, 여러 해 동안 아스피린을 먹은 사람들은 대장암에 걸릴 위험성도 줄어든다는 놀라운 사실을 발견했다. 아스피린은 심장질환과 더불어 만성질환을 야기하는 염증을 줄이는 데 도움이 된다는 증거로 볼 수 있다.

그러나 나는 이를 제안하는 것이 주저되기도 한다. 왜냐하면 약을 써서 염증을 막으면 종종 합병증에 걸릴 수 있기 때문이다. 그런 합병증으로 감염 증가,[114] 기대에 못 미치는 심순환계 효과,[115, 116] 폐질환 합병증,[117] 궤양,[118] 기타 발생 가능한 합병증[119] 등이 있다. 이러한 부작용이 있는데도 미국에서만 연간 8000만 명이 넘는 사람들이 염증성 질병을 치료하기 위해서 이 약을 처방받는다. 이 수치는 처방전이 필요 없는 일반의약품의 구매 숫자는 포함하지 않은 것이다. 그러니 아스피린이나 항염증제를 사용할 때는 부작용이 생길 수 있다는 점을 인지하고, 주치의의 승인을 받은 뒤에 약을 복용하라. 가장 이상적인 방법은 생활습관을 바꾸고 천연의 항염증 식품을 섭취해 모든 염증의 근원을 줄이는 것이다. 이 책이 그것을 도울 것이다.

14. 적당한 양의 비타민D를 섭취하라

비타민D의 보충 섭취는 염증 감소와 관련이 있는 것으로 알려졌다.[120, 121] 비타민D와 칼슘을 같이 섭취하는 것도 염증 감소에 도움이 된다.[122] 비타민D와 관련된 추가 정보는 7장에서 다룰 것이다.

15. 수면을 적절히 취하라

수면이 부족하면 염증이 증가한다[123, 124, 125, 126](5장 참조).

16. 염분 섭취를 줄여라

염분을 많이 섭취하면 염증이 증가한다.[127]

17. 의사와 상담하라

당신이 위의 16가지 조치들을 철저히 따랐다면 대개는 약을 먹을 필요가 없을 것이다. 그러나 만약 만성염증 수준을 건강한 상태까지 줄이지 못했다면 의사와 상담해 CRP를 줄이는 약을 처방받는 것이 좋다.

이 전략은 커다란 보상을 안겨줄 생활습관의 변화를 다루고 있다. 이 조치들을 시행하면 분명 몸속의 염증이 상당히 감소할 것이다. 목록의 모든 항목을 완벽하게 시행할 필요는 없다. 단지 한두 가지 항목을 꾸준히 실천하는 것만으로도 발병률이 줄어들 것이다.

지금까지 만성질환에서 염증이 하는 역할을 살펴봤다. 이제는 과학의 흥미로우면서도 새로운 분야인 뉴트리제네틱스와 뉴트리지노믹스에 대한 이야기로 옮겨 가보자. 용어의 전문성 때문에 너무 스트레스 받지 않기를 바란다. 이 두 과학 분야 덕에 당신은 최적 건강을 달성하기 위해서 어떻게 먹고 살아야 하는지 알게 될 것이다.

염증 상태 판단하기

인체에는 많은 염증 입자들이 있다. 그런데 **CRP** 수치가 높지 않다고 해서 다른 염증 지표들도 높지 않다고 해석해서는 안 된다. 일반적으로 나는 **CRP**와 같은 단일 지표만으로 만성염증이 있는지를 판단하는 것을 권하지 않는다(때때로 그것은 유용하지만 어떤 상황에도 통하는 황금 기준으로는 적당하지 않다).

최근에 감기에 걸렸거나, 뭔가에 감염되었거나, 피부에 상처가 났거나, 심한 관절염이 있거나, 만성적인 잇몸질환이 있는 경우에도 면역제계는 우리를 보호하기 위해 적절하게 작동하고, 이에 따라 **CRP** 수치가 상승한다. 만성염증이 있다는 판단은 이와 같은 상황에 처해 있지 않은데도 **CRP**가 여전히 높을 때 할 수 있다(두 번 이상 **CRP**를 측정해야 검사 수치가 더욱 정확하게 나올 것이다). 이는 왜 많은 연구자들이 **CRP** 수치로 만성염증 상태를 예측하는 과정에서 혼란을 겪었는지를 설명해준다. 상당히 많은 연구에서 이런 일시적이거나 당황스러운 조건과 상황을 제어하지 못했다. 내가 일하는 연구소에서는 **CRP** 입자를 중심으로 엄청나게 많은 연구를 했기 때문에 **CRP**에 대해서 심도 있게 논의할 수 있었다.

그런데 **CRP**가 심장질환의 위험성을 결정짓는 중요한 지표라는 증거도 늘어나고 있다.[128, 129] 염증 상태를 나타내는 기준치나 일반 감지자로 **CRP**를 얻는 것은 합리적으로 보이나 여전히 많은 문제들이 남아 있다. 이런 이유로 내가 **CRP** 하나에만 의존해서 건강 상태를 판단하려 하거나, 현 시점에서 모든 사람이 경쟁적으로 염증 인자들의 수치를 검사하는 것을 추천하지 않는 것이다.

내가 속한 연구소에서는 현재 일련의 염증 검사를 시행하고 있지만 추천을 하기에는 너무나 이르다. 방대한 양의 과학 연구에 근거해서 말하건대, 만약 당신이 만성질환의 위험요소(**8~11장**에서 설명)를 가지고 있다면 만성염증도 가지고 있음을 장담할 수 있을 뿐이다.

제 3 장

새로운 건강 과학, 뉴트리제네틱스와 뉴트리지노믹스

뉴트리제네틱스와 뉴트리지노믹스는
우리 삶에 매우 흥미진진하고 큰 변화를 가져올 것이다.
어떤 음식과 마실 것이 당신에게 좋은지,
피해야 하는 것은 무엇인지 세심하게 결정해줄 것이며,
각자의 유전형질에 따라서 음식과 건강기능식품을
맞춤형으로 설계해줄 것이다.

뉴트리제네틱스

뉴트리제네틱스(Nutrigenetics)라는 용어는 1975년 브레넌(R. O. Brennan) 박사가 처음 사용했다. 브레넌 박사는 자신의 저서에서 유전적인 차이가 동일한 영양소에 어떻게 다르게 반응하게 하는지를 연구한 내용을 담았다. 뉴트리제네틱스는 다량 영양소(단백질·탄수화물·지방)와 미량영양소(비타민·미네랄·식물영양소) 둘 다 해당한다. 몇몇 예를 들어보자.

인간 세포핵의 DNA 분자는 우리가 하나의 세포에서 생명체로 자라는 데 필요한 모든 유전정보가 담긴 메모리 은행이다. 우리 몸의 모든 세포는 같은 DNA를 가지고 있다. DNA는 마치 정교한 컴퓨터 프로그램과 같다. 즉 우리 몸에서 분화된 세포들이 각기 다른 방식으로 기능하게 하고, 필요할 때 다른 화학물질을 만들어 낼 수 있도록 지시한다.

일란성쌍둥이를 제외하고, 각각의 사람이 가지고 태어나는 유전 프로그램은 오직 그 사람에게만 있는 것이다. 어떤 두 사람도 정확하게 똑같아 보이지 않는 이유는 특정 DNA 세그먼트에서 일어나는 변이 때문이다(일란성쌍둥이 역시 그들을 둘러싼 환경이 정확히 같지는 않기 때문에 시간이 지나면서 생김새가 달라진다). 건강에 영향을 미치는 유전 프로그래밍도 같은 종류의 차이점을 가지고 있다. **폴리모피즘 (Polymorphism)**은 개인들 사이의 특정 DNA 세그먼트에서 일어나는 변이를 표현하는 용어다. 검은색, 갈색, 붉은색, 금색 등 머리카락 색이 다양한 것이 바로 폴리모피즘의 한 예다.

언구자들은 지방을 적당하게 섭취하는 일부 사람들에게서 나타나는 혈액 내 높은 중성지방 수치와 낮은 LDL콜레스테롤 수치는 DNA 세그먼트 변이, 즉 폴리모피즘에 의한 반응이라고 밝혔다.[130] 만약 당신의 유전자에 이러한 변이가 있다면 가족들과 같은 음식을 먹어도 당신의 몸은 다른 가족들과는 다르게 반응할 것이다. 더 나아가 당신이 아내와 똑같은 음식을 먹고 있음에도 주치의는 당신에게 "식습관을 바꾸고, 운동을 더 하고, 명상을 하라"며 열변을 토하겠지만, 아내에게는 "건강관리를 잘하고 있다"고 칭찬할 것이다. 이것이 바로 이 세상 모든 사람들에게 공통적으로 적용되는 이상적인 단 하나의 식사요법이 존재하지 않는 이유다.

영양학적 폴리모피즘의 또 다른 예는 사람들이 소금에 반응하는 방식이 서로 다르다는 것이다. 소금은 어떤 이들의 몸에 들어가면 혈압을 올리지만, 다른 이들에게는 그렇지 않다.[131, 132] 이것은 왜 수년 동안 소금 섭취량과 고혈압의 관련성을 둘러싸고 논쟁이 벌어졌는지를 설명해준다. 대부분의 사람들에게 소금은 혈압을 올리지 않지만, 어떤 이들에게는 문제가 된다(특히 한국인에게는-옮긴이). 그래서 뉴스에서는 소금에 대해 서로 모순되는 보도를 하고, 식품업계에서는 "모든 사람이 나트륨을 두려워해야 하며 저나트륨 함유 제품(이 제품은 양은 적고 가격은 비싸다!)을 사라"고 권하는 것이다.

대중매체에서 매일 쏟아내는 건강 기사들은 우리를 매우 혼란스럽게 만든다. 어떤 날은 A음식이 건강 문제를 해결하는 만병통치약인 것처럼 말하다가 한 주 뒤에는 그 음식을 먹으면 일찍 죽을 수 있다고 경고한다. 종종 이러한 정보의 상호 모순은 조악한 통계를 사용하는 것을 포함해 형편없는 연구나 해석에 의해 발생한다. 때로는 서로 다른 특성을 가지고 있거나 서로 다른 유전적 경향을 지닌 서로 다른 문화권 사람들을 대상으로 연구를 한 탓에 발생하기도 한다. 가장 신뢰할 만한 연구 결과는 논문을 쓴 저자의 전문가 동료들이 해당 연구를 리뷰하고 명망 있는 학술지에 실린다.

뉴트리제네틱스가 확장되고 발전됨에 따라 각자의 유전자에 따라서 피해야 할 식품과 맞는 식품을 알 수 있을 것으로 보인다. 즉, 인기에 영합한 의견에 따르는 것이 아니라 자신의 유전형질에 따라 최선의 결정을 내릴 수 있을 것이다. 개인별 뉴트리제네틱스에 기초한 '특화된 맞춤형 식단 추천'이 얼마나 빨리 상용화될지 단언하기는 힘들지만, 이 연구 분야는 이미 생활에 영향을 주기 시작한 것 같다.

뉴트리지노믹스

뉴트리지노믹스(Nutrigenomics)는 아마도 매우 새로운 개념일 것이다. 이것은 뉴트리제네틱스보다 건강에 훨씬 더 큰 영향을 미친다. 뉴트리지노믹스는 개인의 유전적 특성에 따라 개인이 섭취한 영양소에 반응하는 차이까지 규명하는 학문 분야로, 우리가 섭취하는 영양소가 DNA와 어떻게 상호작용하는지를 연구한다.

다량영양소나 미량영양소 모두 DNA가 발현되는 방식에 영향을 미친다. 영양소들은 단순히 칼로리 섭취원이나, 특정 임무를 수행하는 단독 입자가 아니다. 그렇기에 우리가 먹는 음식물의 질은 건강에 절대적으로 중요하다. 왜냐하면 말 그대로 유전자에 영향을 끼치기 때문이다.

뉴트리지노믹스 분야의 극적인 발견들 몇 가지를 소개한다. 당신은 이 책 전체에서 이야기하는 위험인자와 새로운 뉴트리지노믹스 연구 간에 직접적인 상관관계가 있음을 깨닫게 될 것이다.

발견 1 : 오메가-3지방산이 우리 생활에 미치는 영향

음식에 함유된 오메가-3지방산은 DNA가 염증 입자 인터루킨1을 생산해내는 데 필요한 효소를 생성하는 능력을 감퇴시킨다.[133, 134] 오메가-3지방산은 연어의 기름이나 올리브유에 들어 있는 천연의 항염증제다.

뉴트리지노믹스 연구는 오메가-3지방산이 우리 생활에 미치는 엄청난 영향력을 이해할 새로운 관점을 제공해 주었다. 즉 만성질환에서 염증이 히는 역할을 새롭게 이해하는 관점에서, 전통적으로 오메가-3지방산이 많이 포함되어 있는 식사를 해온 그리스나 이탈리아 같은 문화권에서 만성질환의 발병률이 왜 낮은지를 설명한다. 이른바 지중해식 식단이 건강에 상당히 좋다는 사실이 오래전부터 알려져 있었지만, 뉴트리지노믹스 연구를 통해 그 이유를 알 수 있게 된 것이다. 그 덕분에 오메가-3지방산과 관련해서 서로 모순되는 견해가 방송을 타는 일은 거의 없을 것이니 안심해도 된다. 왜냐하면 그 효과를 DNA 기능의 차원에서 관찰하고 증명했기 때문이다.

당신은 또한 소식(小食)하면 수명이 늘어난다는 것을 보여주는 과학적 연구 결과를 들어본 적이 있을 것이다. 그러나 이러한 생활방식을 따르는 것은 매우 어려운 일이다. 그렇지만 걱정할 필요는 없다. 뉴트리지노믹스 연구를 통해 소식의 장점[135]과 관련된 주요 요인을 조절하는 것 역시 오메가-3지방산이라는 사실이 밝혀졌기 때문이다. 다시 말해서 소식을 하는 대신 오메가-3지방산을 섭취하면 똑같은 효과를 얻을 수 있을 것 같다.[136, 137]

자연식품으로 오메가-3지방산을 섭취하는 것이 안전하지만 건강기능식품으로 섭취하는 것이 훨씬 편리하다. 단, 와파린과 같은 항응고제를 먹고 있다면 오메가-3지방산 보조제를 먹기 전에 반드시 의사와 상담해야 한다.

발견 2 : 비타민D가 질병에 미치는 영향

비타민D는 여러 가지 방법으로 면역체계에 영향을 미친다. 염증의 진행 속도를 낮추고 항체 생성을 가속화하는 것으로 보인다. 또한 T세포의 활동도 촉진할 수 있다.[138] 비타민D는 호르몬으로서 기능하며, 신체에 여러 가지 영향을 미친다. 햇빛에 피부를 노출하면 비타민D가 재생성되며, 건강기능식품이나 비타민D가 강화된 유제품을 섭취함으로써 더 보충할 수 있다. 최근 연구에 따르면 북극이나 남극과 가까운 곳에 사는 코카서스인들은 겨울이 끝나갈수록 비타민D 수치가 낮아진다고 한다. 그리고 우리가 우유 대신 청량음료를 마시면 비타민D 부족은 더욱 심각해질 수 있다. 면역체계에 끼치는 영향을 고려해보면 낮은 비타민D 수치가 높은 암 위험도와 어떻게 관련되는지를 쉽게 알 수 있다.

어떤 연구자는 DNA 수준에서 비타민이 하는 작용에 근거해, 거의 50가지에 달하는 유전적 질병을 복합비타민으로 치료하거나 완화할 수 있다는 결론을 내렸다.[139] 현대인들의 전형적인 식단에서 가공식품이나 패스트푸드가 높은 비중을 차지한다는 점 때문에 복합비타민 섭취는 오랫동안 좋은 방안으로 간주되어왔다. 현대인의 식단은 필수영양소 섭취 측면에서 영양학적으로 거리가 멀다. 뉴트리지노믹스는 이 권고안을 더욱 지지해줄 뿐이다.

하지만 안타깝게도, 30년 전 의대에서 영양학을 배운 전 세계 수천 명의 의사들은 환자들에게 건강기능식품을 섭취하지 말라고 권한다. 왜냐하면 그들이 현재 연구되는 내용을 알지 못하기 때문이다.

발견 3 : 아연, 비타민E의 항염증 효과

DNA 수준에서 아연은 인터루킨6 생성을 억제해 염증을 줄이는 것으로 알려져 있다.[140] 이는 아연이 특정 만성질환을 감소시키는 것과 어떻게 연관되는지를 설명해준다. 비타민E 또한 항염증 효과가 있는 것으로 알려져 있는데, 이는 비타민E가 인터루킨1과 종양괴사인자(TNF)의 생성을 억제하기 때문이다.[141]

발견 4 : 유전자 발현에 미치는 운동의 효과

식습관에 덧붙여서 우리의 행태 또한 유전자 발현에 영향을 미칠 수 있다. 운동은 이것을 잘 보여준다.[142] 실제로 운동은 지속 시간과 강도에 따라서 많은 유전자가 **점진적 순서대로** 발현되는 것을 촉진한다.[143] 이러한 결과는 많은 활동과 위험요소들이 가장 기본적인 수준에서 우리 신체에 영향을 미치고 있음을 보여준다. 이것이 내가 8장에서 11장에 걸쳐 설명할 위험요소들 전체가 건강에 매우 중요한 이유다.

발견 5 : 식물영양소의 항염증 및 항암 효과

영양학자들은 브로콜리, 양배추, 콜리플라워, 케일, 겨잣잎, 루타바가(순무의 일종), 순무 등의 십자화과 채소가 암에 걸릴 위험성을 줄여주는 효소의 유전자에 영향을 준다는 사실을 알아냈다.[144] 녹차의 성분은 세포가 암에 걸리는 것을 막는 데 도움을 준다.[145] 포도 등에서 발견되는 식물영양소인 레스베라트롤은 인터루킨8의 생성을 감소시킴으로써 항염증과 항암 작용을 하는 것으로 나타났다[146](레드와인이 심혈관에 미치는 긍정적인 효과 역시 이 식물영양소에서 온 것이며, 포도 주스에서도 이 효과를 볼 수 있다). 마늘의 성분은 독성물질을 파괴하는 것을 돕는 효소의 생성을 자극하는 것으로 알려졌으며,[147] 홍차의 성분은 DNA에 미치는 영향을 통해서 염증을 줄이는 것으로 알려졌다.[148]

발견 6 : 유해 음식의 염증 촉발 효과

음식은 또한 해로운 방식으로 DNA를 자극하기도 한다. 예를 들면 액상과당은 염증을 증가시킨다.[149] 값싼 기름, 붉은색 살코기, 패스트푸드 등에 들어 있는 오메가-6지방산은 DNA가 가장 나쁜 형태의 콜레스테롤을 생성하거나 분출하게 하는 것으로 알려졌다.[150]

이것들은 뉴트리지노믹스 연구가 밝혀낸 사실들 가운데 단지 몇 가지 예에 불과하다. 현재 진행되고 있는 음식 섭취에 관한 연구 결과는 어떻게 음식이 DNA에 영향을 미치는지에 대해 더 많은 정보를 알려줄 것이다.[151, 152]

나는 당신이 이러한 정보를 통해 먹고 마시는 것이 건강에 얼마나 중요한지를 깨닫기를 바란다. 우리는 너무나 자주 "음식은 그저 배를 채우는 수단이다"라고 생각하고, 너무 바빠서 식품성분표를 읽을 시간이 없다고 느낀다. 그러나 식품성분표는 때때로 우리가 먹으려는 음식이 건강에 해로울 수도 있음을 말해준다. 당신은 신선 식품이나 고기를 고를 때는 적어도 곰팡이가 피거나 상한 데는 없는지 살펴본다. 가공식품을 고를 때도 그렇게 식품성분표를 살펴볼 필요가 있다. 지금이라도, 이러한 주의를 기울일 필요가 있다. 왜냐하면 영양 불균형과 유해한 성분의 영향은 여러 달이나 여러 해가 지나도 겉으로 크게 드러나지 않고 만성질환으로 이어지기 때문이다.

가공식품뿐만 아니라 패스트푸드도 마찬가지다. 당신이 바쁜 일상 속에서 시간을 아끼기 위해 패스트푸드에 의존했을 때 질병과 관련한 위험성이 얼마나 증가하는지 아는가(이에 대해서는 10장에서 많은 정보를 제공할 것이다). 패스트푸드 산업은 결코 고객의 최적 건강을 최우선 순위에 두지 않는다.

당신이 이 장에서 꼭 얻었으면 하는 주된 내용은, 지금 그리고 남은 생애 동안 **우리가 먹고 마시는 것이 건강에 엄청난 영향을 미친다**는 것이다. 당신의 식습관은 모든 장기와 세포의 기능에 영향을 미친다. 또한 위험요인 목록과 권고 사항들이 탄탄하게 이어져 온 기존 연구와 더불어 유전자 발현과 관련되어 새롭게 밝혀지고 있는 연구 내용에도 모두 기초하고 있다는 사실을 이해하길 바란다. 당신이 이러한 간략한 개념을 파악할 때 새로운 반짝유행을 좇는 일이 줄어들 것이다. 그리고 최적 건강은 생활습관에 달려 있다는 것을 이해하게 될 것이다.

기대되는
희망

뉴트리제네틱스와 뉴트리지노믹스는 곧 우리 삶에 매우 흥미진진하고 중대한 변화를 가져올 것이다. 폭넓은 유전자 검사가 상용화된다면 어떤 음식과 마실 것이 당신에게 가장 좋은지, 그리고 어떤 것을 피해야 하는지 상세하게 결정해줄 수 있을 것이다. 음식과 건강기능식품은 개개인의 유전형질에 따라서 정확하게 맞춤형으로 설계될 것이다.

이 과학은 새로운 연구 결과를 해석해 많은 부분을 취하고 그것을 당신의 건강관리에 적용할 것이다. 많은 과학 정보들의 모순도 해결될 것이다. 이 분야의 새로운 선구자들은 당신의 건강을 더욱 증진할 수 있으리라는 큰 희망을 간직하고 있다.

만약 뉴트리제네틱스와 뉴트리지노믹스에 대해서 더 알고 싶다면 워싱턴에 있는 유전·영양·건강센터(Center for Genetics, Nutrition, and Health)의 아트미스 시모폴로스(Artemis Simopoulos) 박사가 쓴 이 분야의 걸출한 책《뉴트리제네틱스와 뉴트리지노믹스(Nutrigenetics and Nutrigenomics)》[153]를 읽어보기를 권한다. 단, 이 책은 과학 지식이 풍부한 이들을 위한 책임을 미리 밝혀둔다.

나는 책 전체를 뉴트리지노믹스에 대한 이야기로 채울 수도 있지만 이 시점에서 그 이야기를 접으려고 한다. 그러나 이 책에서 제시하는 모든 권고 사항들이 뉴트리지노믹스에 기초하고 있으며 서로 모순되지 않는다는 사실을 알아주길 바란다. 내가 알려주는 내용은 뉴트리지노믹스에 무지한 저자들이 쓴 책처럼 어떤 때는 염증을 증기시키고 어떤 때는 감소시킨다는 상호 모순되는 가이드라인이 아니다. 내가 상담을 하고 있는 연구소에서 이 분야의 선구적인 연구자들과 함께 연구하고 결론을 내린 통합적 가이드라인이다.

4장에서는 수십 년 동안 전 세계 수백만의 사람들을 절망하고 오해하게 만든 원인이었던 '서양의학과 동양의학의 차이'라는 주제로 씨름하게 될 것이다. 어떤 사람들은 "인체의 균형에 초점을 맞추는 동양의학이 최적 건강을 달성하는 데 필요한 모든 해답을 가지고 있다"고 주장한다.

또 다른 이들은 "과학과 기술에 근거를 둔 서양의학이야말로 '진정한' 의학"이라고 설교한다. 현실적으로 양쪽 모두 약점을 가지고 있다. 전 세계 사람들은 그 나라에서 어떤 의학이 주도적 위치에 있는지와는 상관없이 똑같은 질병으로 죽어가고 있다.

나는 전 세계에서 각기 다른 전통의학적 처치를 받아온 사람들 수천 명을 진료했고, 이 전통의학들이 환자들에게 어떤 영향을 미쳤는지를 문서로 기록해왔다 (이것은 우리 연구소의 공식적인 의견은 아니다). 당신이 건강한 삶에 이르는 길로서 더 신비한 것을 택하든, 더 과학적인 것을 택하든 다음 장에서 진실은 명확해질 것이다.

the
OPTIMAL
HEALTH
REVOLUTION

제2부

최적 건강에 이르는 길

제4장

동양의학 vs 서양의학, 이 둘은 어디서 만나야 하는가?

어떤 이들은 "인체의 균형에 초점을 맞추는 동양의학이
최적 건강을 달성하는 데 필요한
모든 해답을 가지고 있다"고 주장한다.
또 다른 이들은 "과학과 기술에 근거를 둔 서양의학이야말로
진정한 의학"이라고 주장한다.
누구 말이 맞을까?

서양의학을 향한
맹비난

유타주에서 열린 5000명이 모인 대규모 세미나에서 강연을 막 끝냈을 때 잘 차려입은 백발의 사업가가 내게로 다가왔다. 그의 표정에는 불안감을 넘어 공포심이 드리워져 있었다. 나는 이런 행사에서 사람들에게 희망과 용기를 불어넣으려고 최선을 다하기 때문에 그의 표정만 보고서는 혹시라도 내가 뭘 잘못 말한 것이 있는지 걱정이 되었다.

그러나 이 남성은 자신의 심장질환을 걱정하고 있었다. 그는 심박동 이상으로 가끔 두근거림(심계항진)을 느꼈고, 그때마다 그의 주치의는 강력한 항부정맥제를 처방했다. 나는 그 약이 심장박동 이상이 아주 위험한 상태일 때 처방되는 것임을 알고 있었다. 그래서 그에게 처방대로 약을 먹었는지 물어보았다. 그는 흥분한 목소리로 "먹지 않았습니다!"라고 대답했다. 그러더니 "약 처방 대신 받을 만한 약초요법이 뭐가 있을까요?"라고 물었다. 그 순간 나는 말문이 막혔다. 그의 아내는 내 얼굴에 떠오른 놀라움을 알아차렸다. 그녀는 머뭇거리며, 그리고 절망 섞인 목소리로 "남편이 서양의학을 신뢰하지 않아서 처방된 약을 먹지 않고 있어요"라고 설명했다. 그녀는 면허가 있는 간호사였지만 그녀가 받은 의료 전문교육으로도, 남편을 향한 그녀의 사랑으로도 '서양의학은 사기'라는 그의 완고한 믿음을 깰 수는 없다. 그의 얼굴에는 자신의 판단으로 인해 죽음에 이를 수도 있다는 두려움 역시 깔려 있었다.

나는 그에게 "맞아요. 오늘날 사용되는 어떤 심장병 약은 약초를 근간으로 하기도 합니다. 그런데 부정맥 치료를 약초에 의존하는 것은 현명한 일이 아닙니다"라고 말해주었다. 우리는 몇 분간 이야기를 더 나누었다. 나는 그가 다시 병원 처방을 받을 수 있도록 용기를 북돋웠다. 그러나 그는 마음을 바꾸지 않은 채 침통해하며 집으로 돌아갔다.

그가 왜 그런 강한 믿음을 갖게 되었는지를 알아낼 시간이 있었다면 좋았을 것이다. 아마도 그나 그가 사랑하는 누군가가 병원에서 끔찍한 경험을 당했을지도 모른다. 안타까운 점은, 서양의학을 불신하는 사람이 그 사람 혼자가 아니라는 것이다. 많은 사람들이 서양의학 자체를 거부하고 있다. 만약 당신이 그런 사람 중의 한 명이라면, 나는 당신이 마음을 조금이라도 열고 제발 이 장을 꼼꼼히 읽어보기를 간절히 바란다. 해결책이 있으며, 나는 당신이 그것을 이해할 수 있도록 도울 것이다.

서양의학에 대해 비합리적인 편견을 가지고 있는 것은 서양의학에 대한 피해망상 혹은 환멸을 느낀 개인들만이 아니다. 애석하게도 우편물, 신문, 잡지, 방송 역시 '대체의학' 상품과 서비스, 관련 책을 사라는 선전 문구들로 가득하다. 그리고 더 슬픈 것은 이러한 광고 문구 중 대부분이 의사나 과학자, 혹은 전문가라고 주장하는 이들에게서 나온 것이라는 사실이다. 그것들은 한결같이 서양의학과 의료 종사자들을 맹비난하고 있다.

서양의학을 비난하는 사람들은 과연 옳은 주장을 하고 있을까?

■ 의사들은 제약회사와 음모를 꾸미고 있다?

그들 중 몇몇은 "의사가 당신에게 숨기고 있는 사실을 알려주겠다"며 의사가 제약회사나 병원으로부터 리베이트를 받기 위해 환자의 건강 상태를 진단한다고 주장한다. 그러면서 자신들은 순수하고 정직한 사람인 양 행동하며 "우리의 획기적인 제품이 당신의 질병을 치료해줄 것"이라고 말한다. 그러나 진실은, 오로지 그들은 상품을 팔고 싶어할 뿐이며, 대개 그런 제품의 효과는 증명되지 않았다는 것이다.

대부분의 나라에서 건강과 관련한 주장이나 마케팅을 하는 사람들은 학계의 규범과 법에 의해 규제를 받는다. 미국에서는 의사가 뇌물을 받았다가 걸리면 의사 면허를 박탈당하고 감옥에 간다. 그런 짓을 한 의사들은 쉽게 발각되는데, 정부나 보험회사들이 의사의 진료의뢰서나 처방전을 검토해 그것이 적절한지 확인할 뿐만 아니라 그들의 투자 활동 역시 감시하기 때문이다. 그리고 제약회사들은 신약을 시장에 내놓기 전에 장기간에 걸쳐 막대한 비용이 드는 연구와 임상시험 과정을 거쳐야 한다.

그에 반해 건강기능식품 제조업자들은 시장에 판매하기 전에 자신들의 주장을 뒷받침할 임상시험 단계를 의무적으로 거치지 않아도 된다. 이에 대한 균형적 장치로 그 제품의 효능이 입증되기 전까지는 "건강에 효과가 있다"거나 "치료가 된다"는 주장을 할 수 없도록 규제하고 있지만, 그렇더라도 어떤 약초가 심장에든 전립선에든 "정상적인 기능을 하도록 도움을 준다"는 식으로 선전하는 방법은 많다. 그리고 유감스럽게도 너무나 많은 광고업자들이 법의 테두리를 아슬아슬하게 넘나

들며 광고를 쏟아내고 있으며, 식품의약품안전청이 강력히 통제하기 전까지 많은 사람들에게 팔고 있다.

그럼에도 요란스런 소수의 과격파는 사람들이 의사들과 제약회사 사이에 어떤 음모가 있다고 믿게 만들려고 한다. 즉 의사들이 처방전을 써주면서 금전적 이득을 취한다고 말이다. 나는 이 주장은 도저히 이해할 수 없다. 내가 아는 의사들은 처방전을 쓰는 대가로 돈을 받지 않을뿐더러 실제로 그런 일을 하는 사람을 알지도 못한다. 그것은 비윤리적인 행위일 뿐만 아니라, 내가 알기로는 불법이다. 간혹 정부 관료의 위치에 있거나 매우 영향력 있는 대학병원 의사들이 자신의 의견이나 업무에 영향력을 행사하기 위해 제약회사로부터 상당한 돈을 받았다는 이야기를 들은 적은 있지만 말이다.

이와 관련해서 나는 서양의학이든 동양의학이든 어느 한쪽 시각에 치우쳐 시행된 수많은 연구 결과를 읽어보았고, 제약회사에 '영혼을 판' 의사들이 있을 수도 있겠다는 생각도 해보았다(이런 오해를 하게 만드는 사람들에 대해서는 7장에서 논의할 것이다). 그러나 내가 아는 보통 의사들은 그러한 문제와 관련해 굉장히 청렴하다. 단순히 평생의학교육(CME)의 저녁 식사 자리에 초대받았다는 이유로 약을 처방해주는 수준 낮은 의사는 없다.

■ 수익 때문에 암 치료법을 알면서도 공개하지 않는다?

"의료계에서 암 치료법을 알면서도 공개하지 않고 있다"는 주장도 있다. 이것은 석유회사들이 1ℓ에 500km를 갈 수 있는 가공할 만한 기화기(氣化器)에 대한 특허를 매수해놓았다는 식의 괴담이다. 이는 진실과는 거리가 멀다. 수년 동안 대단히 힘들고 값비싼 교육을 받아 면허를 딴 의사들은 인생을 환자를 치료하는 데 헌신하고 있다.

이런 음모론은 근본적인 오류가 있다. 그 음모가 성공하려면 비슷한 생각을 가진 사람들이 매우 많아야 한다. 수십만 명의 의료 전문가들, 과학자들, 그리고 제약회사 종사자들이 관련되어 있는 대규모 음모가 과연 존재할 수 있을까? 그렇게 많은 사람들 중에 어느 한 사람도 진실을 이야기하지 않는다는 걸 어떻게 믿을 수 있는가?

■ 의사들의 평균수명은 52세다?

내가 즐겨 듣는 또 다른 거짓 주장은 "의사들은 자신이 뭘 이야기하고 있는지도 잘 모르며, 대개 일찍 죽는다"는 것이다. 그런 깜짝 놀랄 만한 내용을 실은 소식지나 광고는 확신에 찬 듯 폭로하지만 근거 없는 이야기다. 2003년에 실시한 조사 결과에 따르면 의사의 평균수명은 76세였다. 일반인의 수명과 큰 차이가 나지 않는다.[154] 내 가족의 주치의는 94세에 돌아가셨으니 의사가 요절한다는 바보 같은 주장에 동의하기 힘들다. 100세가 넘은 것으로 알려진 전 세계 34명의 과학자를 대상으로 한 연구에서 그중 6명은 의사였다.[155]

스스로를 '전문가'라고 주장하는 이들이 퍼뜨린, 의사들이 겨우 52세까지만 산다는 급조된 이야기는 일본에서 1926년에서 1974년 사이에 의대를 졸업한 의사들의 수명을 조사한 연구에서 비롯된 것으로 보인다. 이 시기는 공교롭게도 제2차 세계대전이 포함된 시기다. 이 연구를 시행한 학자는 이렇게 말했다. "의사의 평균수명은 일반인들의 기대수명과 다르지 않다."[156] 슬프게도 그 시절에는 일본과 그 밖의 다른 곳에서 너무나 많은 사람들이 너무나 일찍 사망했다. 일본 의사들의 평균수명은 일반인과 비슷할 뿐만 아니라, '자칭 전문가'들이 주장하는 것처럼 오늘날 전 세계 의사들의 수명을 대표하지 못한다.

그럼에도 의사들의 평균수명이 짧다는 주장을 퍼뜨리는 사람은 무지하거나, 그 사실의 출처를 제대로 확인하지 않았거나, 잘못된 정보를 의도적으로 전하는 것이다. 만약 과거에 당신에게 잘못된 정보를 알려준 단체가 있다면 그들은 미래에도 당신에게 잘못된 정보를 전할 것이다. 굳이 이야기할 필요가 없는데도 자신이 정직하다고 강변하는 것은 무언가 숨기는 것이 있다는 이야기다. 그러니 제품을 구입할 때는 주의해야 한다.

　　나는 1000명이 넘는 의사들을 알고 있는데 그들 대다수는 매우 건강한 삶을 살아가고 있다. 식견이 있는 의사들은 대부분 내가 8장에서 11장에 걸쳐 설명할 만성질환의 위험요소들을 줄이는 생활방식으로 살고 있다. 의사들에게서 발견한 가장 공통적인 위험요소는 스트레스였다. 의료는 스트레스가 매우 심한 직종이다. 의사들은 종종 삶과 죽음을 가르는 선택을 해야만 한다. 그리고 장시간 일한다. 그 외에 책임보험료 인상, 보험 청구에 필요한 불필요한 요식, 공보험과 규정 개정, 간접비 인상 등은 의사들을 의료 행위와 관련 없는 문제로 내몰고 있다. 의사직을 그만둔 의사들은 여전히 의술과 환자들을 돌보는 일을 사랑하지만, 그 나머지는 참아낼 수 없어 한다.

서양의학의
진짜 문제점

내가 앞에서 장황하게 이야기를 했음에도 잘 참고 여기까지 와준 것에 감사한다. 이는 한번 짚어볼 필요가 있는 이야기였다. 이제 기분이 한결 나아졌다.

물론 서양의학에도 심각한 문제점들이 있다. 의료는 사업이며, 수백만 명의 생계 수단이다. 서양 의사들은 사보험 혹은 공보험으로부터 진료 대가를 지불 받는다. 문제는 의사들은 질병을 진단하고 치료하는 것에 대해서는 대가를 받지만 질병을 예방하는 행위에 대해서는 일반적으로 대가를 받지 못한다는 것이다. 사람들이 더욱 건강한 삶을 살 수 있도록 자문해주는 양심적인 일에 의사들이 냉소적이라고 비판하는 것이 아니다. 하지만 서양의학의 경제구조는 의사들이 예방의학에 상당한 양의 시간을 투자하지 못하도록 만들고 있다.

의사들은 질병이나 부상을 치료하는 대가로 돈을 받기 때문에 그들의 주요 관심사는 치료가 될 수밖에 없다. 분명 의사들이 하는 일은 대부분 예방과도 관련이 있다. 흔한 예는 심장질환이 악화되는 것을 줄이고자 약을 써서 높은 콜레스테롤 수치를 떨어뜨리는 일이다. 그러나 그 역시 '고지혈증'이라는 진단에 기초하며, 의사로서는 빠르고 쉬운 치료를 선택할 수밖에 없다. 즉 단지 처방전을 써준다.

이상적으로 말하면, 의사는 환자와 많은 시간을 함께하며 "콜레스테롤 수치가 오르는 것을 피할 방법"을 상담해주어야 한다. 심지어 문제가 발생한 뒤에도 콜레스테롤 수치를 낮추기 위한 식사, 운동, 생활습관, 천연물 요법에 대해서 강도 높은 교육을 해야 한다.

그러나 안타깝게도 어떤 보험회사도 의사들이 하루 종일 2명에서 4명 정도의 환자들만 진료가 가능할 정도로 시간이 오래 걸리는 진료에 대가를 지불하려고 하지 않는다. 왜냐하면 시간이 돈이기 때문이다. 사실 의사들을 고용하는 많은 민영 의료회사는 각 의사마다 환자에게 사용하는 평균시간을 주의 깊게 감시한다. 만약 의사가 너무 굼뜨거나 하루에 충분한 수의 환자를 진료하지 않는다면 그는 진료 속도를 높이거나 다른 진료 업무로 옮기라는 권유를 받게 될 것이다. 예방적인 측면과 완전한 개인으로서 환자를 진료하는 측면에서 볼 때 서양의학은 어떤 면에서는 동양의학에 비해 한참이나 뒤처져 있다.

그러나 과학에 기초하고 있으며 풍요로운 환경에서 성장한 서양의학은 역사적으로 가장 위대한 건강의료의 발전을 가져왔다. 항생제와 백신은 단지 몇십 년 전까지만 해도 전 세계 사람들에게 공포와 고통을 안겼던 치명적인 질병으로부터 수백만 명의 사람들을 구해냈다. 발전한 의료 기술과 수술 기술은 최근까지만 해도 공상과학 소설에서나 나왔을 법할 처치로 많은 사람들의 생명을 연장하고 구해내고 있다.

그렇지만 의사도 인간이다. 때때로 그들은 환자에게 해를 입히거나 심지어 죽음에 이르게 하는 실수를 하기도 한다. 우리 어느 누구도 완벽할 수 없다. 그러나 현대사회에서는 의사들에게 매우 높은 기준을 요구한다. 내가 유타주에서 열린 대규모 세미나에서 만난 남성과 같은 사람들, 혹은 의사의 실수로 사랑하는 이를 잃은 사람들이 서양의학을 불신하는 것도 이해할 수 있다.

그렇다면 서양의학은 어디로 가고 있는가?

동양의학을
100% 신뢰할 수 없는 이유

몇 년 전 젊은 여성이 잠을 잘 못 잔다며 우리 병원에 도움을 청하는 전화를 해왔다. 그녀의 불면증에는 매우 가슴 아픈 사연이 있었다. 그녀의 서른 살 된 남편이 최근 아침 조깅을 하고 돌아와서는 그녀와 어린 아이들 앞에서 쓰러져 그대로 사망한 것이다.

나는 그가 우리 병원의 환자였다는 사실을 듣고는 기절초풍했다. 진료 기록에 의하면 그의 심장에는 아무런 이상이 없었다. 경증의 고혈압과 약간의 과체중만이 유일한 위험인자였다. 조심스레 그의 아내에게 몇 가지 질문을 해보니 그가 최근 체중을 감량하기 위해서 약초로 만든 제품을 먹었다고 이야기했다. 그 제품에는 비정상적인 심박동을 유발할 수 있는, 이페드러(ephedra)라고 알려진 마황이 들어 있었다. 부검 결과 그 젊은 남성은 심장마비로 사망한 것이 아니라 비정상적인 심박동으로 사망한 것이었다. 그리고 그의 혈액에서는 상당량의 마황이 검출되었다.

그의 아내는 건강기능식품 제조업자를 고소할 수 있었다. 그러나 그녀에게 어떤 판결이 내려지든 남편을 잃은 슬픔을 보상할 수는 없을 것이다.

작년에, 20대 남성이 갑작스런 실어증으로 병원을 찾은 적이 있었다. 그 남성 역시 6개월 전부터 약초로 만든 체중 감량 제품을 먹기 시작했다는 비슷한 사연을 갖고 있었다.

CT 사진을 찍어보니 그의 두개골 내부에는 출혈의 흔적이 있었다. 역시 마황 때문이었을까? 이번엔 아니다. 그가 먹은 체중 감량 제품의 설명서에는 마황이 들어 있지 않음을 자랑스레 선전하는 문구가 적혀 있었다. 그러나 그 제품에는 광귤(bitter orange) 추출물이 한유되어 있었으며, 이는 마황만큼이나 위험한 것으로 의심되는 물질이었다. 이 환자가 이전에 건강에 문제가 있었던 것은 사실이다. 그렇기 때문에 그는 더욱더 이 제품을 먹지 말았어야 했다.

광귤, 혹은 그와 비슷한 종류의 약초 제품(허브)은 오늘날 건강식품 판매처에서 구입할 수 있지만 그렇다고 해서 그것이 안전하다는 의미는 아니다. 어떤 이들은 오늘날 우리가 미국에서 약초를 사용하는 방식이 전통 약초요법과는 다르다고 주장한다. 나 역시 이에 동의한다. 하지만 전통 약초학자를 통해서 구한 독성물질을 먹고 사람이 사망하는 일도 있다.[157, 158, 159]

최근까지도 최신 기술을 이용한 면밀한 분석이 이루어지지 않았다는 사실도 전통 약제들의 불안전성을 가중시킨다. 지금까지 이루어진 연구는 전반적으로 불완전하다. 우리가 아는 것은 수천 년 동안 사람들이 독성 약초에 노출되어 사망했지만, 그 약초요법을 시행한 이들은 그 이유를 알지 못했다는 것이다. 나는 극동 지역에서 전통 약초요법을 시행하는 의원을 방문한 적이 있다. 그곳에는 박쥐 날개나 거북이 뼈가 진열되어 있었는데 그것들의 생화학적 유효 성분이 무엇인지 물어보니 그들은 하나같이 제시하지 못했다.

나는 동양의학을 폄하하고자 하는 것이 아니다. 서양의학과 마찬가지로 전통 동양의학에도 역시 고유한 문제가 있음을 말하고자 하는 것이다.

기술적인 결함 외에도 전통 동양의학은 그것을 시행하는 과정에서 종교적인 믿음에 상당히 영향을 받는다. 많은 고대 문명권에서는 질병과 치료를 그들의 종교적인 관점에서 바라보았다. 하지만 종교적인 전통이 긍정적인 의학적 결과를 보장하지는 않는다. 오늘날 수많은 성공적인 치료법들은 수세기 동안 시행착오를 거쳐 발전해온 것이다. 동양의학은 동양의 종교에 영향을 받는다. 음양의 원리, 기와 혈, 요가, 명상, 침술 등 이 모든 것이 종교와 연관이 있다. 이러한 치료법들 중에서 많은 것들은 건강에 미치는 효과가 있는지 알아보기 위해 과학적으로 연구되어왔는데, 그 결과 위약 효과보다 더 큰 효과는 없는 것으로 밝혀지기도 했다.[160] 긍정적인 결과를 주장하는 논문들이 있지만, 종종 이중맹검법을 거치지 않았거나 대조군 설정이 적절하지 않았다.

약초요법을 비롯해 동양의학의 일부 치료법이 수백 년 동안 수많은 사람들에게 도움이 된 것은 사실이다. 그렇지만 이 사실이 "건강해지려면 동양의학에 의존해야 한다"는 것을 뜻하지는 않는다. 잘 알려진 심신의학자들 가운데 몇몇은 특정 종교의 수행법을 따라야만 건강해질 수 있다는 식으로 책을 쓴다. 어리석은 일이다.

나는 동양에서 살면서 동양 종교를 믿는 수천 명의 건강을 살펴왔다. 그들 역시 서양 사람들만큼 질병에 걸리고 그로 인해 사망한다. 세계의 당뇨병 환자 5명 중 거의 1명은 인도에 살고 있다(2030년이 되면 4명 중 1명꼴이 될 것으로 추정된다[161]). 세계보건기구는 향후 10년 동안 인도에서 6000만 명이 넘는 사람들이 만성질환으로 사망할 것이라고 추정하고 있다.[162] 중국 내 소아보건 연구자들은 지난 10년 동안 중국에서 소아비만이 증가한 것에 대해 "충격적인 증가율"이라고 평했다.[163] 만성질환 증가라는 심각한 위기는 서양에서만 나타나는 현상이 아닌 것이다. 그것은 전 세계적인 문제다.

어떤 서양인들은 동양의 권위 있는 종교적 수행을 "이익을 얻고자 하는 우스꽝스러운 수행"이라며 깎아내린다. 다시 한 번 말하지만 나는 어떤 동양의 종교도 깔보지 않는다. 그와 정반대다. 내가 명백히 하고 싶은 것은 몇몇 '자칭 전문가'들이 극단적인 편견에 사로잡혀 있으며 사람들을 호도하고 있다는 것이다.

내 주변에는 동양 종교를 믿는 친구와 고객이 많으며, 나는 그들의 신앙을 존중한다. 사실 8장에서 설명할 이유들 때문에 나는 모든 사람들이 신실한 신앙을 갖기를 바란다. 내가 말하고자 하는 요점은 단순히 어떤 건강상의 이점을 좇아 불교에서 유대교, 기독교에서 힌두교 등으로 개종하지는 말라는 것이다. 당신의 종교적인 결정은 신념이나 믿음을 바탕으로 해야지, 건강상의 이유로 이뤄지는 것은 옳지 않다.

주의 깊게 읽었다면 당신은 이제 나보다 한 걸음 앞에 있을 것 같다. 그리고 이렇게 물을 것 같다.

"동양의학과 서양의학 모두 강점과 약점을 가지고 있다. 그 두 세계의 장점만을 결합한 방법은 없을까?"

5000년 동안 중국에서 쓰였으니 안전하다고?

'천연'은 '좋은, 안전한, 순수한'이라는 뜻으로 받아들여지는 또 다른 광고성 유행어다. '천연'이라는 단어로 수식되는 몇 가지 예를 들어보기를 원하는가? 독버섯, 독딸기(독성 있는 옻나무에 열리는 흰 딸기), 코카인, 헤로인, 사독(蛇毒), 그리고 마황이 그것이다.

건강식품 판매점에서는 안전하지 않은 천연 약재들을 많이 판다. 마황은 우리 환자가 죽은 이후에도 약 8년간 더 판매되다가 결국 미국에서 판매 금지되었다. 건강상의 위험이 잘 알려져 있었는데도 판매가 금지되기 직전 마황 시장의 규모는 수십억 달러에 달했다.

또 다른 흔한 광고 문구는 "여러 세기 혹은 수백 년 동안 사용되었으니 안전한 것이다"이다. 마황은 중국에서 5000년 동안 사용되어왔다. 그러나 그것은 안전하지 않다. 많은 전통 약초들에는 간에 해로운 중금속(인도의 전통의학 아유르베다 요법에서 많이 사용됨)이 함유되어 있다. 문명이 시작될 때부터 사람들이 그것을 사용했다고 해서 그것들이 안전하다는 의미는 아니다. 그들 중 대부분은 오늘날의 사람들에 비해 수명이 더 짧았고, 질병에 더 시달리는 삶을 살았다.

동양의학은 서양의학과는 달리 이중맹검법(double-blind, 연구자나 피험자 모두 누가 치료를 받고 있는지 모르는 상태에서 실시하는 실험)이나 무작위로 표본을 선택하는 식의 엄격한 연구를 하지 않는다. 과학적으로 검증되지 않았다면 효과가 있어 보이는 그 어떤 것이라도 그것이 단지 위약 효과 때문인지 아니면 우연한 결과인지 말하는 것조차 불가능하다.

예방의학이
최선의 선택!

짜잔~! 당신의 질문에 대한 답이 여기에 있다.

아동문학 《정글북》으로 유명한 영국의 소설가 겸 시인인 러디어드 키플링 (Rudyard Kipling)은 〈동과 서의 노래〉라는 시에서 다음과 같이 썼다.

"오! 東은 東, 西는 西, 둘은 결코 만나지 않으리라."

과연 그럴까? 우리 연구소에서 시행하고 있는 예방의학은 동양의학과 서양의학에서 장점만을 취해 통합한 것이다. 우리는 두 의학의 간극을 메우려 노력했고 상당한 진전을 이루었다. 특히 과학적으로 효과가 입증된 허브형 건강기능식품을 비롯해 동양의학의 예방적 처치법 가운데 가장 뛰어난 방법들을 사용한다. 꼭 필요한 경우에만 서양의학적 진단, 투약, 치료, 처치의 엄밀한 과학적인 기준을 적용한다. 이것은 '대체의학'이 아니다. 이것은 동서양의학의 장점만을 통합한 것으로, 논리적이고 과학적 연구들이 뒷받침하고 있다.

예를 들어 설명하겠다. 고객이 건강검진을 받으러 우리 연구소로 오면 이러한 절차를 거친다. 가장 먼저 고객의 식습관과 생활습관을 조사하고 기초대사량을 측정한다. 그 정보를 기초로 균형 잡힌 영양에 대한 교육과 칼로리 섭취에 대한 자문을 실시한다. 이들은 모두 뉴트리지노믹스(영양유전체학)를 비롯한 최선의 연구 결과에 기초한 것이다. 고객의 운동 습관과 과거력을 평가하고 건강검진을 한 후에 고객의 일상에 맞는 맞춤형 운동 및 생활습관 프로그램을 제공한다.

우리 연구소에서 시행하는 최첨단 건강검진에는 항산화 수치를 측정할 수 있는 특수 혈액검사와 오메가-3를 비롯한 지방산 검사, 그리고 hs-CRP(고감도 C-반응성 단백) 검사가 포함된다. 준최대심부하검사(sub-maximal cardiac stress test)를 실시하고, 경동맥 내 중막 두께(CIMT, carotid intima media thickness)를 측정하는 검사를 통해서 죽상동맥경화증의 진행 상태를 체크한다. 골다공증 검사를 해서 뼈가 얇아질 위험인자가 있거나 이미 뼈가 얇아진 것으로 의심되는 고객들에게는 정확한 진단을 위해 골밀도검사인 DeXA 스캔을 한다. 그리고 위험인자 내력을 확보하며 유전자 검사와 기타 다른 조사도 행한다. 이 모든 것은 만성질환과 염증을 유발할 만한 어떤 성향이나 위험성이 있는지를 알아보고 최상의 생활습관을 정확하고 상세하게 추천해주기 위해 필요한 검사들이다. 마지막으로 위험요인과 만성염증을 줄이는 것에 초점을 맞춘 개별 상담을 진행함으로써 주치의로서 고객이 최적 건강을 이루도록 최선을 다해 지원한다.

가장 이상적인 예방의학은 임신 이전부터 시작하는 것이다. 아기의 미래 건강은 임신 중 엄마의 만성염증 상태와 건강에 좌우된다.[164, 165] 그런데 현대인들의 산업화된 식단은 모유 성분에도 영향을 끼쳐왔다. 특히 옥수수기름과 같은 저질 기름이나 붉은 살코기에 함유된 염증을 일으키는 오메가-6지방산을 많이 섭취하면 모유에서도 그 성분의 함유량이 증가하기에 그 모유를 먹는 아이에게서도 만성염증이 증가한다. 오늘날 미국의 아기들이 먹는 모유에는 1950년대보다 오메가-6지방산이 2배나 많이 함유되어 있다.[166, 167] 다른 선진국이나 산업화된 국가에서도 그럴 것이다. 애석하게도 현대의 분유 업체들은 오메가-6지방산을 넣음으로써 칼로리를 2배로 높인 분유를 만들고 있다.[168] 바라건대, 분유에서 오메가-6지방산 함량을 낮추는 것이 안전한 길임을 입증하는 연구 결과가 곧 나오면 좋겠다.

우리는 예방의학으로의 새로운 여행을 시작했다. 진정한 예방의학을 통해 최적 건강에 이르는 것이 가장 과학적이고 좋은 방법이라는 것을 명확하게 하려면 아직도 해야 할 일들이 너무도 많다. 가장 신나는 것은 우리가 많은 진전을 이루었고, 지금 가고 있는 방향에 대한 확신이 있고, 미래에 대한 큰 희망이 있다는 것이다.

나는 지난 22년 동안 예방의학에서 일정 부분 역할을 해온 점을 매우 영광스럽게 생각한다. 수천 명의 사람들이 대사증후군에서 벗어나고, 비만을 물리치고, 또한 만성질환의 위험성을 줄이는 데 도움을 주었다. 그저 이론만 제공한 것이 아니다. 사람들이 최적 건강을 향해 나아가거나 최적 건강을 달성한 수많은 사례들을 잘 정리해두었다. 만성질환의 발병을 늦추거나 예방할 수 있는 우리의 능력을 감안하면, 미래는 매우 밝다.

인트로덕션(Introduction)에서 이야기한 만성질환의 추세는 생활방식의 변화로 점점 확산되고 있다. 그러나 그것은 건강한 생활습관으로 바꿈으로써 되돌릴 수 있다. 최적 건강을 달성하는 전략의 핵심은 염증을 줄이는 것이다. 당신은 앞으로 나올 장들에서 만성염증을 줄이는 방법에 대해 더 많은 내용을 읽게 될 것이다.

많은 저자들과 강사들이 "더욱 건강해지는 유일한 방법"이라며 수많은 사람들을 현혹해온 비과학적인 정보들을 머릿속에서 지워야 한다. 과학적으로 입증되지 않은 건강 지식들의 굴레에서 벗어나 최적 건강관리 혁명의 강한 일원이 되어라.

다음 단계는 최적 건강에 도달하기 위해서 지켜야 할 기본 원칙과 최적 건강의 궁극적인 목표를 이해하는 것이다.

제 5 장

최적 건강을 떠받치는 기본 원칙, 8개의 기둥

나는 전 세계에서 온 수천 명의 사람들을
최적 건강으로 이끈 수십 년의 경험을
몇 가지 간단한 원칙들로 응축했다.
그것이 바로 '최적 건강을 떠받치는 8개의 기둥'이다.

최적 건강을 성취하기 위한
현실적인 계획

우리의 혁명이 성공하려면 올바른 기본 원칙을 세워야 한다. 최적 건강관리 혁명의 기본 원칙은 8개의 기둥으로 구성된다.

이 기본 원칙들을 이해하는 것은 대단히 중요하다. 오늘날에는 그릇된 건강 정보가 난무하고, 전문가인 척하는 사람들의 의견에 솔깃해하는 경향이 있기 때문이다.

우리가 과학이 경이롭게 발전하고 있는 시대를 살아간다고 하지만 사람들이 제공하는 건강 정보는 미신이나 민간요법 수준일 때가 많다. 사실 민간요법은 약간 더 값어치가 있을 수 있다. 왜냐하면 어떤 민간요법은 수세기에 걸쳐 경험이 축적된 것은 물론 과학적으로도 효과가 증명되었기 때문이다.

누구나 의견을 가질 수 있다. 사촌이 10년 더 살게 해줄 비법이라며 자신의 경험을 얘기할 수도 있고, 대중매체는 새로운 의학적 발견에 대해 근거 없는 공포심을 불러일으키면서도 한편으론 특효가 있다는 식으로 정반대로 해석되게끔 애매하게 정보를 쏟아내기도 한다. 한 예로, 지방을 "우리 몸에 해를 끼치는 영양 성분"이라고 했다가 어느 순간엔 "우리 몸에 꼭 필요한 영양 성분"으로 발표한다. 작년에는 탄수화물을 모든 병의 근원으로 몰았다가, 올해는 그다지 몸에 해로운 것이 아니라고 한다. "저지방식을 해라", "아니다, 고지방식을 하라", "저단백질 식단이 좋다", "아니다, 고단백질 식단이 좋다", "굶어라", "아니다, 원하는 대로 다 먹어라"… 이런 건강 관련 정보를 접할 때마다 나는 스파게티 같은 도시에서 길을 잃었던 일을 떠올린다. 최적 건강으로 가는 길을 알려준다는 지도를 판매하는 수조 원대 규모의 산업이 있지만 그로 인해 사람들은 길을 잃고, 혼란스러워하고, 좌절할 뿐이다. 잘해봤자 아무 데도 못 가고 다시 제자리로 되돌아오는 정도다. 최악의 경우엔 그 가짜 지도가 당신을 무시무시한 낭떠러지로 이끌 수도 있다.

내가 근무하는 연구소에서는 이보다 더 나은 시스템을 개발해 수천 명의 사람들을 최적 건강으로 이끌었다. 연구소에서 환자들에게 준 것은 지도가 아니라 최상의 인생을 성취할 수 있는 '계획'이었다. 당신이 최적의 건강을 얻고 싶다면 계획이 필요하다. 그러려면 먼저 최적 건강의 정의를 되짚어야 할 것이다. 그래야 비로소 당신이 무엇을 하려고 하는지 정확히 이해할 수 있을 테니까 말이다.

최적 건강이란 유전적 요인, 개인 병력, 주어진 환경에서 도달할 수 있는 최상의 건강 상태를 말한다. 최적 건강을 이루기 위한 기초는 엄마의 뱃속에 있을 때부터 다져져야 한다. 태아 시기의 건강 상태가 유아기뿐만 아니라 성인기의 건강에도 영향을 미친다는 여러 연구 결과가 있다. 그러나 설령 기초가 튼튼하게 잡혀 있지 않더라도 더 나은 건강 상태를 위한 의미 있는 변화를 하기에는 너무 늦었다고 절망할 필요는 없다. 과거를 바꿀 수는 없지만 과거에 입은 물리적 손상을 되돌릴 수는 있기 때문이다. 유전자 자체를 (아직까지는) 바꿀 수는 없지만, 발현되는 유전자의 형질은 확실히 변경할 수 있다. 도시 전체나 나라 전체의 환경을 변화시킬 힘은 없을지 모르지만 집이나 사무실의 환경은 개선할 수 있듯이 말이다.

당신이 물려받은 유전자는 건강에 중요한 요소이지만 당신의 운명을 절대적으로 결정하지는 않는다. **제노타입(genotype)과 페노타입(phenotype)**이라는 키워드를 알아야 한다. 제노타입은 부모에게 물려받은 유전적인 기질, 즉 유전형질이다. 이에 반해 페노타입은 각자의 환경요인과 삶의 영향을 받아 유전자가 발현되는 것이다. 당신의 할머니가 100세까지 살았다 해도 당신은 그녀가 살았던 세상과는 다른 세상을 살아가고 할머니와는 다른 생활방식을 추구해 그렇게 오래 살지 못할 수도 있다. 반대로 당신 가족 중 몇몇이 어떤 만성질환으로 쓰러졌다고 해서 당신이 꼭 그 병을 앓게 되는 것도 아니다. 가족력이 암시하는 높은 위험요인을 상쇄하는 다른 요인이 있을 수 있기 때문이다.

나는 전 세계 수천 명을 최적 건강으로 이끈 수십 년의 임상경험을 8가지의 간결한 원칙으로 농축시켰다. 여기에는 마법의 탄환, 즉 특효약도 약속의 땅으로 가는 지름길도 없다. 오직 최적 건강을 성취하기 위한 현실적인 계획을 제공할 뿐이다.

만성질환의 위험요인 줄이기

위험요인이란 질병으로 발전할 가능성을 높이는 생활습관, 생물학적 기질 또는 특성을 말한다. 예를 들어 흡연은 폐암의 위험요인이다. 8장에서 11장까지 심장병, 암, 비만, 당뇨병의 위험요인을 다룰 것이다.

만성질환의 위험요인은 아주 많다. 그런데 삶의 한두 가지 면만 개선하면 건강상의 문제를 해결할 수 있는 것으로 알고 있는 이들이 많다. 예를 들면 사람들은 건강의 핵심 요소가 올바른 식습관과 규칙적인 운동이라고 알고 있다. 식사와 운동은 최적 건강의 결정적인 요소인 것은 맞다. 하지만 만성질환의 위험요인 중 일부일 뿐이다. 그렇기에 우리는 모든 위험요인을 알고 대처할 필요가 있다.

피츠버그대학에는 체중 감량에 성공하고 5년 이상 그 체중을 유지해온 수천 명의 데이터베이스가 있다. 이는 체중을 감량한 후에도 그 체중을 유지하는 사람들이 드물다는 통설을 완전히 뒤집는 것이다. 미 농무부 전 차관 E. T. 케네디에 따르면, 이들의 90%가 섭취 열량을 제한하고 운동을 병행함으로써 감량한 체중을 유지할 수 있었다.[169] 하지만 식사요법만으로 체중을 유지할 수 있었던 사람은 9%, 운동만으로 체중을 유지할 수 있었던 사람은 1%밖에 되지 않았다.

1970년대 후반에 책과 기사로 북미 전체에 센세이션을 일으킨 마라토너 짐 픽스(Jim Fixx)*는 예상치 못한 급작스런 심장마비로 52세에 생을 마감했다. 픽스는 건강을 위해 부지런히 운동하는 일반인들이 1년에 걸쳐 할 유산소 운동량을 한 달 만에 해치우는 사람이었지만, 다른 심장병 위험요인을 안고 있었다. 바로 가족력이었다. 그의 아버지는 40대에 심장병으로 사망했다. 또한 35세에 마라톤을 시작하기 전까지 픽스는 엄청난 애연가였다. 픽스는 생활습관을 바꾸면서 수명을 상당히 연장했을 가능성이 있었지만 그는 다른 위험요인들과도 싸워야 했고, 안타깝게도 젊은 나이에 생을 마감해야 했다.

＊ **짐 픽스(James F. Fixx)** : 뉴욕 시민이고 오벌린대학을 졸업했다. 1984년에 사망했다. 아이러니하게도 그의 동맥에는 너무나 많은 콜레스테롤이 끼어 있었다. 그는 조깅과 달리기의 기쁨과 장점을 알리면서 수천 명이 조깅과 달리기를 즐길 수 있는 유산을 남겼다. 그가 쓴 《달리기 완전정복(The Complete Book of Running)》은 마라톤 관련 서적 중에서 최고의 베스트셀러가 되었다. 짐이 1960년대 처음 달리기를 시작했을 때 그의 몸무게는 무려 100kg이었는데 책이 출판될 무렵 그의 몸무게는 72kg으로 줄었고 기량이 뛰어난 달리기 선수가 되었다.

제2기둥

운동

소파에 누워 있는 것만 좋아하는 사람들에게 운동이란 단어는 두려움과 혐오감의 대상일 테지만, 운동은 만성질환을 물리치는 데 꼭 필요한 활동이다.

현실에서 운동은 목적에 따라 정의가 달라진다. 짐 픽스와 같은 운동 전문가들은 운동을 자기들이 좋아하는 종목이나 활동 또는 자신이 속한 학파의 관점에서 정의한다. 장사꾼들과 반짝유행 흥행업자들은 그들이 파는 상품의 관점에서만 운동을 정의한다. 예를 들어, 다이어트 비디오나 운동기구를 활용하면 값비싼 헬스클럽에 다니는 효과를 볼 수 있다고 강조한다. 그러면 사람들은 그 비디오와 운동기구만 있으면 복근을 단련해서 뱃살을 빼고 허벅지 근육 운동으로 허벅지 살을 뺄 수 있다는 환상을 갖는다.

운동에도 유행이 있다. 스텝 유산소 운동, 저충격 유산소 운동, 댄스 유산소 운동, 킥복싱, 공 운동… 그다음엔 무엇인가? 스카이콩콩 파티? 나는 이러한 풍조가 마음에 들지 않는다. 왜냐하면 매번 새로운 유행을 좇는 데 들어가는 비용과 그것을 익히는 데 걸리는 시간을 계산하다가 결국 아무것도 시작하지 못하는 사람들을 왕왕 보기 때문이다.

몸을 움직이는 것을 좋아하지 않는 사람들은 대부분 "운동할 시간이 없다"고 말한다. 이것은 '자칭 전문가'들이 운동을 '체계적이고 돈이 드는 활동'으로 한정 지어 정의를 내렸기 때문이기도 하다.

 반짝유행 건강정보 바로잡기

요가 운동?

요가는 고대의 종교적 행위인 동시에 오늘날에도 유행하는 운동의 한 종류다. 전통적으로 요가는 명상을 돕는 다양한 자세를 취하는 것으로, 힌두교를 비롯한 동양 종교에서 흔히 행해진다. 그러나 미국 등 여러 서양문화권에서는 단지 헬스클럽에서 돈을 추가로 내고 할 수 있는 운동의 한 형태로 받아들이는 듯하다.

힌두교를 믿는 내 친구들은 요가를 종교적 유산에서 분리하려는 시도는 어처구니없는 일이라고 생각한다. 그들이 보기에 이것은 염주 에어로빅과 비슷하다(이렇게 표현해서 유감이지만 이제는 헬스클럽에서 사람들이 운동을 하며 "아베마리아, 은혜 충만하소서. 제가 달리는 동안 축복을 내리소서"라고 찬송가를 부를 날도 머지않은 것 같다). 종교적 수행과 운동이 뒤죽박죽 섞인 것은 뭔가 모욕적이고 잘못된 일처럼 보이지 않는가? 앞에서도 말했듯이 지구상에 존재하는 주요 종교들을 존중하는 입장에 있는 나는 종교의 권위 있는 수행법을 호텔 스파, 헬스클럽, 체육관 등에서 돈을 벌기 위해 수준 낮은 형태로 변질시키는 것에 동의할 수 없다.

더구나 요가 수업에 의존하는 대다수 사람들은 심혈관을 적절한 수준으로 단련시키지 못한다. 헬스클럽의 요가 수업이 주로 서거나 앉거나 눕거나 스트레칭 자세로 이루어져 있다는 것, 그중 3가지는 침대나 소파에 늘어져 있기를 좋아하는 사람들, 즉 카우치포테이토의 주된 활동이라는 점을 생각해본다면 그 이유를 쉽게 이해할 수 있다.

요가는 유연성을 늘리고 체력을 기르는 데 유리할 수 있으나, 심혈관에는 그다지 이롭지 않다. 즉 심장발작이나 뇌졸중 등의 위험을 크게 줄이지 못한다.

그런데 기쁜 소식이 있다! **운동을 위해 많은 시간을 짜낼 필요가 없다**는 것이다. '일상에서 하는 운동'만으로도 만성질환의 위험성을 줄일 수 있다는 증거가 있다.[170] 다음은 일상에서 실천할 수 있는 운동의 몇 가지 예다.

● 엘리베이터나 에스컬레이터 대신 계단을 이용하자. 15층에 올라갈 때 12층까지는 엘리베이터를 이용하고, 12층부터 15층까지는 계단으로 올라가자.
● 차를 주차할 때 되도록 건물 출입구에서 멀리 떨어진 바깥쪽 구석 자리에 주차하고 출입구까지 걸어가자(이렇게 하면 차 문에 흠집이 나는 일도 방지할 수 있다).
● 전철이나 버스로 출근한다면 한두 정거장 앞에서 내려 걸어가자.
● 남편이나 아내와 함께 산책하거나 아이들과 밖에서 뛰어놀자.
● 무용이나 스포츠댄스를 배워라(언택트 시대에는 감염의 위험성이 크므로 집에서 동영상을 따라 하면서 배울 수 있는 방법을 추천한다.—옮긴이).
● 바퀴 달린 가방을 끌고 다니는 대신 어깨에 메는 가방을 이용하자.

위와 같은 활동은 심혈관계 건강에 유익하고 칼로리를 소모시켜 체중을 줄이거나 유지하는 데 도움을 준다. 물론 헬스클럽에서든 집에서든 체계적이고 규칙적으로 운동하는 것이 가장 바람직하지만, 그것이 불가능하다면 일상에서 실천할 수 있는 운동을 더 해보라. 이는 시간과 비용을 거의 들이지 않으면서도 만성질환의 위험을 현저히 낮출 수 있는 방법이다.

심혈관 건강에 좋은 운동이 당뇨병,[171] 대장암,[172] 치매,[173] 심장병(걸을 때조차 힘든),[174] 뇌졸중,[175, 176] 골다공증[177] 등의 질병과 건강 악화로 이어질 수 있는 위험을 줄인다는 사실은 과학적 연구 결과를 통해 입증되었다. 심혈관 건강에 좋은 운동은 또한 노인들의 사망률을 낮추고,[178] 심지어 노화를 (어떤 연구자에 따르면 12년이나)

지연시키는 것으로 밝혀졌다.[179]

운동이 건강에 가장 크게 기여하는 것 중 하나는 염증을 줄이는 것이다. 여가 시간에 즐기는 신체활동은 만성염증을 감소시킨다.[180] 노인들은 단 6분 동안 빨리 걷기를 하는 것만으로도 염증이 감소하는 것으로 나타났다.[181] 운동과 함께 항산화제를 비롯한 건강기능식품을 복용한다면 더 큰 항염 효과를 거둘 수 있다.[182]

요컨대 운동이 최적 건강에 도달하는 데 엄청난 도움을 준다는 사실은 과학적으로 입증되어있다. 근력운동이나 팔굽혀펴기와 같은 근저항성 운동(무산소 운동)과 걷기·달리기·수영·자전거 타기 등 심장박동수를 올리는 심혈관 운동(유산소 운동)이 모두 유효하다.

관심이 있다면 다음의 인터넷 사이트를 참조하라.

- www.health.gov/PAguidelines : 미국 정부에서 제시하는 운동 지침
- www.who.int/dietphysicalactivity/factsheet_recommendations /en : 세계보건기구에서 제시하는 운동 지침

제3기둥

양질의 다량영양소

다량영양소란 식사를 통해 섭취하며 대부분 신체를 구성하는 영양소를 말한다. 즉 탄수화물, 지방, 단백질이다. 양질의 다량영양소를 섭취하려면 이들 영양소의 종류를 올바로 알고, 알맞은 비율로 섭취해야 한다.

그런데 반짝유행을 선도해온 다이어트 책 저자들은 탄수화물, 지방, 단백질이 풍부한 각각의 식품을 번갈아가며 나쁜 음식으로 취급해왔다. 만약 그들의 충고를 전적으로 따른다면 물과 톱밥만 먹고 살아야 할 것이다. 균형 있고 건강한 급원으로 다량영양소를 섭취한다면 다량영양소 3가지 중 어느 것도 원래부터 건강에 나쁜 것이 아니라는 점이다.

단백질과 탄수화물의 급원에는 좋은 것과 나쁜 것이 있다. 지방도 좋은 지방과 나쁜 지방이 있다. 그 차이는 나중에 다루겠다. 여기서는 단지 최적 건강을 성취하려면 양질의 원료에서 얻은 적당한 양의 다량영양소를 섭취할 필요가 있다고만 알아두자. 미 국립과학원 산하 의학연구소(Institute of Medicine)에서는 성인 기준으로 하루 식사에서 다량영양소를 다음과 같은 비율로 섭취할 것을 권장한다.

- 탄수화물 : 45~65%
- 지방 : 20~35%
- 단백질 : 10~35%

식이섬유도 매일 충분히 섭취해야 한다. 섭취 비율은 그때그때마다 반짝유행하는 다이어트 방법마다 권고 수준이 들쭉날쭉하다. 그 이유는 이들 다이어트 방법

 반짝유행 건강정보 바로잡기

잘 먹는다는 것은 복잡하고 어려운 일이 아니다

반짝유행하는 다이어트 방법들 대다수는 따라 하기가 너무 복잡하다. 그것을 따르려면 영양사 겸 요리사를 고용해 식단을 짜고 조리하게 하고, 경호원을 고용해 아무거나 먹지 못하도록 감시해야 할 것 같다.

하지만 최적 건강 식사는 복잡하지도 않고 당신이나 사랑하는 가족들을 괴롭히지도 않는다. 예를 들어, 아시아 국가들의 전통 식단을 생각해보자. 탄수화물이 풍부한 쌀을 주식으로 갖가지 채소 반찬과 과일을 먹는다. 특히 한국, 중국, 일본을 비롯한 동아시아 국가에서는 산업화와 더불어 식품을 가공해서 먹기 시작한 **30~50**년 전까지만 해도 비만이나 만성질환이 사회적으로 문제가 된 적이 없었다. 탄수화물, 단백질, 지방이 무엇인지도 몰랐을 시절에도 말이다. 지방을 폭식하라거나 탄수화물을 멀리하라고 꼬드기는 이들도 없었다. 그런데 왜 지금은 올바른 식사를 하는 것이 양자물리학만큼이나 복잡하고 어렵게 느껴지는 걸까? 전혀 이해가 가질 않는다.

이 낡고 조악한 과학적 사실 혹은 저자 임의로 연구해 추측한 내용에 기반하고 있기 때문이다.

이 책을 읽다 보면 최적 건강을 위한 식사법을 알게 될 것이다. 그 지침은 전혀 엄격하지 않다. 한 가지 기준만 고집하지도 않는다. 왜냐하면 입맛과 요리법은 문화에 따라 다양하고 경제력, 현지 생산 여부, 조리 시간, 교육 수준, 개개인의 신념에 따라 다르기 때문이다.

최적의 건강 상태에 도달하기 위한 최선의 선택은 유기농 원료로 만든 음식을 섭취하는 것이다(이는 영양가도 더 많을 것이다[183]). 특히 방목해서 키운 유기농 축산물의 단백질이 좋다(음식에 '유기농'이란 단어를 사용할 수 있는 미국 정부의 기준은 부록 A-10에 있다). 상업적으로 키우고 가공한 식품에는 보통 건강에 해로운 여러 가지 화학물질이 들어 있다. 대량으로 생산된 소, 돼지, 닭고기에는 호르몬, 제초제, 살충제, 항생제가 잔존한다. 유기농이 아닌 유제품에도 비슷한 화학물질이 들어 있다. 유기농 방식으로 재배하지 않은 과일과 채소에도 제초제와 살충제가 들어 있다. 상업적인 식품 제조업자들은 분명 이 내용물들이 위험하다는 명확한 근거가 없다고 항변할 것이다. 하지만 화학물질이 염증을 증가시켜 만성질환으로 발전하는 데 기여한다는 것은 의심의 여지가 없다.[184]

이와 관련해 자주 받는 질문이 있다. "유기농으로 재배하지 않은 채소와 과일에 잔존하는 살충제의 위험성이 과일과 채소를 먹는 이점보다 더 큰가?" 하는 질문이다. 나의 답변은 "그건 아니다"이다. 다시 말해, 유기농으로 재배된 것이 아니어도 날마다 7~9분량(4~5컵) 이상의 채소와 과일을 계속 먹는 것이 좋다. 왜냐하면 혹시 잔존해 있을지 모르는 화학물질의 위험성보다 채소와 과일에 함유된 식물영양소가 우리 몸에 가져다줄 이득이 더 크기 때문이다. 앞에서 말했듯, 채소와 과일은

그 자체로서 항염증제다.[185]

그리고 가공 포장된 식품의 섭취를 되도록 줄여야 한다. 그런 식품들은 거의 언제나 값싼 저질 기름으로 만들어진다. 이러한 저질 기름은 염증을 잘 일으키며, 인체가 흔히 이물질로 인식하는 다량의 화학물질과 합성물질을 함유하고 있다.

다량영양소에 관한 더 자세한 정보는 부록 A-8에 소개되어 있으나, 한 가지 마지막으로 다뤄야 할 문제가 있다. 바로 '섭취량'이다. 나는 당신이 무엇을 먹을지를 결정할 때는 매우 다양한 선택의 기회를 갖기 바란다. 스트레스와 시간적 제약을 받는 현대인들이 엄격한 식단을 고수하기는 힘들기 때문이다. 하지만 당신이 궁핍함이나 지속적인 허기를 느끼지 않는 선에서 섭취량을 조절할 수 있기를 바란다(알맞은 양을 먹는 데 도움을 줄 지침은 10장과 12장, 부록 A-7에 소개되어 있다).

제4기둥

양질의 미량영양소

먹는 것의 대부분이 다량영양소와 관련 있다면, 미량영양소는 우리가 먹는 음식에서 소량이긴 하나 대단히 중요한 영양소다. 미량영양소에는 비타민, 미네랄뿐만 아니라 파이토뉴트리언트(phytonutrient, 파이토케미컬로도 불림), 즉 식물영양소(식물 내재 영양소)도 포함된다. 접두어 '파이토(phyto)'는 식물을 뜻하는 그리스어에서 유래한 것이다.

식물영양소는 비타민이나 미네랄로 정의되지는 않지만 식물에서 발견되는 유효한 영양소들, 예를 들면 라이코펜 같은 영양소를 일컫는다. 비타민이나 미네랄과 마찬가지로 식물영양소도 건강기능식품을 통해 섭취할 수 있다. 물론 되도록 음식을 통해 많은 미량영양소를 섭취하는 것이 가장 바람직하며 '건강한 식사'의 핵심 요소임은 두말할 필요가 없다.

하지만 식품보조제의 필요성을 지적하는 연구논문이 엄청나게 많은 것으로 보아 대부분의 사람들은 최적 건강을 실현하기 위해 건강기능식품을 섭취해야 하는 것이 맞다. 많은 의사들은 그렇지 않다고 말하겠지만.

당신의 주치의가 건강기능식품 섭취에 대해 얼마나 바로 알고 있고 호의적인지를 알 수 있는 한 가지 실험이 있다. 주치의가 다음과 같이 말한다고 하자. "음식만으로도 모든 필수비타민과 미네랄을 섭취할 수 있습니다." 그러면 이렇게 물어보라. "어제 몇 μg(마이크로그램)의 엽산(folic acid)을 섭취하셨습니까?" 만약 주치의가 단지 똑똑하게 보이기 위해 답변을 지어낸다면 비타민A의 국제단위에 대해서도 물어보라. 그다음엔 비타민C와 D, E와 B균에 대해서도 물어보라. 필수미네랄과 식물영양소를 암기해야 할 필요는 없다. 주치의는 당신이 비타민 명칭의 알파벳만 대도 아는 체하기를 포기할 것이다. 내가 말하고자 하는 요점은 의료 전문가들조차 자신이 어떤 미량영양소를 얼마나 섭취하는지 파악하지 못한다는 것이다. 너무 어렵기도 하고 시간도 많이 들기 때문이다. 또한 의사들조차 영양결핍에 걸린다. 왜냐하면 그들조차 자신이 먹는 음식에서 무엇을 섭취하는지를 파악하지 못하기 때문이다.

건강기능식품으로 미량영양소를 섭취하는 데 있어 주의할 점은 비타민과 미네랄에 대한 공식적인 영양 지침을 올바로 이해하는 것이다. 이들 지침은 '영양섭취기준'으로 표현된다. 당신은 가공식품이나 건강기능식품의 라벨에 인쇄되어 있는 영양성분표를 본 적이 있을 것이다. 이것이 유용하기는 하나 그 양은 구루병, 괴혈병, 각기병과 같은 비타민 결핍 증상을 예방하는 데 필요한 최소량에 기초를 두고 있다는 사실을 알아야 한다. 당신 이웃 중에 몇 명이나 이런 질병을 앓고 있는가? 아무도 없다고? 그 이유는 현대사회에서는 거의 모든 사람들이 이런 결핍증을 피할 수 있을 만큼 충분한 양의 칼슘, 비타민C, 비타민B₁을 섭취하기 때문이다. 그러나 이는 단지 건강 상태를 유지할 수 있는 최소한의 미량영양소를 섭취하고 있다는 것을 의미한다. 최적 건강은 다른 문제다. **최적의 건강관리는 단지 결핍증을 예방하는 것이 아니라 오늘날 수많은 사람들의 목숨을 앗아가는 만성질환을 예방하는 것이다.**

예를 들어보자. 하루에 비타민C를 30mg만 섭취하면 괴혈병의 위험을 줄일 수 있으나, 섭취량을 늘리면 뇌졸중이나 심장마비의 위험도 줄일 수 있다.[186] 대부분의 사람들은 괴혈병에 걸릴지 모른다는 걱정을 하지 않는다. 괴혈병은 지금도 존재하지만, 요양시설에 거주하는 노인들이나 걸리는 것으로 알고 있을 것이다. 괴혈병과 심장병은 마차와 자동차에 비유할 수 있다. 후자는 훨씬 더 흔하게 볼 수 있는 질환으로 산업화의 결과다.

건강기능식품이 최적 건강을 이루기 위한 계획에서 중요한 부분을 차지하는 이유가 바로 이 때문이다. 만성질환을 줄이는 효과를 발휘할 정도로 충분하게 미량영양소를 섭취하려면 건강기능식품으로 보충해줘야만 한다. 음식 섭취만으로 미량영양소의 최적 수준을 얻기는 힘들다. 특히 코엔자임Q_{10}과 같은 지용성 항산화제는 더더욱 그렇다. 만일 당신이 식사만으로 코엔자임Q_{10}의 최적량을 얻으려 한다면 상당한 양의 고지방식을 해야 하는데, 그것 자체가 하나의 위험요인이 될 것이기 때문이다(건강기능식품의 보충 섭취에 대해서는 7장에서 상세히 다룰 것이다).

심적·정신적 건강과 긍정적 태도

행복하고 희망적인 사람들이 늘상 우울하고, 화를 잘 내고, 두려움이 많고, 비관적인 사람들보다 더 건강하게 오래 산다는 사실을 우리는 오래전부터 알고 있었다. 구두쇠 스크루지 영감은 한밤중에 얻은 깨달음 덕분에 더 나은 사람이 되었을 뿐만 아니라 아마도 자신의 수명까지 연장했을 것이다.

이런 현상은 기적이 아니다. 최근의 과학적 연구 결과는 그 생리학적 인과관계를 정확히 지적하고 있다. 우울증은 신체적·정신적 건강을 악화시키는 두 개의 호르몬 경로를 자극한다(자세한 내용은 심장병의 위험인자를 다루는 8장에서 설명한다). 건전하고 참된 신앙심을 간직한 사람들이 더 오래 더 나은 삶을 산다는 사실을 밝힌 연구논문도 1200개나 된다. 이것은 아마 방금 언급한 두 가지 호르몬과 부분적으로나마 관련이 있을 것이다. 이는 듀크대학, 국립보건원(NIH), 하버드 의과대학 등에서 연구되고 있을 만큼 아주 흥미 있는 연구 분야다.

인간의 심적·정신적 건강이 인체생리학적 건강까지 지배한다는 것은 이제 의심의 여지가 없는 사실이 되었다. 어떤 과학자들은 심적·정신적 건강을 영(靈)에 속하는 주제라며 토론조차 꺼리고, 아예 인문사회과학의 영역으로 취급해버린다. 보편적인 지식이었다가 결국 실효성이 없는 것으로 밝혀진 많은 의학적 관행들(예를 들어, 한때 폐경기 여성들은 심장병의 위험요인을 줄이기 위해 호르몬제를 처방받았지만, 추후의 연구 결과 효과가 없음을 알게 되었다)보다 훨씬 더 믿을 만한데도 그들은 근거를 객관적으로 살펴보려고 하지도 않는다.

그러니 그냥 한번 시도해보라. 몸을 움직여 운동하듯 당신의 마음을 훈련시켜라. 그리고 그것을 당신이 건강해지는 데 이용해보라. 그래도 믿음이 생기지 않는다면 되도록 당신의 삶에서 긍정적인 것들을 강조하라. 정신적인 일을 하든 하지 않든 만성적으로 우울하고, 겁 많고, 걱정 많고, 화를 잘 내고 비관적이라면 당신의 정신 상태가 육체적 건강을 해칠 것이고 수명을 단축시킬 수 있음을 받아들여라. 이런 심적·정신적 질병을 치료하는 방법도 많다. 그 치료법들을 잘 활용하면 더 나은 삶을 살 수 있을 뿐만 아니라 목숨을 구할 수도 있다.

제6기둥

충분한 수면과 휴식

최적 건강을 떠받치는 8가지 기둥 중에서 이 기둥을 가장 튼튼하게 세워야 할 것 같다. 현대인들은 충분한 수면을 취하지 못하기 때문이다.

19세기 중반에는 하루 평균 9시간 30분 동안 잠을 잤다고 한다. 믿기 힘들다는 데 동감한다. 하지만 그 당시 사람들은 지금과는 근본적으로 다른 삶을 살았다는 것을 이해해야 한다. 당시 사람들은 대부분 하루 종일 힘든 육체노동에 시달렸고, 따라서 밤에는 녹초가 되었다. 그리고 금세 모든 것이 어둠에 묻혀버렸다. TV도 라디오도 없었고, 등유와 난방용 연료는 비쌌다. 그래서 사람들은 등불을 끄고 불씨를 묻어버리고 일찍 잠자리에 들었다. 오늘날 산업화된 사회에 사는 사람들은 대부분 하루평균 6시간 또는 그보다 적은 시간 동안 잠을 잔다.

1950년대 사람들은 "21세기에 이르면 과학기술의 발달로 세상이 너무 편해져서 사람들이 할 일이 거의 없어질지도 모른다"는 근심을 하며 살았다. 그리고 "여가를 원 없이 누릴 수 있을 것"이라고 예상했다. 하지만 그들의 예상은 빗나갔다! 과학기술의 발전으로 10~20년 전에 세 사람이 했던 일들을 이제는 혼자 할 수 있게 되었다. 그러다 보니 공장이나 생산 현장에 머무르는 시간이 길어지고, 그로 인한 스트레스가 늘어났다. 게다가 IT 기술의 발달로 일과 그에 따른 스트레스가 휴대폰이며 인터넷을 통해 우리를 쫓아다닌다. 그뿐인가? 집에서도 밀린 일 보충하기, 자식들을 학원에 데려다주기, 가족·친구들과 관계 유지하기 등 우리의 시간을 요구하는 일이 너무나도 많다.

우리는 선조들이 누렸던 9시간 30분의 수면 시간이 모두 필요하지는 않지만 6시간 이상은 꼭 필요하다. 잠자며 휴식을 취하는 동안 육체 건강과 정신 건강에 모두 필요한 여러 생화학적 반응들이 일어나기 때문이다. 예를 들면, 렙틴과 그렐린이라는 호르몬은 수면의 양에 영향을 받는다. 수면 부족은 렙틴의 감소, 그렐린의 증가와 관련 있고 두 경우 다 식욕을 증가시키는 결과를 가져온다.[187] 따라서 수면 시간을 좀 더 늘린다면 강박적인 식사장애를 덜 겪을 것이다.

충분한 수면이 얼마나 중요한지 보여주는 연구 결과가 최근에 많이 나왔다. 그중 몇 가지만 이야기하겠다. 솔직히, 이 정보들이 당신의 수면 시간을 늘려주면 좋겠다.

- 만성적인 수면 부족은 수명을 단축시킬 수 있다.[188]
- 수면은 사고 기능,[189, 190] 당 대사,[191] 면역 기능[192] 등에 영향을 미친다.
- 매일 밤 누적된 수면 부족은 심각한 건강 문제로 발전할 수 있다. 만성적인 수면 부족은 만성염증의 증가와도 연관되어 있다.[193, 194, 195, 196]
- 수면성 무호흡은 심장병의 위험도를 증가시키는 것으로 알려져 있는데, 이것

은 부분적으로 염증 증가와 관련이 있다.[197]

● 불충분한 수면은 비만의 위험성 역시 높인다.[198]

최적의 수면 시간은 성인의 경우 7~8시간이다.[199] 일주일에 하루 몰아 쉬는 것보다 매일 밤 조금 더 길게 휴식을 취하는 것 역시 최적 건강을 성취하는 데 도움이 된다.

제7기둥

양질의 의료

"저는 일주일에 40km씩 뛰고 비타민을 한 주먹씩 먹어요. 너무 건강해서 20년 동안 병원에 가본 적이 없습니다."

사람들이 이렇게 말하는 것을 들으면, 움찔 놀란다.

'음, 20년 동안 병원에서 의사의 진단을 받아본 적이 없는 사람이 어떻게 자기가 건강하다는 것을 알 수 있을까?'

이는 사람들이 "최적 건강으로 이르는 길을 막고 서 있는 것은 오로지 2~3가지의 위험요인뿐"이라고 생각한다는 것을 보여주는 또 하나의 예다. 실제로 심장병과 암의 조기검진의 중요성은 말할 것도 없고, 이들 질병의 몇 가지 위험요인은 혈액검사를 통해 의사만이 진단해줄 수 있다.

의학 전문가이자 이 책의 저자로서 내가 가장 우려하는 일은 당신 주치의 자리에 당신이 위치하는 것이다. 당신의 주치의가 당신이 좀 더 확고한 믿음을 가지고 건강을 관리할 수 있도록 도와주기를 바란다. 그리고 당신이 정기적으로 건강검진을 받기를 바란다(부록 A-1 참조).

나는 의료계가 사람들에게 겁을 줘 의사를 불신하게 만들고 엉터리 물건을 파는 장사치들에게 강하게 응대하기를 바라지만 그런 작자들을 심각하게 여기는 사람들은 그리 많지 않아 보인다. 만일 상업 광고를 보고 의사를 두려워한 적이 있다면 4장을 주의 깊게 다시 읽어보자. 의사들은 돌팔이들이 결코 할 수 없는 수천 가지 방법으로 우리의 생명을 구하고 연장할 수 있다.

 반짝유행 건강정보 바로잡기

괴상한 과학, 성장호르몬

의심스러운 인과관계 분석에 기초한 미심쩍은 과학의 예가 있다.

많은 항노화(안티에이징) 클리닉을 운영하는 사람들은 인간이 나이가 들면 호르몬이 감소하기 때문에 호르몬제를 복용하거나 주사제를 투여하는 것이 좋은 항노화 치료법이라고 판단해왔다. 그런 논리대로라면 10대들의 고민거리인 여드름이나 발의 다한증이 젊음의 샘물을 먹은 노인들에게도 나타나야 마땅하다! 아직도 의사들은 멜라토닌이나 성장호르몬과 같은 호르몬제를 투여하고 있는데 그것이 젊음을 연장시키는 역할을 할지도 모른다고 생각하기 때문이다.

문제는, 호르몬의 상호작용은 매우 복잡하기 때문에 외부에서 호르몬제를 투여하는 것이 위험할 수도 있다는 것이다. 일례로 성장호르몬은 인슐린저항성(11장 참조)을 증가시키고 좋은 콜레스테롤을 감소시키며 사망 위험을 높이는 것으로 밝혀지고 있다. 이 가운데 항노화 효과로 분류할 수 있는 것은 하나도 없다.

제8기둥

건강한 환경과 양호한 위생

대기오염은 여러 가지 상기도질환 및 암과 관련이 있다. 심장병 위험요인의 증가와도 관계가 있다.[200] 이 문제를 해결할 한 가지 방책은 남극이나 남태평양의 섬으로 이사하는 것이다. 불행히도 그렇게 할 형편이 되는 사람은 거의 없다. 그렇기 때문에 그 지역들이 오염되지 않은 것이다. 사람이 거의 없고 산업이 발달되지 않은 곳이기 때문에.

대기오염은 국지적으로 일어날 수 있어서 당신의 가정이나 직장에 발생할 수도 있다. 예를 들어 새로 지은 집에는 화학가스가 들어찰 수 있다. 그 화학가스는 라돈 가스로, 주택의 바닥이나 주변의 흙에서 방출되며 지하실에 스며들 수 있다. 이것은 특히 흡연자들에게는 폐암의 주요 원인이 될 수 있으므로 주의하고 관리해야 한다. 만약 가정이나 직장에서 대기오염을 피할 수 없다면 공기청정기 구매를 고려해볼 수 있다.

오염된 물로 인한 끔찍한 이야기도 많다. 그런 사건은 대부분 중국에서 일어났다.[201] 중국 경제는 지난 20년 동안 고도 성장을 했다. 그와 함께 수질오염과 대기 오염도 증가했다. 정부의 규제 및 공해 방지 기술의 지연으로 산업 독극물이 지하 수로 침출되어 몇몇 지역의 식수를 오염시켰고, 그 결과 그 주민들의 암 발병률이 현저하게 증가했다. 〈USA 투데이〉지는 평찬 강 인근 주민들의 암 발병률은 전국 평균보다 18배, 류콰이쫭 시민들의 암 발병률은 전국 평균보다 30배나 더 높다고 보도했다.

이것은 비극적인 통계 자료다. 중국 정부도 이런 문제를 바로잡으려 무진장 노력 히고 있으나 시간이 걸리고 있다. 대부분의 다른 산업국가에서는 이러한 일이 적게 발생하긴 하지만 공기, 물, 음식에 존재하는 발암물질의 양은 한 세기 전과 비교해 훨씬 많아졌고, 사람들은 높아진 암 발생률로 그 대가를 지불하고 있다.

수질오염은 중국만의 문제가 아니다. 식수에서 발견되는 폐기된 약물이 전 세 계적으로 문제가 되고 있다. 어떤 기사에 따르면 연간 2억 5000만 파운드(약 11만 3000여 톤)의 약물이 미국 상수도 시설에 버려지고, 4600만 미국인들이 정수 시스 템이 제거하지 못하는 약품에 노출되어 있다고 한다. 프랑스에서는 38가지 하수 샘플 중 31가지에서 유전자 변형을 일으킬 수 있는 약물이 검출되었다는 증거가 확 인되었다. 오염은 아시아, 호주, 유럽을 비롯해 전 세계 바닷물에서 발견되고 있다.[202]

지방자치단체에서 관리하는 물 중에도 먹을 만한 물이 있긴 하지만, 내가 오로 지 신뢰하는 물은 가정에서 정수한 물이다. 플라스틱 병에 넣어 파는 생수를 아 주 조심해야 하는 이유는 수돗물만큼이나 안전하지 않을 수 있기 때문이다. 괜찮 은 생수 회사도 있겠지만 그들이 파는 물은 대부분 지방자치단체의 식수 회사에서 사들인 수돗물이 많다. 수돗물에 약 1만%나 부풀려진 '청정 샘물'의 이미지 상표 를 붙인 것뿐이다. 생수의 또 다른 문제는 물이 담긴 플라스틱 용기다. 어떤 용기는

'BPA'라는 화학성분으로 만들어지는데 이것은 쥐 실험 결과 유방암과 전립선암을 증가시키는 것으로 나타났다(더 자세한 내용은 부록 B-2 참조).[203]

가장 좋은 방안은 가정용 정수기를 구입하는 것이다. 최상의 제품들은 약간 비싸다. 그렇지 않은 것은 필터를 더 자주 교체해야 한다. 의약품과 농약 성분을 정수하는 성능 표준인 NSF/ANSI 401을 충족하는지 살펴보라.

이 여덟 번째 기둥의 또 다른 중요한 구성요소는 위생이다. 기본적인 위생 지침도 현대적인 상수도 시설도 하수도도 없는 나라도 있다. 덧붙이면, 일부일처제는 다양한 질병을 방어해주는 훌륭한 제도다. 매우 상식적인 이야기지만, 감염 가능성이 있는 타인의 체액에 자주 노출된다면 최적 건강을 유지하기는 매우 어렵다.

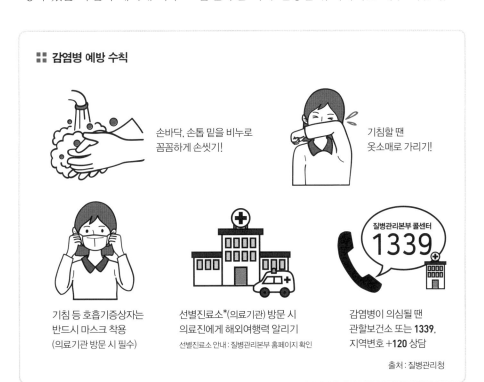

:: 감염병 예방 수칙

손바닥, 손톱 밑을 비누로 꼼꼼하게 손씻기!

기침할 땐 옷소매로 가리기!

기침 등 호흡기증상자는 반드시 마스크 착용 (의료기관 방문 시 필수)

선별진료소*(의료기관) 방문 시 의료진에게 해외여행력 알리기
선별진료소 안내 : 질병관리본부 홈페이지 확인

질병관리본부 콜센터 **1339**

감염병이 의심될 땐 관할보건소 또는 **1339**, 지역번호 **+120** 상담

출처 : 질병관리청

8가지 기둥을
모두 튼튼히 세워야 하나?

이 여덟 개의 기둥은 최적 건강의 초석이다. 그렇긴 하지만 당신이 지금 당장 이 초석들을 튼튼히 해야 한다는 생각에 겁을 먹거나 어쩔 줄 몰라 하지 않기를 간절히 바란다. 만약 이미 그런 상태에 처했다면 숨을 깊게 들이마시고 마음을 편하게 가져라.

완벽주의는 최적 건강관리의 적이다. 현대의 대중적인 건강 문화는 건강관리 계획을 완벽하게 따르지 못하면 아무 소용이 없다는 생각을 사람들에게 주입시켜왔다. 이러한 생각은 잘못된 것으로, 수백만 명의 사람들이 건강관리 계획을 시도조차 하지 못하게 의욕을 꺾었다. 이런 덫에 걸려들지 마라. 최적 건강을 향해 내딛는 걸음은 설령 한 걸음일지라도 어느 정도 건강에 도움을 준다.

내가 추천한 것을 전부 다 완벽하게 실천할 수 있는 사람은 드물다. 하지만 할 수 있는 만큼 최선을 다한다면 건강하게 오래 살 가능성이 상당히 커질 것이다.

제6장

스트레스 세상에서 최선의 삶 살기

8장부터 만성질환의 위험요인을 상세하게 다룰 테지만,
그에 앞서 염증과 만성질환의 요인 중에서
'스트레스'를 구체적으로 살펴볼 것이다.
그 이유는 대중매체에서 스트레스에 대해
너무나도 잘못된 정보를 제공해왔기 때문이다.

내 인생
최고의 변화

의사들은 스트레스를 장에 찬 가스에 비유한다. 누구도 인정하고 싶어하지 않지만 모든 사람들의 장에는 가스가 있으며, 예의를 지켜야 하는 사람들 앞에서는 가스가 배출되는 것을 자제하려고 노력한다. 그러나 조만간 압력이 상승하면서 시급히 그것을 배출하고 싶은 욕구를 느낄 시점이 온다. 그것을 배출하면 우리는 기분이 한결 가벼워진다. 하지만 그것이 가까운 사람들의 삶의 질을 향상시키지는 않는다.

사람들은 누구나 스트레스를 받으며 생활한다. 자신은 스트레스를 받지 않는다고 주장하는 사람들이 간혹 있는데, 그런 사람들은 현실과 동떨어진 삶을 살고 있거나 과대망상증이 있거나 혹은 거짓말쟁이다.

나는 스트레스가 없는 생활방식을 찾았다고 주장하는 사람들을 실제로 만나본 적이 있다. 그래, 맞다! 내가 만약 은둔 생활을 하고, 이루고 싶은 목표가 없고, 오직 먹고 자는 일 혹은 종교에 심취해 시간을 보내고, 마음에 맞는 몇몇 사람들하고

만 의사소통을 한다면 나 역시 매우 평온한 삶을 살 수 있을 것이다.

나는 이렇게 속세를 등진 사람들이 거친 세상으로 나와 보통 사람들이 겪는 일들을 경험하는 것을 보고 싶다. 소리 지르고 싸우는 아이들, 잔소리 많은 아내, 매일같이 반복되는 교통 체증, 성질 나쁘고 출세 지향적인 직장 상사, 바로 옆집도 아닌 세 집 건너 옆집의 식기를 들썩이게 할 만큼 큰 소리로 음악을 듣는 이웃집 십대 아이, 마감 시간을 코앞에 둔 프로젝트, 항상 부족한 수면 시간, 어깨를 짓누르는 과도한 주택담보대출, 한도에 다다른 신용카드 결제액 등이 삶에 끼어든다면 그들도 더는 평온하고 침착하지 못할 것이다. 이렇듯 현대인의 삶은 바쁘며 스트레스는 겪을 수밖에 없는 일이 되었다.

예전에 응급의로 근무할 때, 나 역시 상당한 직무 스트레스를 겪었다. 그때는 예방의학으로 전환하기 전이었는데, 남부 캘리포니아의 한 외상환자 응급센터에서 당직을 서는 의사가 나밖에 없어 몇 년 동안 바쁘게 일했다. 한번에 두 명의 심장발작 환자를 처치하는 것은 흔한 일이었고, 구급대원이 자동차 사고나 총격전의 희생자들을 싣고 오고 있다고 연락을 해올 때면 복부 통증, 흉부 통증, 신장결석, 삐고 베인 상처로 고통을 호소하는 환자들로 이미 응급실은 넘쳐났다. 사람들은 스트레스에 제각기 다른 방식으로 반응하는데, 나는 스트레스를 헤쳐나가는 것을 보람으로 삼는 사람 중 한 명이었기에 응급 진료에서 오는 스트레스를 고통스럽게 받아들이지 않았다. 이상한 소리로 들리겠지만, 정말로 나는 응급실 업무를 즐겼다. 바쁘면 바쁠수록 도전을 즐겼다.

내 인생에서 가장 스트레스를 많이 받은 시기는 가정의학 전문의로 근무할 때였다. 나는 8000명이 넘는 환자를 돌봐야 하는 두 명의 의사 중 한 명이었다. 그것은 보통 의사들이라면 충분히 감내할 수 있는 일이었으나 나는 아니었다. 그 시기에 나는 다른 3가지 사업에도 관여하고 있었다. 건강관리 회사를 공동 창업했고, 매우 성공적인 영리농업 사업을 하고 있었으며, 또 다른 세 번째 사업에도 참여하고 있었다. 이것은 완전히 정신 나간 사람의 생활방식이라고 당신은 생각하겠지만, 정신이상자는 종종 자신의 정신이상을 잘 깨닫지 못하듯 나 또한 가족과 마찰을 빚기 전까지 그랬다.

우리 큰딸은 항상 다정하고 순종적이었다(다른 아이들과 마찬가지로 미운 네 살 때만 제외하고). 그런데 아이가 일곱 살이 되자 갑자기 반항하는 일이 잦아졌다. 하루는 이 문제로 아내와 전화 통화를 하면서 18개월 된 둘째 딸이 언니를 보고 반항적인 행동을 따라 하기 시작한 것 같다고 말했다. 아내는 내 얘기에 어리둥절해하며 "둘째 아이에 대해 오해를 하고 있다"고 반응했다. 나는 주장을 굽히지 않았다. 그러자 아내가 "여보, 나는 우리 둘째와 하루 종일 같이 있어. 그리고 그 아이는 그렇지 않아"라고 말하며 전화를 끊었다. 그 순간, 나는 마치 망치로 머리를 한 대 얻어맞은 기분을 느꼈다. 나는 우리 아이들에 대해서 잘 모르고 있었던 것이다.

아이들과의 거리를 좁히려면 뭔가 조치를 취해야만 했지만 어떻게 하면 좋을지 알지 못했다. 내가 하고 있는 일의 전부 혹은 일부를 그만두어야만 할까? 얼마나 많은 시간을 가족과 함께 보내야만 할까? 내가 그 시간을 어떻게 써야만 할까? 아이들과 함께 '좋은 시간'을 보낸다는 것은 정당한 일인가, 아니면 치사한 합리화인가? 내가 어떤 결론을 내려야 하는가? 그리고 어디서 도움을 얻을 수 있을까? 내가 겪는 일들을 다른 모든 사람들도 겪을까?

나는 그에 대한 해답을 찾기 위해 각종 문헌들을 광범위하게 검토하기 시작했다. 400개가 넘는 자료들을 수집해서 읽었는데, 놀랍게도 그것들 중 대다수가 "스트레스를 관리하는 가장 좋은 방법은 어떤 형태로든지 스트레스에서 벗어나는 것이다"라고 주장하고 있었다. 그것은 옳은 해법처럼 보이지 않았다. 나는 사람들과 공유할 수 있을 정도의 결론에 다다를 때까지 그 문제를 계속 파헤쳤다. 그 결과, 아이들을 양육할 기회는 오직 한 번뿐이며 그 기회를 날려버려서는 안 된다는 사실을 깨달았다. 아이 양육은 대부분의 사람들에게 가장 큰 책임이고 되풀이할 수 없는 일이기도 하다. 이 결론은 내 인생에 엄청나게 큰 변화를 일으켰다.

나는 우선 가족과 함께 교외로 이사했다. 그리고 3가지 부업 중에서 두 가지를 그만두었다. 그중 하나는 수익성이 꽤 좋아지려는 시점이었지만 미련을 갖지 않았다. 그리고 남은 한 가지 부업에는 내가 참여하는 부분을 크게 줄였다.

나는 18개월 된 둘째 아이와 하루 종일 함께 있기 위해서 수요일에는 일을 쉬고 놀이터나 공원을 찾았다. 그 덕분에 아내는 수요일에 큰딸이 다니는 학교에서 자원봉사를 할 수 있었다. 큰딸과도 더 많은 시간을 함께 보내기 시작했는데, 그러면서 나는 우리 큰딸이 아빠를 필요로 했다는 사실을 알게 되었다. 큰딸은 서서히 반항심을 가라앉히고 다시금 사랑스러운 어린 숙녀로 돌아왔다.

작은 변화로 우리 가족은 믿을 수 없을 정도로 친밀한 가족이 되었다. 지금도 우리는 모든 일을 함께한다. 왜냐하면 서로의 곁에 있는 것이 진실로 즐겁기 때문이다. 이 변화가 나에게 재정적으로 영향을 주었을까? 물론 그렇다. 가족과 함께 보낸 시간은 내가 지금껏 구입한 것 중에서 최고의 가치를 선사해주었다.

이러한 삶의 변화는 순간적인 판단의 결과는 아니었다. 오랜 시간에 걸친 심사숙고의 결과다. 그러나 우리 연구소에서 찾아낸 스트레스를 관리하는 삶으로 가는 절차는 심사숙고하는 과정을 단축시켜줄 것이다. 나는 그 절차를 지금 당신에게 알려줄 것이다. 그것은 간단하지만 꼭 필요한 글쓰기 연습으로 시작한다.

무엇이
당신을 괴롭히는가?

스트레스란 정신 혹은 신체의 적응 반응을 필요로 하는 감정적·신체적·사회적·경제적 요인이다. 이 요인들은 실재하는 것일 수도 있고 허상일 수도 있다. 그것들은 외부에서 당신에게 올 수도 있고, 혹은 당신 안에서 생겨날 수도 있다. 즉 스트레스는 당신에게 가해지는 '반응을 요구하는 압력'이다. 스트레스는 대부분 뭔가 잘못될 것 같지만 실제로 잘못되는 일은 거의 없는 '허구의 두려움'에서 비롯된다. 우리가 느끼는 두려움은 허구지만, 스트레스는 현실이다.

스트레스의 원인은 일, 가족, 돈, 시간(또는 시간 부족), 친구, 동료 및 지인, 국가 및 세계정세, 기술, 그 외 기타 등등이 될 수 있다. 이것들로 인해 우리는 예상치 못했던 일 혹은 불확실한 일들을 처리해야 한다.

스트레스의 원인들을 좀 더 심층적으로 다룰 수도 있지만, 여기서는 최근 수십 년간 우리의 삶을 가장 많이 변화시킨 한 가지만 살펴보려고 한다. 그 한 가지는 만성질환의 확산과 더불어 엄청나게 발전한 것, 바로 '기술'이다.

앞장에서 언급했듯이, 1950년대 사람들은 미래에는 기술이 인간이 하는 대부분의 일을 대신해줄 것이라 믿었다. 그리고 2000년이 되면 게으름과 권태가 난무하는 여유로운 사회가 될 것이라고 생각했다. 하지만 21세기를 살고 있는 우리는 기술 덕분에 20년 전 세 명이 하던 일을 혼자서 할 수 있게 되었다. 소요 시간과 마감 시한은 급속히 단축되었고, 일을 끝내는 데 필요한 일정 역시 줄어들었다.

가장 최악은 우리가 일에서 벗어날 수 없다는 것이다. 정보통신 기술 덕분에 우리는 욕실에서도 문자메시지를 수신하고, 휴가 중에도 휴대전화를 받고 이메일에 답장을 쓸 수 있다. 어디에서나, 밤이나 낮이나 가리지 않고 일할 수 있기에 우리는 그렇게 한다. 그리고 우리의 일정은 직장, 학교, 가게, 사무실 등의 시간에 따라 결정된다. 오늘날 시간은 우리를 위해 관리되지 않으며, 우리 것도 아니다. 그래서 자기 훈련이 필요하다. 훈련은 전략이다. 첫 번째 전략은 자신의 목표와 우선순위를 아는 것이다. 자신의 목표와 우선순위, 우리는 그것을 혼란 속에서 잊고 살아왔다.

나는 당신을 위해서 값으로 따질 수 없는 글쓰기 연습문제를 내겠다. 그래봤자 두 가지다.

내 인생에서 가장 큰 스트레스 7가지

첫 번째 글쓰기는 당신의 인생에서 가장 큰 스트레스 7가지를 적는 것이다. 공란을 채울 때까지 다른 생각은 하지 마라. 그러면 이 장에서 더욱 많은 것들을 얻을 수 있을 것이다.

이전에 이와 같은 목록을 써본 적이 없더라도 마음속으로는 생각해보았을 것이다. 나는 그것을 종이에 적어보라고 요구한 것뿐이다. 적어보는 것이 중요하다. 그래야 통찰력과 객관성을 가지고 목록을 살펴볼 수 있다.

1.

2.

3.

4.

5.

6.

7.

스트레스의 대가는 매우 크다. 일부 연구에 따르면, 산업화된 많은 지역에서 75% 이상의 근로자들이 과도한 스트레스를 받고 있다. 어떤 이들은 사람들이 병원을 찾는 이유가 직접적이든 간접적이든 스트레스와 관련이 있을 것이라고 믿고 있다. 미국의 한 뉴스 기사에 따르면, 미국 내에서만 스트레스로 인해 손실되는 근무시간이 4억 일에 달하는 것으로 추정되고 있다.

스트레스가 심장병이나 암을 발생시킬 수 있는 위험요소이며(8장과 9장), 스트레스가 염증을 증가시킨다는 사실은 이미 얘기했다(1장). 또한 스트레스는 최적 건강의 기둥 중에서 3가지, 즉 '만성질환의 위험요소 줄이기', '충분한 수면과 휴식', '심적·정신적 건강과 긍정적 태도'를 갉아먹는다. 많은 연구에서 스트레스는 면역체계의 기능을 떨어뜨리고, 혈압을 높이고, 우울증을 심화시키며, 화병을 야기하는 것으로 나타났다. 이처럼 스트레스는 우리의 일상에 깊숙이 침투해 있지만, 결코 친구는 아니다!

스트레스뿐만 아니라 그것에 대처하는 많은 반응들 역시 건강을 해친다. 우리

중 일부는 스트레스를 받으면 고립, 분노 혹은 충동적인 행동을 한다. 식욕 변화는 흔한 일이다. 즉 어떤 이들은 스트레스를 받으면 식욕을 잃고, 또 다른 이들은 "나는 내 인생을 통제할 수는 없지만 음식은 조절할 수 있어"라면서 강박적으로 배를 채우거나 굶는다. 또 일부 사람들은 합법적이든 비합법적이든 약물을 이용하거나 흡연, 과음을 한다. 이는 우리가 벗어나려고 노력하는 스트레스보다 더욱 우리의 건강을 해치는 탈출 방법으로서 종종 다른 이들의 삶에까지 스트레스를 더한다.

내 인생에서 가장 중요한 7가지

이제 두 번째 연습문제다. 당신 인생에서 가장 중요한 7가지를 순서대로 적어보라. 아마 7가지를 제시하는 것보다도 우선순위를 매기는 데 더 많은 시간이 걸릴 것이다.

1.

2.

3.

4.

5.

6.

7.

자, 이제 두 목록을 비교해보라. 무언가 흥미로운 점이 보이지 않는가?

대부분의 사람들에게 두 목록은 매우 비슷할 것이다. 그렇다면 당신의 인생에서 중요한 것들이 당신에게 많은 스트레스를 주고 있다는 의미다. 그러므로 사람들이 당신에게 "스트레스를 다루는 방법으로서 스트레스에서 달아나라(그냥 그것이 떨어져나가도록 하라)"고 말하는 것은 "당신의 인생에서 가장 중요한 것들에서 달아나라"고 말하는 것과 같다. 일, 가족, 돈을 무시하는 것이 스트레스를 완전히 뿌리 뽑는 방법이라도 되는 양 말이다.

그런데 만약 당신이 작성한 두 목록이 비슷하지 않다면 스트레스를 제거하는 방법은 매우 쉽다. 이는 당신에게 별로 중요하지 않은 것이 당신을 괴롭히고 있다는 의미이니 그런 것은 그냥 목록에서 빼버리면 된다.

배우자와 함께 주말에 훌쩍 떠나거나, 혹은 친구와 골프를 하라는 이야기가 아니다. 물론 그것도 한 방법이지만, 당신이 집에 돌아왔을 때 스트레스를 일으키는 문제들은 여전히 존재하며, 그 문제들은 대개 인생에서 가장 중요한 것들과 연관이 있다. 인생에서 가장 중요한 것이 가장 문제를 일으키는 것이기도 하다면 그 밖에 다른 잘못된 점은 없을까를 생각해봐야 한다.

스트레스의
진짜 이유

이제 중요한 질문을 던지겠다.

우선, 당신이 무엇을 목록에 적었는지 모르는 친구가 있다고 가정해보자. 가령 내가 바로 그 친구다. 당신을 하루 종일 촬영하는 리얼리티 쇼처럼 내가 만약 당신의 생활을 일주일 정도 지켜본다면 당신의 목록에 무엇이 있는지 알아낼 수 있을까? 다시 말해, 일주일 동안 당신의 행동을 관찰하는 것으로 당신의 인생에서 가장 중요한 것이 무엇인지 알아낼 수 있을까? 그것도 순서대로? **만약 내가 그럴 수 없다면 당신은 자신의 목표나 가치관과는 모순된 삶을 살고 있는 것이다.** 당신이 마음속으로 생각하는 우선순위에 따라 살아가지 않는다면 당신은 분명 내부 갈등과 스트레스를 겪고 있을 것이다. 이 경우 스트레스는 당신의 건강을 해친다.

스트레스를 극복하기 위한 계획의 기초는 가슴속에 잘 녹아 있고 정제되고 검증된 '인생의 우선순위 목록'을 만드는 것이다. 나는 이것으로 스트레스를 한방에 '없앨' 수 있다고 이야기하는 것이 아니다. 당신은 스트레스를 '물리칠' 수는 있으며, 스트레스로 인해 삶이 망가지는 것을 막을 수는 있다. 그러고 나면 만성질환의 위험요소인 스트레스를 KO시킬 수 있다.

우리는 앞에서 쓴 '인생에서 가장 중요한 7가지 우선순위 목록'을 통해 중요한 사실을 깨달을 수 있다. 당신이 작성한 목록이 다음과 같다고 가정해보자.

1. 나 자신
2. 나의 일
3. 나의 투자 포트폴리오
4. 나의 가족
5. 나의 친구
6. 여가 시간
7. 집 관리

만일 당신이 가족(4번째 항목)과 함께하기로 예정된 특별한 날에 친구(5번째 항목)가 골프를 치러 가자고 전화했다고 가정해보자. 당신은 "안 돼"라고 말할 것이다. 왜냐하면 그날 이미 더 중요한 약속이 잡혀 있기 때문이다. 그런데 몇 분 후 상사(2번째 항목)에게서 "특별한 업무가 있으니 당장 사무실로 출근하라"는 전화가 걸려왔다. 그러면 당신은 "네, 알겠습니다"라고 대답하고 차를 끌고 출근할 것이다. 당신의 직장, 즉 일은 우선순위 목록에서 2번째로 가족과 함께 하루를 보내는 것보다 우선되기 때문이다. 항상 그러한 것은 아니다. 그러나 대개는 그렇다.

이러한 시스템은 살아가는 일을 정말로 쉽게 만든다. 왜냐하면 당신의 결정과 일상적인 이해 갈등에서 비롯되는 스트레스를 제거하기 때문이다. 전화가 걸려왔을 때 이미 모든 질문에 대한 답은 내려진 상태였다. 이 시스템은 가족이 당신의 우선순위 목록을 알고 있고, 그에 대해 피드백을 해주고, 당신과 함께 예외 규칙을 정했을 때 잘 작동한다.

이번에는 나의 우선순위 목록을 살펴보자. 내가 이 목록을 확정하기까지는 몇 년이 걸렸다. 이것은 우리 가족에게 매우 소중한 것이며, 나의 스트레스를 극적으로 줄여준 고마운 목록이다. 나는 약 12년 동안 이 우선순위를 따라 살아왔다.

듀크 박사의 우선순위 목록

1. 나의 신앙
2. 나의 아내
3. 나의 아이들
4. 나의 건강
5. 나의 직업
6. 친척과 친구들
7. 취미와 집안일

12년 전에는 '진료', 즉 '나의 직업'이 목록에서 맨 위에 있었으며, 건강은 목록의 끝에 있었다. 당시 나는 하루 종일 병원에만 있었다. 그러나 결정적인 계기(딸아이의 문제)를 통해 일에 접근하는 방식에 변화가 필요함을 깨닫고 많은 것들을 변화시켰다. 그 결과 위의 목록이 나온 것이다. 내 인생을 7가지 우선순위 목록과 일치시키는 데는 몇 년이 걸렸다.

아내도 목록을 작성했다. 서로 목록을 비교하는 시간을 낸 것이 삶의 갈등과 스트레스를 줄이는 데 큰 도움이 되었다. 아내의 목록과 내 목록 중에서 처음 3가지 항목은 일치하지만 낮은 순위의 항목은 일치하지 않는다, 왜냐하면 우리는 인생에서 책임져야 할 것이 서로 다르기 때문이다.

이제 나는 아내의 우선순위 목록을 알기 때문에 일 처리 방식이 나와 달라도 아내를 이해할 수 있다. 나는 남성과 여성이 서로 다른 행성에서 왔다고 믿지 않는다. 단지 의사소통이 부족해 그렇게 보일 뿐이며, 의사소통은 개선할 수 있다.

아마도 당신은 내 우선순위 목록이 마음에 들지 않을 수도 있다. 괜찮다! 당신은 당신만의 목록을 만들면 된다. 많은 사람들을 만족시키는 데 초점을 둘 필요 두 없다. 그러다 보면 심한 스트레스를 받는다. 그러니 당신이 옳다고 믿는 것에 초점을 두고 살아야 한다. 다른 사람들을 돕는 데 당신의 시간과 에너지를 쓰는 것은 고귀한 일이지만, 그저 사람들을 기쁘게 하기 위해 시간과 에너지를 쓰는 것은 대개는 좋지 않은 결과를 낳는다.

목록을 작성하고 그것을 행동으로 옮기는 데는 노력이 필요하다. 주변 사람들은 당신의 변화에 익숙해질 때까지 혼란스러움을 느낄 수도 있지만 그것 때문에 변화를 그만두어서는 안 된다.

이 절차는 언덕에서 자동차를 미는 것과 같다. 처음에는 힘이 든다. 그러나 일단 정상에 도달하면 탄력을 받아 나아갈 수 있다.

이와 같이 인생의 우선순위를 정하는 방법은 수천 명의 사람들에게 도움을 주었다. 당신에게도 도움이 될 것이다. 노력이 조금 필요하지만 그 결과는 대단히 가치가 있다. 스트레스는 염증을 발생시키고, 당신은 그것을 조절해야 한다. 이 전략을 당신의 가족을 염두에 두고 세심하게 시행한다면 잘될 것이다.

마지막으로 충고 한마디 하겠다. 당신이 받는 스트레스 수준을 동료나 친구나 친척들이 받는 스트레스 정도와 비교하지 마라. 사람들은 이것을 다음과 같이 합리화의 도구로 사용한다. "나는 아무런 문제가 없어. 나와 같이 일하는 모든 사람들도 나만큼 스트레스를 받아." 그래, 맞다. 다른 사람들도 당신처럼 스트레스를 받는다. 그리고 그것 역시 그들의 건강을 해친다. 만약 스트레스가 당신의 건강과 업무 그리고 가족과 친구에게 부정적인 방식으로 영향을 미친다면 스트레스에 대해 진지하게 생각해볼 필요가 있다.

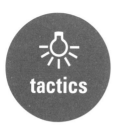

tactics

스트레스를 줄이는
핵심 전략

인생의 가치관과 신념에 따른 우선순위에 따라 충실히 생활하기

스트레스를 줄이는 전략의 핵심은 우리가 방금 논의한 대로 인생에서 가장 중요한 목록 7가지를 작성하고 그 우선순위에 따라 매일매일 생활하는 것이다.

스트레스를 줄이는 다른 방법들도 많다. 그러나 당신의 가치관과 신념에 따라 충실하게 살아가는 것에 비한다면 그것들의 효과는 미약하다. 아래에 제시한 방법들 중 일부는 현실 도피적이고 임시적인 방편일 뿐이다. 그러나 당신이 우선순위를 확고히 한다면 이 모든 것들은 당신에게 도움이 된다.

올바른 영양 섭취

스트레스를 받는 사람들은 적게 먹으려는 경향이 있다. 우리는 활력을 얻기 위해 카페인에 의존하고 긴장을 완화하기 위해 술을 마시곤 한다. 이러한 화학물질은 수면을 방해하고 이전보다 더 몸을 피곤하게 만들고 더 많은 스트레스를 받게 한다.

비정상적인 스트레스를 받고 있을 때는 평상시보다도 더 잘 먹어야 한다.

왜냐하면 스트레스를 받으면 우리 몸은 비타민, 미네랄, 생리활성 식물영양소를 더 많이 사용하기 때문이다. 만약 당신이 스트레스를 받는 기간에 잘 먹는다면 당신은 더 잘 활동할 것이고 생각도 더 잘하게 되어 문제를 더욱 쉽게 해결할 수 있을 것이다.

일간 계획표와 시간 관리 시스템

이것은 매일 처리해야 할 일과 업무를 처리하는 계획을 짜는 데 매우 유용한 방법이다. 그리고 산더미처럼 쌓인 업무에 질려 일을 시작하기도 전에 포기하게 만들기보다는 오늘 해야 할 만큼의 일에 집중하도록 해준다. 계획표를 작성하는 것은 훌륭한 투자다.

충분한 수면

수면은 세로토닌 수치를 끌어올려 우리가 좀 더 명확하게 생각할 수 있도록 도와준다. 할 일이 많을 때 가장 먼저 포기하는 것이 보통 수면이다. 그러나 필수 수면 시간을 확보하는 것은 더욱 맑은 정신으로 생각하고 효율적으로 행동하게 함으로써 뒤처지지 않는 삶을 살아가게 해준다.

운동

적당한 운동은 스트레스를 줄이고 면역력을 끌어올린다.

음악

음악은 두뇌를 자극해 호르몬 분비를 촉진함으로써 긴장을 완화하고 편안한 상태로 만들 수 있다. 그런데 두뇌는 특정 유형의 음악에만 반응해 그러한 호르몬을 분비하는 것으로 연구 결과 밝혀졌다. 말하자면 특별한 취향을 갖고 있는 것이다.

일반적으로 두뇌는 스트레스를 감소시키는 곡조가 아름다운 곡을 선호하며, 타악기 연주가 많거나 멜로디가 계속 반복되는 곡에는 잘 반응하지 않는다. 예를 들어 클래식은 스트레스 호르몬을 조절하고 면역 기능을 향상시키며 기쁨을 느낄 때 분비되는 물질인 엔돌핀 수치를 증가시킨다. 우리 연구소에서 알아낸 바로는 바흐의 음악이 스트레스를 줄이는 데 효과적이었다.

명상

명상이라고 하면 사람들은 오직 특정 형태의 명상만 떠올리는 경향이 있다. 운동에 여러 유형이 있듯이 명상에도 여러 유형이 있다. 모든 운동이 좋은 것은 아니듯이(예를 들어 고충격 에어로빅은 관절에 안 좋은 영향을 준다), 모든 종류의 명상이 유익한 것은 아니다.

사전적으로 명상은 '영적인 묵상 행위'로 정의된다. 역사적으로 명상은 종교적인 맥락에서 사용되어왔다. 이 주제를 철저히 연구해보면 종교적인 행위를 종교에서 분리할 수 있다는 것은 순진한 생각임을 알게 될 것이다. 내가 강조하고 싶은 것은 명상을 하고 싶다면 '종교를 떠난' 방법을 배우기 위해 돈을 지불하기보다는 영적인 신념에 부합하도록 해야 한다는 것이다.

모든 명상이 같은 형태를 띠는 것은 아니다. 3가지 대표적인 명상법이 전 세계에서 실행되고 있다. 물론 다양한 방법들이 더 있지만, 대개는 이 3가지 방법 중 하나에서 유래한다.

● 자유롭게 생각하는 것과는 정반대로 하나의 사물 혹은 과정에 집중하기

- 원하는 결과가 나오도록 자기 자신이나 혹은 자신의 환경을 다루는 암시를 반복해 강화하기

- 살아오면서 경험한 좋은 생각, 좋은 가르침 또는 좋은 일들을 곰곰이 생각하기

만일 영적인 신념을 보완하는 것이 아닌 다른 방법을 사용해 명상을 한다면 오히려 분노와 스트레스가 증가할 수 있다. 내가 만난 환자들은 영적 신념에 부합하지 않은 명상센터를 방문한 이후 극심한 스트레스와 분노를 느꼈다. 연구 결과에 따르면 63%가 그러한 부작용을 겪는다고 한다.[204]

 반짝유행 건강정보 바로잡기

만트라 세일! 절찬리 판매 중!

　나는 위에서 언급한 조건을 갖춘 명상은 전적으로 지지한다. 그러나 일부 명상법은 고도의 상술로 포장된 반짝 유행물로서 불과 몇십 년 전 서양에 도입되었다. 그런 것들이 대개 그러하듯이, 명상의 효과라고 주장하는 것들이 모두 사실은 아니다. 미국 보완대체의학연구소가 조사해 미국 보건복지부에 보고한 **450쪽** 분량의 학술보고서에 따르면[205], 명상의 건강 증진 효과와 관련된 연구는 대부분 매우 형편없는 것이었다. 학술보고서는 "건강관리에 있어 명상의 효과에 대해서는 유효한 증거에 기초한 확고한 결론을 내릴 수 없다"고 주장한다. 명상은 여전히 건강과 관련된 뜨거운 유행으로 남아 있다. 그러나 나는 건강을 지키는 방법은 과학에 기초해야 한다고 본다.

벗어나기

나와 아내는 일 년에 몇 번은 심야 혹은 주말에 여행을 가려고 노력한다. 주말 여행, 휴가, 조용한 쉼, 긴 해변에서의 산책 등은 스트레스 해소의 중심이 되는 방법은 아니지만 당신이 우선순위를 두는 소중한 것에 도움이 된다면 나름 그 가치가 있다.

제7장

건강기능식품과
염증의 관계

건강기능식품은 최적 건강이라는 건물을 지탱하는 하나의 기둥이지만
건강기능식품 섭취를 비난하는 과학자들도 있다.
그래서 많은 사람들이 혼란스러워 한다.
이번 장에서는 염증과 만성질환의 위험 감소와 관련해
건강기능식품을 섭취해야 하는 이유를 살펴볼 것이다

영양부족,
제3세계만의 문제가 아니다

나의 동료 빌이 인도의 도시 코친을 방문했을 때의 이야기다. 그가 한 가족을 만나 이야기를 나누는 도중에 부부의 열 살짜리 딸의 행동이 눈에 들어왔다. 그 모습은 한눈에 봐도 비정상적이었다. 아이의 부모는 비타민A 결핍으로 딸이 시각장애를 갖게 되었다고 말해주었다. 풍족한 국가에서 자란 빌은 시각장애가 비타민A 결핍[206] 때문이라는 것을 알고 기절초풍했다. 비타민A는 음식이나 건강기능식품으로 쉽게 얻을 수 있는 비싸지 않은 필수영양소다. 비타민A를 충분히 섭취할 수만 있었다면 그 아이는 시각장애인이 되지 않았을 것이다.

빌은 아직까지도 그 아이를 안타깝게 생각한다. 하지만 더욱 슬픈 점은 그 소녀와 같은 처지인 아이들이 비참할 정도로 많다는 사실이다. 60여 국가에서 약 280만 명의 5세 미만 어린이들이 비타민A 결핍으로 인한 시각장애를 겪고 있다. 이처럼 기초 영양은 건강에 엄청난 영향을 미친다.

더욱 심각한 점은 이 문제가 가난한 사람이나 가난한 나라에서만 일어나는 일이 아니라는 사실이다.

영양부족은 선진국과 개발도상국을 가리지 않고 전 세계적으로 퍼져 있다. 세계보건기구의 2000년 보고서에 따르면, 세계 인구의 3분의 1이 비타민과 미네랄 결핍 증상을 겪고 있다.[207] 또 다른 보고서에서는 미량영양소의 결핍이 전 세계적으로 사망과 질병의 잠재적인 원인이라고 밝혔다.[208]

9장에서 더 자세히 다룰 예정이지만, 비타민D 결핍은 여러 종류의 암(癌)과 관련이 있고 의료인들이 알고 있는 것보다도 훨씬 흔하게 발생한다. 유로피언어번센터(European Urban Center)에서 근무하는 정상적이고 외견상 건강해 보이는 지원자들을 평가한 결과, 34%가 비타민D 결핍 증상을 보였다. 이 연구 결과는 결핍증이 생각했던 것보다 훨씬 더 흔하고 고위험군에만 국한되지 않는다는 사실을 보여준다.[209]

중국 베이징에서 실시한 한 연구 결과, 겨울철 청소년기 여학생들의 비타민D 결핍 비율이 40%가 넘었다.[210] 미국 질병관리본부(CDC)의 연구에서는 가임기 아프리카계 미국인 여성의 42%와 백인 여성의 4%가 비타민D 결핍이 있는 것으로 나타났다.[211] 가장 부유한 나라에서 인생의 황금기를 살고 있는 여성들인데 말이다. 더욱 심각한 점은 이것이 비타민D 결핍 기준치를 올린 현재의 권고안이 제정되기 이전에 이루어진 연구 결과라는 것이다.

비타민D 결핍뿐만 아니라 다른 영양결핍도 너무 흔하다. 철 결핍성 빈혈이 있는 사람이 20억 명으로 추산되고[212], 아이오딘(요오드) 결핍증의 위험에 처한 인구도 20억 명 이상으로 추정된다.[213] 이는 연구 당시 **전 세계 인구의 약 3분의 1**에 이르는 수다. 중국 사람들은 아연, 셀레늄, 티아민, 칼슘, 레티놀, 리보플라빈 등의 결핍 증상을 겪고 있다.[214] 전 세계적으로는 10억 명이 넘는 사람들이 비타민A, 아이

오딘, 철분, 아연, 엽산, 비타민B군 등이 부족한 위험 상황에 처해 있으며 이 역시 세 명에 한 명 꼴이다.[215]

선진국과 개발도상국에도 영양결핍 상태에 있는 사람들이 많다는 것을 보여주는 상당한 양의 연구 결과가 있다. 미국 여성들은 비타민E, 카로틴, 알파카로틴을 정상 섭취량보다 훨씬 적게 섭취한다는 연구 보고가 있다. 이 연구에 따르면 60% 이상의 여성이 구리, 아연, 셀레늄을 권장량보다 적게 섭취했다고 한다.[216] 또한 미국인 중 75%의 노인 남성과 87%의 노인 여성이 그 연령대에는 심각한 문제를 일으킬 수 있을 만큼 칼슘 섭취량이 절대적 부족했다.[217]

일본에서 이루어진 국민영양조사에서는 미량영양소의 부족과 과도한 열량 섭취가 짝을 지어 증가하는 추세를 보였다.[218] 영국 노인을 대상으로 한 연구에서는 비타민D, 마그네슘, 구리, 비타민C, 철, 엽산 결핍이 흔한 것으로 드러났다.[219] 미국에서는 비타민과 미네랄 부족이 너무 흔하고 이는 DNA 손상을 초래할 수 있기에, 어떤 연구자는 이런 부족 현상이 암 발생의 중요한 원인일 가능성이 크다고 결론지었다.[220]

나는 이 주제를 다룬 수백 가지 학술 자료를 인용할 수도 있다. 그러나 그 모든 것을 대신해 줄 놀랍고 고무적인 동향에 대해 언급하고 싶다. 바로, **전 세계의 많은 사람들이 건강기능식품을 복용하고 있다**는 것이다. 수백 명의 학자들은 건강기능식품이 영양결핍 문제를 해소하는 데 도움을 줄 것이라고 이미 결론을 내렸다.[221]

그러나 대다수의 주류 의학 전문가들은 이런 통계를 모르는 듯 식사만으로도 모든 영양소를 충분히 얻을 수 있다는 시대착오적인 연구에 의해 확립된 패러다임을 고집하는 것 같다. 2002년 〈JAMA(미국의학협회 저널)〉에 게재된 한 과학적 리뷰 논문은 다음과 같이 기술했다.[222] "모든 성인들은 비타민 보충제 섭취에 신중한 듯하다." 건강기능식품을 섭취하는 문제와 관련해서 아직도 많은 의사, 영양학자, 영양사들이 자신들의 주장을 고집하고 있다.

건강기능식품에 대한 의료계의 인식은 다소 잘못되어 있다. 모든 사람들이 문명화된 생활방식으로 인해 비타민이 부족한 패스트푸드와 가공식품에 탐닉해 있다는 것을 잘 알면서도, 의료계는 미량영양소를 보충할 수 있는 건강기능식품을 추천하기보다는 사람들을 비타민 결핍 상태로 내버려두고 있다. 게다가 일부 의사들은 그들의 환자가 건강기능식품을 과량 섭취할까 봐 걱정한다.

사실 건강기능식품을 과용하는 사람들도 있다. 건강기능식품을 과다하게 섭취하면 부작용을 일으키기도 한다. 그러니 타협점을 찾아야 한다. 하지만 대부분의 의사들은 이에 대해 지식이 없거나 이 주제를 상당히 불편해하는 것 같다. 그래서 그저 건강기능식품 섭취를 말리는 쉬운 선택을 하는 것이다.

때문에, 환자들은 의사들에게 자신이 건강기능식품을 먹고 있다는 사실을 숨기려 한다. 메이요클리닉에서 이 현상을 연구했다. 2002년 시행된 미국 국민건강영양조사 데이터에 따르면 미국 성인의 52%가 건강기능식품을 섭취하고 있다.[223] 1994년에 실시한 같은 조사에서는 40%만이 건강기능식품을 섭취하고 있다고 답한 것과 비교된다.[224] 더군다나 이 수치는 메이요클리닉에서 시행한 연구 사례에 비추어 볼 때 낮게 추정된 것일 수 있다.[225] 메이요클리닉에서는 200명의 대상자에게 섭취하고 있는 건강기능식품을 설문지에 표시하도록 하고 인터뷰를 시행했다. 설문지에는 30.5%만이 건강기능식품을 먹고 있다고 표기한 반면, 실제 인터뷰 때는 61%의 사람들이 건강기능식품을 먹고 있다고 말했다.

세계 곳곳의 수많은 사람들이 비타민과 미네랄 및 기타 건강기능식품을 상용하고 있다. 독일인의 43%가 건강기능식품을 섭취하고 있으며,[226] 한국 고등학생 고학년의 54%가 건강기능식품을 섭취하고 있다.[227] 덴마크에서는 59%의 국민이 건강기능식품을 섭취하고 있다.[228] 캐나다에서는 46%의 여성과 33%의 남성이 적어도 하나 이상의 건강기능식품을 섭취하는 것으로 보고되었고[229] 호주에서는 48%의 남성과 61%의 여성이 건강기능식품을 섭취하고 있는 것으로 보고되었다.[230] 세계보건기구의 조사에 따르면 세계 인구의 75%가 비통례적 의약 처방을 따르고 있고, 이것들 대부분에는 약초(허브)가 함유되어 있다.[231]

비록 의사들은 건강기능식품의 가치를 경시하지만, 똑똑하고 건강에 깨어 있는 상당수 환자들은 건강기능식품을 먹고 있다. 시애틀에 소재한 프레드 허친슨 암 연구센터(Fred Hutchinson Cancer Research Center)는 50~76세에 이르는 6만 1587명을 대상으로 진행한 인구통계학적 연구를 통해 다음과 같은 정보를 얻었다. 응답자 중에서 허브형 및 전문 건강기능식품을 훨씬 더 많이 섭취한 이들은 고령자, 여성, 고학력자, 정상 체질량지수(BMI)를 가진 사람이었고, 비흡연자였으며, 운동을 하고, 지방은 적게 먹고 과일과 채소는 많이 먹는 사람들이었다. 즉 건강한 생활습관을 가진 사람들일수록 건강을 생각해서 건강기능식품을 챙겨 먹는 경향이 있었다.

한편 의사, 영양학자, 영양사들은 건강기능식품에 대한 교육을 충분히 받지 못했으며 특히 최근에는 편향된 연구로 문제를 전혀 개선하지 못하고 있다. 2004년도에 영국 의학 저널《랜싯(Lancet)》에 실린 한 리뷰 논문은,[232] 편향되고 서투른 방법론에 따라 이루어진 또 다른 연구와 더불어[233] 주류 의학과 환자들 사이의 간격을 더 벌려놓기만 했다. 너무나 많은 의사들이 이런 연구에 돈을 지불하고 있는 현실이 안타까울 뿐이다. 나는 의사들이 이런 연구들의 근본적인 결함을 인식하지 못하는 이유가 의대에서 제공하는 부실한 예방의학 교육 때문이라고 본다. 이것은 의과대학에 대한 공격이 아니다. 나는 의과대학에서 우수한 교육을 받았다. 하지만 아직까지도 나 역시 유사한 편향성을 갖고 있다. 이 문제는, 의사들이 예방보다는 질병을 진단하고 치료하는 데에만 초점을 두고 있는 것과 관련이 있다.

예를 들어, 주류 의학자들은 건강기능식품을 의약품 대하듯 연구하려는 경향이 있다. 바로 그와 같은 태도로 진행한 한 연구에서는 심장병과 여러 건강 문제가 이미 진행된 사람들에게서는 엽산이 심장마비 발생률을 줄이지 못한다는 사실을 발견했다. 그러자 연구자는 "그런 치료는 추천할 수 없다"는 결론을 내렸다.[234] 아니, 이럴 수가! 이 결론은 요점을 벗어난 것이다. 엽산 섭취는 이미 진행된 심장병을 치료하는 수단이 아니라 심장병을 예방할 수 있는 수단으로 받아들였어야 했다.

불행히도 이 연구 내용을 읽은 많은 과학자와 의사들은 "엽산이 심장병이 이미 진행된 사람에게는 도움이 되지 않기 때문에 예방에도 별 도움이 되지 않을 것"이라고 판단했다. 더 나아가 그들은 호모시스테인(homocysteine)이 심장병을 일으키는 위험요인이 될 수 없다고까지 비약했다(8장. 호모시스테인은 엽산의 적절한 섭취로 조절될 수 있는 물질이다). 이것은 조잡한 추론일 따름이다. 다시 한 번 말하지만, 우리는 질병을 예방하는 것에 대해 이야기하는 것이지, 죽음에 임박한 환자의 병을 고치거나 회생시키는 것에 대해 이야기하는 것이 아니다.

호모시스테인 수치의 상승은 염증의 증가, 산화, 응고 및 기타 심장질환과 연관된 인자들과 관련이 있다.[235] 엽산을 섭취하기 힘든 인도에서는 호모시스테인 수치의 상승이 심장질환의 독립적 위험요인으로 알려져 있다.[236] 그렇기에 지금까지 우리가 살펴본 바와 같이 건강한 사람들을 대상으로 장기간 진행한 이중맹검 중재연구(double-blind intervention study, 인간 집단을 무작위로 실험군과 대조군으로 나누어 역학적 사실을 검증하고 질병의 예방을 목적으로 하는 연구 방법 – 옮긴이)에 따르면 호모시스테인은 위험요인에서 빼지 말아야 한다.

나는 건강기능식품과 관련하여 그간 행해진 부당한 연구들을 아주 자세하게 파헤치고 싶지만 그러면 이 책의 두께가 배로 늘어날 것 같아 이쯤에서 끝내겠다. 다만 전 의료계가 이 주제를 치열하게 공부해야 한다고 소리 높여 외치고 싶다. 예방이 질병에 대한 훨씬 더 현명한 접근이다. 병이 일단 생기고 나서 치료하고 낫게 하는 것보다는 예방하는 편이 훨씬 더 쉬우며, 환자들의 최고 관심사 역시 예방이기 때문이다.

이렇게 생각해보자! 의사들은 자동차에 치인 한 아이의 목숨을 구하기 위해 헌신적으로 일한다. 만일 그 의사들이 사고 현장에 있었더라면 분명 아이가 도로로 뛰어나가는 것을 막기 위해 뭐든지 다 했을 것이다.

만성질환의 경우 우리 의사들이 바로 그 사건 현장에 있는 것이다. 의사들은 환자들에게 만성질환이라는 폭주하는 버스에 치이지 않을 방법을 가르칠 수 있다. 아니면 최소한 몸을 잽싸게 피하는 방법을 가르칠 수 있을 것이다.

왜 지금 우리에게
건강기능식품이 필요한가?

내가 아는 한, 초기 문명인들은 비타민과 미네랄 보충제를 섭취하지 않았다. 그런데 지금은 왜 건강기능식품이 필요해진 것일까? 그 이유는 우리의 생활습관과 기술력이 겨우 몇십 년 사이에 엄청나게 변화했기 때문이다. 본질적으로 공기와 물이 오염되었을 뿐만 아니라 우리의 음식 역시 마찬가지로 오염되었다. 우리는 그런 오염된 음식을 통해 생명을 유지하는데 필요한 영양을 얻고 있다.

내용을 더 나가기 전에 당신이 마음속에 품고 있을 질문을 언급하고자 한다.

"듀크 박사님, 인간의 평균수명은 1800년대에는 약 30세 정도였고, 2000년대에 들어서 전 세계적으로 67세로 늘었으며, 선진국에서는 75세가 넘었다더군요. 그런데도 오늘날의 음식이 산업혁명 이전보다 더 나쁘다고 할 수 있나요?"

나는 이 질문에 A$^+$를 주면서 대답을 하겠다.

현 세기 이전에는 감염병으로 엄청나게 많은 수의 유아를 포함해 막대한 수의 사람들이 사망했다. 평균수명을 측정할 때는 보통 그런 유아들까지 포함한다. 60대, 70대까지 산 유명 인사들의 나이만 보더라도 그 시절의 평균수명이 왜 낮았는지를 알 수 있다. 그런데 그런 감염병들이 오늘날에는 대부분 사라져버렸으며, 그 덕에 평균수명은 더 높아졌다. 하지만 심장병, 당뇨병, 암과 같은 만성질환이 수명을 갉아먹어 우리는 기대수명보다 더 일찍 죽는다. 인트로덕션에서 살펴봤듯이 이들 질병의 발생률은 지난 50년 동안 가파르게 증가했다. 만일 만성질환의 확산을 막지 못한다면 인간의 평균수명은 조만간 더 줄어들 것이다.

오늘날 음식을 생산하는 방식은 100년 전과 매우 다르다. 100년 전에는 선진국에서도 대다수 사람들이 시골에 살면서 농업 분야에 종사했다. 그들은 제초제, 살충제, 화학비료를 사용하지 않았다. 그것들이 아직 발명되지 않았기 때문이다. 땅의 영양분을 유지하기 위해 윤작을 했고, 오염되지 않은 물로 땅을 비옥하게 적셨다. 공해는 거의 없어서 작물은 오염되지 않았다(공기에서 화학분진이 작물에 떨어져 오염되는 요즘의 상황과 너무 다르다). 음식은 최상의 시기에 수확해서 먹거나 자연적으로 보존했다. 시장 상인들이 식품을 오랫동안 보존하기 위해, 혹은 실제보다 더 싱싱하게 보이게 하려고 화학물질을 뿌려놓는 일도 없었다. 즉 모든 사람들이 유기농 식품을 먹었다.

식탁에는 주로 신선한 채소가 올랐고, 부자들만이 붉은색 살코기를 많이 먹었다. 그들은 가공된 콘칩, 플라스틱 용기, 방부제가 들어 있는 간식, 인공향이 가미된 음료수의 즐거움을 몰랐다.

사람들의 활동량은 엄청났다. 먹고 싶은 것을 먹고 따뜻하게 지내려면 몸을 움직여야 했다. 어디든 이동할 때도 그랬다. 그들의 활동은 지금의 시각으로 보면 '야성적인 노동'으로 보이지만, 그러한 활동은 그들의 건강에 아주 큰 이점을 주었다. 그런 이점 중 하나는 활동을 하는 데 필요한 고열량의 식사가 사람들로 하여금 미량영양소(비타민·미네랄·식물영양소)까지 적절하게 소비하게 했을 가능성이 크다는 것이다.

끼니는 자연 재료를 사용해 집에서 준비했다. 오늘날 주로 먹는 흰 밀빵 대신 몸에 좋고 영양도 좋은 혼합 통곡빵을 먹었다. 흰 빵 한 덩어리의 성분표를 살펴보라. 당지수가 높은 정제된 흰 밀가루 외에 첨가물도 여럿 들어 있다. 그 시절에 가공식품은 거의 없을뿐더러 오늘날의 음식에 들어가는 값싼 트랜스지방이나 액상과당, 다양한 화학물질을 첨가하지도 않았다. 산업화된 삶의 일부가 된, 수천 종의 화학물질에도 노출되지 않았다(지금 우리가 쓰는 세안용품에도 화학물질이 넘쳐난다).

물론, 지금이 예전보다 건강관리 측면에서는 확실히 유리한 점이 있다. 서양의학은 많은 사람들의 목숨을 앗아갔던 급성질환을 대부분 근절해버렸다. 그리고 오늘날에는 가뭄과 기타 자연재해로 인해 종종 발생했던 기근 사태를 미연에 방지하도록 충분한 음식을 생산, 저장, 유통할 수 있는 기술이 있다(오늘날의 굶주림은 일반적으로 정치적 실패로 인한 것이지 환경적 재해로 인한 것은 아니다). 그렇지만 현대인들에 비해 우리 조상들의 식습관과 생활습관이 훨씬 더 건강했음은 인정할 수밖에 없다.

결국 최적 건강을 달성하려면 우리는 잃어버린 좋은 영양소를 되찾고, 음식에 추가된 나쁜 물질들에 대응해야 한다.

반짝유행 건강정보 바로잡기

어댑터전, 모든 건강 문제를 해소?

비교적 최신 개념 한 가지를 소개한다. 마치 만병통치약같이, 다양한 스트레스에 대해 적응증이 있는 식물영양소군(群)이 있다고 한다. 그것은 어댑터전(**adaptogen**)이라 불리는 천연물질이다(대표 물질은 한국의 인삼, 홍삼, 홍경천 ─ 옮긴이). 하지만 안타깝게도 이 주장을 뒷받침하는 과학적 근거는 아직 충분하지 않다. 이 개념을 권하려면 좀 더 연구를 해서 검증해봐야 할 것이다. 그때까지는 이 개념에 주의하자! 만일 이 개념이 진짜라면 올바른 과학이 그것을 근거 있게 증명할 것이나.

균형 잡힌 식사를 한다면
종합비타민이 필요치 않다?

"균형 잡힌 식사를 한다면 종합비타민이 필요치 않다." 맞는 말일까?

당신은 "반드시 건강기능식품을 먹어야 한다"는 말을 듣는 반면에 몇몇 의사들은 다음과 같이 말하기 때문에 다소 혼돈스러울 것이다.

"우리 몸은 그렇게 많은 영양소를 필요로 하지 않기에 건강기능식품을 먹는 일은 곧 비싼 오줌에 돈을 내는 것과 같다." [나도 바보같이 이런 이야기를 환자에게 종종 했었다. 당시에 나는 무지했다. 지금의 나는 더 많은 영양소를 섭취하면 혈액 내 그 영양소 수치가 올라가는 것을 증명하는 수천 개의 혈액검사 보고서를 갖고 있다. 분명히 말하건대, 우리 몸은 최소필요량보다 더 많은 양의 영양소를 원한다.]

심지어 어떤 연구자들은 그들의 연구에서 건강기능식품의 이점을 숨기고, 건강기능식품은 위험하다는 식으로 결론을 도출하려고까지 한다. 인정한다. 위험성이 있다. 그래서 나는 여기에서 지침을 제시할 것이다. 그러나 일부 사람이 쓰는 '공포심을 불어넣는 전략'은 단순히 편견에서 비롯된 것이라는 사실도 강조하는 바이다.

이미 몇 가지 매우 중요한 통계를 제시했지만, 건강기능식품이 필요없다고 말하는 것이 과학적으로 정당한 것인지, 또 어떤 근거로 그런 얘기를 하는지는 지금부터 자세히 따져볼 것이다.

'자칭 전문가'들이 근거로 제시하는 부정적인 보고서를 과학적으로 따져보다 보면 당신은 곧 그들의 주장에 심각한 허점이 있음을 알게 될 것이고, 만성질환의 위험을 줄이기 위해서라도 이런 엄청난 오해는 불식시켜야 한다는 데 동의하게 될 것이다.

건강기능식품의 권장 섭취 기준

국가에서 정한 건강기능식품의 권장 섭취 기준은, 영양소의 추가 보충이 필요하다는 의료인의 보고서에 기초한 것이다. 그리고 이 권장량에 대한 오해는 앞에서 얘기한 부정적인 언급들에서 비롯된 것이다. 애석하게도, 대부분의 의료인들은 그러한 기준이 어떤 연유로 생겼는지, 또한 본 의도를 알지 못한다.

세계보건기구에는 건강기능식품에 대한 가이드라인이 있고 그에 따라 설명서를 작성했다. 대부분의 국가에서도 유사한 권장량을 제정했다. 미국에서는 현재 이를 DRI(Dietary Reference Intake, 영양섭취기준)라고 부르는데 이것은 RDA(Recommended Dietary Allowance, 권장 섭취량)로 불렸던 것이다. 이들 가이드라인은 2차 세계대전 동안에 만들어진 것이며 전쟁 기간에 국제적으로 심각한 영양부족 사태를 인지하고 미국 국립과학원에서 설립한 한 위원회에서 작성되었다.

그 기준은 식량 구제가 필요했던 군인, 민간인, 외국인들의 영양결핍 상황을 막기 위한 영양학적 가이드로 사용되었다. 기준은 10년마다 변경되었으나, 언제나 괴혈병이나 각기병과 같은 결핍증을 방지하는 데에만 초점을 맞추었다. 그들은 그 기준을 사람들이 섭취해야 할 영양소의 최대치로 설정한 것이 아니다. 그런데 부당하게도 전 세계의 우수한 과학자와 의료인들이 최소 영양 권장량을 최대치로 인식해버리고 말았다. 그래서 어떤 의료 전문가들은 "영양학적으로 결핍증을 막을 수 있는 수준보다 더 많이 영양소를 섭취하는 것은 낭비"라고 말하는 것이다. 이것이 과연 이치에 맞는 말인가?

이 같은 추론을 돈에 적용해 "굶어 죽지 않기 위해 필요한 돈보다 더 많이 갖고 있는 것은 낭비"라고 말할 수 있는 사람이 과연 몇이나 될까? 당신은 그렇게 생각하는가? 물론 아닐 것이다. 그렇다면 왜 같은 추론을 영양소 수치에 적용하는 것일까? 몰이해 때문이다. 우리 몸이 굶주림을 막는 데 필요한 최소량 이상의 영양소를 흡수하고 필요로 한다는 것을 증명하는 혈액검사 보고서는 수천 개나 있으며, 권장량보다 상향된 용량으로 만성질환의 위험을 줄일 수 있는 비타민·미네랄·식물영양소가 있다고 밝혀낸 과학적 연구들도 넘쳐난다. 마음 같아서는 이 주제로 책 한 권을 따로 쓰고 싶을 지경이다. 만약 음식을 통해서만 이렇게 많은 양의 영양소, 특히 지용성 영양소를 얻고자 한다면 비만이나 또 다른 건강 문제를 야기할 정도의 칼로리를 섭취해야 할 수도 있다.

건강기능식품이 필요하지 않다고 말하는 사람들이 인용하는 '과학'을 잠시 살펴보자. 유전자 상호작용, 영양소, 질병위험 감소의 복잡성을 다룬 2008년 9월의 한 연구논문은 다음과 같은 결론을 내렸다.

"건강과 질병의 진행에 영향을 미치는 유전자, 영양소, 다른 변수들이 관련된 고차원 데이터세트를 분석하는 것은 어려운 일이다. 더 나아가 이 영양유전학 분야의 잠재력을 활용해서 인구통계학적 수준으로 식이와 행태의 변화를 분석하는 일은 아마 더욱 도전적인 과제다."[237]

요약하면 "영양소, 유전자, 소화관의 상호작용은 너무나 복잡해서 우리는 이 시점에 어떤 영양소를 추천해야 할지 정말 모르겠다"는 것이다. 여기서 잠깐, 더 알아야 할 사항이 있다. 표본조사를 이용해 사람들이 식사를 통해 실제로 얻는 영양소의 양을 평가하는 연구에서 연구자들은 다음과 같은 결론을 내렸다.

"… 섭취하는 영양소만 평가하는 것은 부적절하다. 왜냐하면 음식의 다른 구성 성분이 그 영양소가 인체 내에서 활용되는 생체이용률(bioavailability, 약물이 전신 순환에 도달하는 속도와 양, 즉 흡수율(%) – 옮긴이)에 영향을 주기 때문이다. 파이테이트(phytate)나 폴리페놀(polyphenol) 등 영양소가 아닌 음식 성분이 철분이나 아연의 생체이용률에 영향을 끼치고 간섭(체내로 흡수되는 것을 방해)을 일으킨다. 카로티노이드와 같은 전구체 영양소의 생물학적 변환(bioconversion) 및 생리활성도(bioefficiency) 역시 활성화된 형태인 비타민A의 섭취량을 추정하는 데 영향을 미친다. 그렇기에 영양 섭취와 영양 상태 간의 연관성뿐만 아니라 불충분한 섭취를 부각시키기 위해 미량영양소 섭취를 평가하는 이러한 도전 과제를 다룰 때는 다른 전략이 필요하다."[238]

이 말은 "영양소와 결합하는 물질이나 형태가 변하는 영양소와 같이 소화관 내에 있는 음식의 상호작용이 너무 복잡하다. 이로 인해 섭취량을 계산하는데 수년

간의 조사로도 불충분하다"는 이야기다. 너무나 복잡해서 무슨 일이 일어나는지 우리는 정말로 모른다.

복합비타민, 복합미네랄, 복합식물영양소를 섭취하는 것이 의미가 있을까? 엽산, 비타민B_{12}, 비타민B_6, 나이아신, 비타민C, 비타민E, 철분, 아연과 같은 특정 영양소가 결핍되면 DNA의 모습이 마치 엑스레이 방사선에 의해 손상된 것처럼 보이며, 이것은 한 연구에 따르면 암 발생 위험요인을 증가시킨다.[239] 이들 영양소의 결핍을 치료하면 DNA가 정상적으로 보인다. 이 영양소들은 DNA가 제대로 작동하도록 복원시키는 효소의 작용을 돕기 때문이다.

그러면 라이코펜과 같은 복합식물영양소가 들어 있는 종합비타민을 먹는 것은 건강에 도움이 될까? 57개의 연구에 따르면, 토마토 섭취량 또는 혈중 라이코펜의 수치와 암 발생 위험은 반비례한다.[240] 다른 말로 표현하면, 토마토를 많이 섭취할수록 또는 토마토에 있는 라이코펜이라 불리는 식물영양소의 혈중 수치가 증가할수록 암 발생 위험이 낮아진다. 그 효과는 전립선암, 폐암, 위암에서 가장 크게 나타났고 췌장암, 대장암, 직장암, 식도암, 구강암, 유방암 및 자궁경부암에도 효과가 있는 것으로 나타났다. 게다가 우리 연구소에서는 수천 명의 사람들의 라이코펜 수치를 체크했는데 라이코펜 보충으로 혈중 수치가 올라가는 것을 확인할 수 있었다. 그렇다고 해서 건강기능식품의 추가 섭취가 이러한 효과를 보장한다는 뜻은 아니다. 그에 대한 연구는 더 진행되어야 한다! 그런데 위험성은 극히 적다. 또 다른 식물영양소인 쿼서틴(quercetin)은 비정상적인 전립선 세포의 증식을 느리게 하거나 심지어 멈추게 하는 효과가 있다.[241]

미량영양소의 결핍에만 초점을 맞추는 낡은 생각을 떨쳐버리는 혁명은 한참 전에 시작되었어야 했다. 우리 몸에 필요한 최소한의 영양소 수준을 최대치처럼 사용하는 것은 어리석은 일이다. 영양 섭취와 관련된 과학은 몇 년 사이에 훨씬 복잡해졌다. 때문에 우리는 자신의 몸을 소홀히 대해서는 안 된다.

나는 영양섭취기준을 아예 무시하라고 조언하는 것이 아니다. 다음 절에서 살펴보겠지만, 대부분의 영양소는 일정한 수준을 넘어서 과도하게 섭취하면 몸에 해를 끼칠 수 있기 때문이다. 그러나 의료 전문가가 건강기능식품의 섭취를 덮어놓고 말리는 것은 좋게 보면 '교육을 못 받아 잘 몰라서' 그러는 것이고, 나쁘게 말하면 질병과 사망의 위험요인을 높이는 처사다.

건강기능식품은
정말 안전한가?

우리가 관여하는 모든 행동에 위험이 수반될 수 있는 것과 마찬가지로 건강기능식품을 섭취할 때도 위험이 따를 수 있다. 그 위험은 과량 섭취, 약물과의 상호작용, 저질 혹은 오염된 원료, 지식 없이 섭취하는 경우에 주로 발생한다. 나는 건강기능식품의 섭취와 관련된 위험성을 아주 잘 알고 있고, 이러한 위험성을 줄이도록 끊임없이 사람들에게 조언하고 있다. 그리고 이 책에서도 건강기능식품의 섭취와 관련된 위험을 줄이는 지침을 제공하고 있다(다음 절을 참고). 그러나 정말 신경을 거슬리게 하는 것은 앞에서 얘기한 무지한 의사나 학자들이 모든 건강기능식품의 섭취를 멀리하도록 사람들을 위협하는 것이다. 그것은 어처구니없는 짓이다.

그러한 의사나 학자가 이 문제로 논쟁을 벌이길 원한다면 나는 건강기능식품의 위험성을 처방약의 위험성이나 부작용과 비교할 것이다. 예를 들어보겠다. 어떤 유명한 처방약은 암 발생 위험을 증가시키는 것으로 의심받고 있다.[242] 미국 전체 인구 중 약 65%가 어떤 형태로든 건강기능식품을 섭취하고 있고 이 가운데 960건의 부작용이 발생한 것으로 2008년 미국 정부에 보고되었지만, 이것은 2007년에 처방된 전문의약품을 섭취한 후 부작용이 발생한 사례가 48만 2154건에 달했다는 보고 내용과는 비교도 안 된다.[243] 나는 더 많은 사례들을 제공할 수도 있다.

건강기능식품의 섭취를 공격하는 종래의 의학 또는 주류 의학의 많은 전문가들이 깜짝 놀랄 만한 사실이 하나 있는데, 감염이나 염증과 관련 있는 암 분야의 경우 1982부터 1994년 사이에 개발된 신약의 60~75%가 천연물에 기반한 것이라는 사실이다.[244, 245] **왜 주류 의학에서는 천연 물질을 변형해서 치료에 활용하는 것을 허용하면서도 천연 물질로 만든 건강기능식품은 복용하지 말라고 하는 것인가?** 학자들은 일관성을 가질 필요가 있다.

다수의 주류 의학 종사자들은 비타민C나 비타민E와 같은 단일 영양소를 과량 사용하는 문제를 들어가며 역시 건강기능식품 섭취를 공격한다(나 역시 단일 영양소의 과량 사용은 최선이 아니라는 데 동의한다). 그러나 이들은 지난 20여 년 동안 자신들이 엄청난 부작용을 일으킬 수 있는 단일 성분의 합성 화학물질을 처방해왔다는 사실을 깨닫지 못하고 있다.[246]

내가 모든 처방약에 반대하는 것처럼 보이는가? 당연히 아니다! 일부는 훌륭해그 덕분에 수백만 명의 사람들이 오늘날 살아 있다. 그렇다해도 일부 의사들이 모든 건강기능식품은 위험하다고 말하는 것은 극히 위선적인 것이며 간단히 말해 사실이 아님을 강조하고 싶다. 이 부분에 대해서는 분명 타협점이 있고 하루빨리 타협을 봐야 한다. 왜냐하면 건강기능식품의 섭취를 포함한 예방의학의 결정적인 변화가 없다면 점점 커가는 의료비용을 결코 감당할 수 없을 것이기 때문이다.

당신은 주치의의 조언과 더불어 **최선의 과학적 가이드라인 안에서 약물과의 상호작용은 피하면서도 신뢰할 수 있고 엄정한 제조 공정을 거친 건강기능식품을 복용하기를 바란다.** 우리는 건강관리 비용과 위험성이 적으면서도 모든 사람들에게 도움이 되는 타협점을 찾을 수 있을 것이다.

건강기능식품의 섭취 요령과
선별 목록

우선, 내 책임에도 한계가 있음을 선언하고 시작하겠다. 나는 만성질환을 감소시킬 수 있는 건강기능식품에 대해서만 이야기할 것이다. 진짜 끝장 토론을 한다면 이 책 전체 지면을 다 할애해야 할 것이다! 또한 나는 이 장을 당신 주치의와의 논쟁으로 채우고 싶지 않다. 이 주제에 대해 의사들이 무지하다고 해도 당신의 주치의가 당신을 가장 잘 아는 것은 사실이다. 주치의는 어떤 건강기능식품이 당신에게 더 유용한지 아니면 덜 유용한지, 또한 당신이 복용하고 있는 약물과 상호작용이 있을지를 알아야 한다. 그러니 건강기능식품의 보충 섭취와 관련해서는 주치의와 상의하고 그의 권고를 따르자.

여기서 나의 목적은 어떤 건강기능식품이 만성질환의 위험을 줄이고 최적 건강을 얻는 데 유익한지를 알려주는 것이다. 내가 권고하는 사항 중 일부는 깊은 연구를 통해 얻은 것으로 그 어떤 기준보다 권고 수준이 높을 것이다.

건강기능식품을 선별한 목록을 밝히기 전에 몇 가지 주의할 점을 이야기하겠다.

건강기능식품 섭취의 13가지 기본 원칙

■ 과유불급, 지나치면 모자란 것만 못하다

어떤 건강기능식품이든 최적의 섭취량이 있으며, 그 양은 사람마다 다르다. 그래서 단지 "권장 섭취량의 2~3배를 섭취하는 것이 좋다"라고 받아들여서는 안 된다. 만일 어떤 건강기능식품에 생리활성물질이 있다면 그것을 과량 섭취했을 경우 심각한 위험이 따른다.

관심 있는 성분의 함량이 더 높다는 단순한 이유로 건강기능식품을 선택하지는 마라. 이 논리와 관련해 사람들이 가장 흔히 저지르는 오류는 비타민B군과 관련된 것이다. 어떤 사람들은 비타민B군이 수용성이므로 무제한 섭취해도 상관없다고 생각하지만, 이것은 사실이 아니다.

■ '천연'은 '안전하다'는 뜻이 아니다

장사꾼들은 때때로 그들의 제품 설명서에 '천연'이라고 기입함으로써 마치 그 제품이 건강에 좋고 안전하다는 것을 보증하려 한다. 그러나 독버섯과 헤로인 같은 몇몇 물질은 천연물임에도 당신을 죽일 수 있다.

■ 건강식품 전문 판매점 역시 상품 판매점이다

건강식품 전문 판매점에 진열되어 있다는 사실이 건강에 좋은 제품이라는 보증은 아니다. 이페드러, 즉 마황은 그 위험성이 알려진 한참 후에도 많은 건강식품 전문점에서 팔리다가 미국 정부에서 마황이 비정상 심박동 및 죽음과 연관이 있다는 근거로 금지하고 나서야 비로소 판매가 중지되었다. 광귤이라는 체중 감량 약제 역시 마황과 유사한 위험성이 있는 것으로 밝혀졌지만 지금도 팔리고 있다.

전 세계 건강식품 전문점에서는 인체에 해로운 작용을 할 수도 있는 약초(허브)를 쉽게 구할 수 있다. 심지어 어떤 나라에서는 그것들의 제조와 판매를 전혀 규제하지 않는다.

■ 다양한 허브가 섞인 제품은 피하라

어떤 제품에는 10가지 이상의 허브들이 들어 있다. 허브는 개별적으로 인체에 이떤 효과를 주는 것으로 알려진 식물이다. 논리적인 연결성 없이 여러 종류의 허브를 함께 집어넣는 것은 제품을 값비싸게 보이려는 상술에 지나지 않는다. 이것은 마치 약국에 있는 수많은 제품을 손으로 움켜쥐고 무작위로 먹는 것과 비슷한 일일 것이다. 그런 무작위 조합의 안전성을 뒷받침하는 문헌은 없다.

이와 같이 다수의 허브를 무작위로 선택 조합한 것은 수많은 연구를 거쳐 나온 복합비타민/복합미네랄 보조제와는 완전히 다르다.

■ 건강기능식품이 어떻게 만들어지는지 체크하라

최고의 건강기능식품은 청결과 순도를 보증하는 엄격한 제조 지침에 따라 제조되고 포장된다. 모든 건강기능식품이 '최고'는 아니라는 것을 명심해야 한다.

■ 합성화합물보다는 '식품'을 선택하라

최고의 건강기능식품은 실험실에서 합성한 화학물질이 아닌 천연 재료를 압축하거나 농축해 만든다. 하지만 '최고' 등급 미만의 건강기능식품은 대부분 합성화합물이다.

■ 유기농을 선택하라

농축된 식원료로 만들어진 건강기능식품을 선택할 때는 유기농으로 경작된 것을 고르는 편이 더 안전하다.

■ 실제 영양소 함유량을 조사하라

성분표에 적힌 영양소의 양과 실제 건강기능식품 1회 분량에 함유된 영양소의 양이 동일한 제조사의 건강기능식품을 구입하라. 이는 컨슈머랩닷컴(www.consumerlab.com)과 같은 사이트에서 확인할 수 있다. 그들의 연구 결과, 들어 있어야 할 영양소가 거의 없는 제품도 있었다.

■ 가격을 최우선 구매 기준으로 삼지 마라

가격이 싸다고 무턱대고 구입하지 마라. 가격보다는 영양학적 가치를 최우선으로 고려해야 한다. 나는 칼슘 보충제가 전혀 소화되지 않은 채 환자의 위장 아랫부분에 남아 있는 것을 엑스레이로 본 적이 있다. 그 환자는 아마도 값싼 칼슘제를 구매함으로써 돈을 절약했을지 모르지만, 안타깝게도 그의 몸에는 칼슘이 하나도 흡수되지 못했다.

■ 아유르베다 제품을 주의하라

이 경고는 인도의 건강 전문가에게서 나온 것이다. 2004년 〈JAMA〉에 실린 하버드 의대의 연구 결과에 따르면[247], 아유르베다 허브 약물 제품은 피하는 것이 좋다. 그리고 특히 남아시아에서 제조된 제품을 고를 때는 깐깐해져야 한다. 이들 제품에 대한 엄격한 테스트가 의무화되고 그 결과가 공표되기 전까지는 말이다.

하버드 의대 연구 팀은 아유르베다 제품 5가지 중에서 하나에는 잠재적으로 유해한 수준의 납, 수은, 비소가 들어 있다고 보고했다. 또한 이들 제품이 중금속 독성을 야기했다고 보고하는 문건이 많다.[248, 249] 그 이유는 전통적으로 아유르베다 의학을 펼치는 많은 사람들은 중금속이 유익하다고 믿었기 때문이다. 오늘날 우리는 중금속에 독성이 있다는 사실을 안다. 그러나 아직도 많은 아유르베다 보조식품에서는 중금속이 유해한 수준으로 발견된다.

■ 전문가의 말을 들어라

정보성 광고와 판매를 목적으로 한 간행물은 건강기능식품 관련 정보를 얻는 자료 출처로 적당하지 않다. "의료계 기득권층이 제약 업계에 매수되어왔다"며 그들 전체를 사악한 음모자로 묘사하면서 당신에게 가치 있는 정보를 주지 않는 간행물은 피하라. 그 간행물 제작자가 자기가 세상에서 유일하게 정직한 사람이라고 말하면서 당신의 돈을 원한다면 특히 더 조심하라.

정평이 나 있는 학술 기관에서 나온 간행물은 신뢰해도 좋다. 이를 테면 〈버클리 뉴스레터(The Berkeley Newsletter)〉, 〈하버드 멘스 헬스워치(Harvard Men's Health Watch)〉, 〈터프츠대학 건강과 영양 레터(Tufts University Health and Nutrition Letter)〉, 〈미국 공익과학센터의 영양행동건강 레터(Nutrition Action Health Letter)〉 등이 그 예다. UC버클리, 하버드, 터프츠는 평판이 좋은 대학이다. 하버드는 건강기능식품 판매업을 하지 않는다. 하버드에는 개인 간행물 발행인들이 많다. 물론 건강기능식품 분야에 대해서 좁은 시야로 논문을 쓰는 저자도 있지만 그들은 대개 공평하려고 노력한다.

■ 약물과의 상호작용을 조심하라

현재 먹는 처방약이 있다면 약사에게 가서 보충 섭취하려는 건강기능식품과 그 처방약 사이에 나쁜 상호작용이 있는지를 꼭 확인하라.

■ 알고서 선택하자

무엇을 먹고 있는지, 왜 그것을 먹어야 하는지 알아야 한다. 공부하고, 주치의에게 이야기하자(만일 그 주치의가 잘 모르면 다른 의사를 찾아라). 건강 위험도와 필요성에 대한 이해를 바탕으로 건강기능식품의 섭취 계획을 세워라. 뉴스에 나온다거나 친구가 먹는다는 이유로 뭔가를 섭취하지 말고 당신이 걸릴 위험성이 가장 높은 질병에 초점을 맞춰라.

만성질환의 위험을 줄이는 건강기능식품의 목록

이제부터 건강기능식품을 선별한 목록을 밝히겠다. 이 목록보다도 훨씬 다양한 건강기능식품이 상품 진열대에 놓여 있는 것을 알고 있지만, 여기에서는 만성질환의 위험을 줄이는 데 도움이 되는 건강기능식품만을 소개한다.

이 목록을 주치의에게 보여줘라! 거듭 요청하지만 제발, 건강기능식품을 먹기 전에 의사나 약사와 상담하라. 건강기능식품과 이미 먹고 있는 약의 상호작용을 확실히 알아볼 필요가 있다.

일부 건강기능식품에는 권장량을 포함했다. 이것들도 역시 의사와 약사에게 확인해보길 바란다. 새로운 연구 결과에 따라, 특히 복용할 수도 있는 다른 약물과의 상호작용에 따라 안전하고 효과를 내는 건강기능식품의 용량이 바뀌기 때문이다. 그리고 그 반대로, 의사가 새로운 약을 처방할 때는 지금 먹고 있는 건강기능식품과 함께 먹어도 아무런 문제가 없는지도 물어봐라.

섭취를 고려할 만한 건강기능식품은 다음과 같다.

■ 양질의 복합비타민, 복합미네랄, 복합식물영양소

영양학적으로 말하면 우리는 되도록 잘 먹어야 한다. 그런데 필수비타민과 미네랄은 수십 가지가 있고, 기타 중요한 식물영양소도 여러 가지가 있다. 우리는 이 영양소들을 음식을 통해 매일 얼마나 먹는지 정확하게 파악할 수 없다. 더구나 오늘날에는 잘 먹으려고 최선을 다하는 사람들조차 건강한 식사를 꾸준히 하기 힘든 실정이다. 이러한 형편을 고려하면 양질의 복합비타민, 복합미네랄을 섭취하는 것은 대부분의 사람들에게 이로울 것이다.

2003년의 한 연구 보고서는 복합비타민이 CRP(C-반응성 단백)를 감소시킨다는 사실을 밝혔다.[250] 출생 전 태아의 비타민 복용은 소아암의 위험요인을 줄이는 것으로 나타났으며,[251, 252] 영양결핍을 치료하면 DNA 손상을 막을 수 있다는 연구 결과도 있다.[253] 이 연구를 수행한 사람들은 "복합비타민을 섭취하는 것이야말로 아주 저렴한 비용으로 수명을 늘리는 방법"이라고 결론지었다.

■ 오메가-3지방산

지난 세기 동안 우리의 식단에서 오메가-6지방산과 오메가-3지방산의 균형은 완전히 깨졌다. 전통적인 지중해식 식단 또는 그리스식 식단에서는 대략 오메가-6지방산과 오메가-3지방산의 양이 같았다. 그러나 현재 우리는 트랜스지방과 같은 가공된 지방을 엄청 많이 먹기 때문에 오메가-3지방산의 약 20~30배가 넘는 오메가-6지방산을 섭취하고 있다. 오메가-6지방산은 만성질환의 원인이 되는 염증을 일으키는 경향이 있다. 이 비정상적인 비율을 바로 잡으려면 오메가-3지방산이 풍부한 연어나 카놀라유 같은 음식을 먹어야 한다.

그 균형은 건강기능식품을 섭취하는 것으로도 맞출 수 있다. 일반적으로 하루에 오메가−3지방산을 1g 섭취하는 것이 적절한데(성인의 경우 DHA와 EPA 둘 다 들어 있는 형태로), 어유(생선 기름)가 들어 있는 오메가−3지방산 캡슐에는 대개 그보다 더 많이 들어 있다.

오메가−3지방산은 여러 다른 효능도 있다. 고혈압,[254] 인슐린저항성,[255] 염증,[256] 심장마비 사망률,[257] 알츠하이머병[258] 등을 줄여준다. 또한 간, 심장, 지방, 뇌의 유전자 발현에도 영향을 끼친다.[259] 3장에서 언급했듯이 오메가−3지방산은 수명을 연장하는 효과가 있다. 이것은 칼로리 섭취를 제한함으로써 수명이 늘어나는 것과 관련 있는 똑같은 분자를(이를 테면 장수유전자 시르투인의 발현 단백질−옮긴이) 오메가−3지방산이 제어하기 때문이다(이것은 칼로리 섭취를 제한하지 않고 오메가−3지방산으로도 똑같은 장수 효과를 얻을 수 있다는 것을 의미한다).[260, 261, 262] 오메가−3지방산이 수많은 자가면역질환을 둔화시키고,[263] 대장암의 위험을 낮추고,[264] 전체적으로 암의 위험도를 줄여준다[265](부록 B−3의 '오메가−3지방산 급원 지침' 참조).

오메가−3지방산의 효능에 대해 더 많은 것을 알고 싶다면 아티미스 시모폴로스 박사가 쓴 《오메가 다이어트》를 읽어보라.[266] 그리고 오메가−3지방산을 섭취하기 전에는 반드시 주치의와 상담하라.

■ 칼슘 보충제

칼슘이 건강한 골격을 유지하는 데 도움이 된다는 사실은 우리 모두가 알고 있다. 하지만 그것이 전부가 아니다. 칼슘은 고혈압을 낮추는 데도 도움이 된다(코엔자임Q10, 마늘, 비타민C도 고혈압에 효과적일 수 있다).

칼슘은 인슐린저항성을 줄이는 데도 도움이 되는 것으로 알려져 있다.[267] 미국 국립보건원에 따르면, 칼슘을 건강기능식품으로 섭취하면 대장암의 위험을 줄일 수 있다. 〈미국 건강기능식품 자료집(The Dietary Supplement Fact Sheet)〉에는 칼슘[268]에 대해 다음과 같이 서술되어 있다.

"어떤 연구에서는 (저지방 급원) 음식과 건강기능식품을 통해 칼슘 섭취량을 늘리면 대장암의 위험요인이 줄어드는 것과 연관이 있다는 결과를 얻었다."[269, 270, 271]

■ 아마씨

아마씨는 높은 콜레스테롤을 낮추는데 도움이 되는 것으로 보인다[272](칼슘, 어유, 마그네슘, 귀리 역시 그러하다).

■ 비타민B군

비타민B군은 높은 호모시스테인 수치를 낮춰준다.[273] 엽산(비타민B9)은 대장암의 위험도 낮추어준다.[274] 그런데 어떤 연구에서는 비타민B군을 용량 제한 없이 섭취해서는 안 된다고 지적한다. 양질의 복합비타민에는 심장질환과 관련 있는 염증 물질인 호모시스테인을 낮추는 데 필요한 양의 엽산과 비타민B$_{12}$가 들어 있다. 엽산을 식사에 보충하면 혈관 기능 역시 향상된다.[275, 276]

■ 실제 식물 재료 제품

일부 제조사에서 제공하는 건강기능식품에는 식물 재료가 들어 있다. 물론 이것이 과일과 채소의 일일 권장량(5~9분량)을 대체하지는 못하지만 도움이 된다. 이런 건강기능식품에는 염증을 줄이는 식물영양소가 들어 있다. 식물영양소에는 헤스페리딘(hesperidin, 감귤류의 껍질에서 추출한 비타민P의 일종), 퀴서틴, 레스베라트롤, 엘라그산(ellagic acid), 안토시아닌, 설포라판(sulforaphanes), 카로티노이드(carotenoid) 등이 있다. 식물영양소의 방대한 효능을 나열하려면 책 한 권을 별도로 써야 할 정도이기 때문에 식물영양소는 "만성질환의 위험을 확실히 줄여준다" 정도로만 설명하겠다.

■ 비타민D

비타민D는 여러 종류의 암을 줄여주는 것으로 알려져 있으며, 권장량도 점점 높아지고 있다. 비타민D는 하루에 적어도 1000IU에서 2000IU 정도는 보충해야 한다. 훨씬 더 높은 수치가 이상적임을 시사하는 연구 결과도 있다.

비타민D는 또한 심장을 튼튼하게 만든다.[277] 골다공증, 고혈압, 섬유근육통, 피부 염증질환,[278] 당뇨병, 다발성 경화증, 류머티즘성관절염의 위험도 감소시킨다. 비타민D는 항염증 효과[280]가 있기 때문에 전립선암을 포함해 여러 암[279]의 위험을 줄인다.

복합비타민에 비타민D의 함유량이 1000IU가 채 안 된다면 추가해서 섭취하는 것도 고려해보라. 특히 노인이거나, 햇볕을 많이 쬘 수 없거나, 북위 35도 위쪽(또는 남위 35도 아래쪽 뉴질랜드, 태즈메이니아, 파타고니아들)에 사는 경우에는 더욱 그러하다. 비타민D 수치가 낮으면 사망률이 높아진다는 근거도 있다.[281, 282] 비타민D의 혈중 수치는 최소 37ng/mℓ(미국), 또는 대략 90nmoℓ/L(미국 외) 이상인 것이 좋다.

■ 크롬

크롬은 경구 섭취 시 인슐린저항성을 감소시킬 수 있다. 또한 당뇨병으로 진단받았을 때도 사용할 수 있다. 단, 반드시 의사와 상의한 후 사용해야 한다. 하루에 500mcg씩 두 번, 2개월간 처치를 시행해보니 평균혈당치(HbA1c, 당화혈색소)를 현저하게 떨어뜨리는 것으로 나타났다[283](당뇨병의 위험도를 줄이는 데 도움이 될 수 있는 또 다른 건강기능식품으로는 오메가-3지방산, 귀리, 귀리 겨, 칼슘, 마그네슘, 비타민D 등이

있다). 크롬 피콜린산은 또한 콜레스테롤과 중성지방도 줄일 수 있다.[284]

■ 식이섬유

식이섬유는 인슐린저항성,[285] 심장질환[286]의 위험성을 줄여준다. 그리고 논란의 여지가 있지만 대장암의 위험도 줄일 수 있다.

■ 마그네슘

마그네슘은 인슐린저항성[287]과 염증[288]을 줄이는 데 도움을 주는 것으로 알려져 있다. 그러나 양질의 복합비타민을 먹고 있다면 충분한 양의 마그네슘을 섭취하고 있을 것이다.

■ 코엔자임Q10

코엔자임Q10이 울혈성 심부전증을 완화하는 데 도움을 준다는 것을 보여주는 연구[289]가 있지만 아직은 논란의 여지가 있다. 코엔자임Q10은 혈압을 낮추고,[290, 291] 파킨슨병 증상[292]을 완화시키고, 면역 기능을 향상시키는 데 도움을 준다. 코엔자임Q10은 항산화제이자 동시에 항염증제다.[293]

■ 비타민E

대부분의 비타민E 연구는 심혈관질환과 관련이 있었으며, 대개 300~400IU가 안전한 용량으로 간주되었다. 최근 시행된 일부 연구는 심혈관계 질환에 대한 비타민E의 효과에 의문을 갖게 했다. 그러나 몇몇 연구는 방법론에 중차대한 문제점이 있었다.[294] 비타민E는 다른 비타민이나 미네랄과 함께 사용해야 심혈관계에 효과적이라고 알려져 있다.[295] 그런데 안타깝게도 대부분의 연구자들이 다른 항산화제와는 별도로 비타민E만 평가했다. 그들은 종종 연구 대상자들의 식사를 통제하지 않았거나 연구 대상자들에게 다른 비타민을 충분히 섭취하라고 지시하지 않았다. 비타민E는 다른 비타민과 함께 작동하는 팀 플레이어인데, 그러한 기본사항도 고려하지 않았던 것이다.

비타민E는 염증 촉진 사이토카인(염증 표지자로, 2장에서 자주 등장했다)과 CRP를 낮춤으로써 염증을 줄이는 것으로 알려져 있다.[296, 297] 따라서 염증이 심혈관질환의 주요 요인임을 고려하면 비타민E를 다른 항산화세와 조합해서 적질히 사용하면 질병을 감소시킬 수 있을 것이다. 앞으로 진행될 연구에서는 이 점을 고려하기를 희망한다(비타민E의 가장 좋은 원료는 알파·베타·델타·감마 토코페롤을 아주 다양하게 함유하고 있는 것이다).

일부 허술한 연구에서는 비타민E가 위험하다고까지 지적했다. 이 연구자들은 비타민E의 다른 이점을 전혀 알지 못하고 있는 것이 분명하다. 비타민E는 전립선암[298]과 위암[299]의 위험을 줄이고, 알츠하이머병[300]의 악화 속도를 늦추고, 노인층에서 면역체계의 기능을 향상시키는 것으로도 알려져 있다.[301]

■ 라이코펜

전립선암[302]과 폐암[303]의 위험을 줄인다. 또한 위암, 췌장암, 대장암, 직장암, 식도암, 유방암, 구강암, 자궁경부암 등의 위험요인을 줄이는 데도 관여한다.[304] 즉 라이코펜이 염증을 줄이는 것은 놀라운 일이 아니다.[305]

■ 녹차 폴리페놀

콜레스테롤과 중성지방 수치를 낮춘다.[306] 또한 유방암,[307] 방광암,[308] 식도암, 췌장암[309]의 위험을 낮추고 알츠하이머병이나 파킨슨병과 같은 두뇌활동 감퇴의 위험을 낮춘다.[310, 311, 312, 313, 314, 315, 316, 317] 게다가 녹차는 항암[318, 319] 및 항염증 효과[320, 321]가 있는 것으로 알려져 있다.

■ 마늘

고지혈증,[322] 고혈압,[323] 전립선암[324]의 위험을 낮춘다.

■ 셀레늄

전립선암,[325] 폐암, 대장암[326]의 위험을 줄여준다.

■ 비타민C

위암의 위험을 줄인다.[327] 또한 뇌졸중[328]의 위험을 줄이고 비타민E와의 조합으로 심혈관질환[329, 330]의 위험을 낮춘다.

■ 글루코사민

골관절염[331]과 염증[332]의 위험을 낮춘다.

■ 레스베라트롤

포도 껍질에 있는 것으로 만성염증을 줄여준다.[333]

■ 석류

동맥경화의 진행을 늦출 뿐만 아니라[334] 본래 상태로 회복시키는[335] 식물성 물질을 많이 함유하고 있다.

■ 커큐민(매운 강황에 들어 있는)

항산화제이자 항염증제로서 뇌와 신경의 기능을 보호하며,[336, 337, 338] 영양유전체학적 수준에서도 효과가 있다.[339]

■ 루테인과 제아잔틴

성인 실명에 이르게 하는 유해한 화학물질로부터 망막을 보호한다.[340, 341]

■ 은행잎

몇몇 약물과 상호작용이 있지만, 알츠하이머병의 진행을 늦출 수도 있다.[342, 343, 344]

■ 쿼서틴

염증을 줄여주고[345] 전립선암[346]의 위험을 줄이는 것으로 알려져 있다.

앞에서 얘기한 건강기능식품 섭취의 13가지 주의사항을 마음속에 새기고 평판이 좋고, 임상적으로 확인 가능하고, 유기농으로 재배한 원료나 유기농에 가까운 원료를 농축한 형태로 만든 제품을 찾아보라. 식원료를 농축한 건강기능식품은 합성 제품에 비해 훨씬 비싸지만 그만한 값어치가 있다. 왜냐하면 시너지 효과를 내면서 작용하는 식물영양소를 많이 포함하고 있기 때문이다. 만일 그럴 여력이 없다면 합성 제품이라도 먹어라. 아예 안 먹는 것보다는 확실히 더 낫다.

그러나 식습관도 나쁘고 생활습관도 좋지 않은데 건강기능식품이 모든 것을 바로잡아줄 것이라는 착각은 하지 마라! 줄담배를 피우고 고래처럼 술을 마시고 돼지처럼 엄청 먹어대는 상황에서 건강기능식품이 그런 안 좋은 생활습관으로 인해 생기는 문제를 모두 해결해줄 수는 없다. 건강기능식품은 식습관이나 생활습관이 바로잡힌 상태에서 섭취했을 때 더욱 효과를 발휘하게끔 설계되어 있다.

건강기능식품은 우리의 영양학적 게임 전략에서 틈을 허용하지 않는 백업 선수와 같다. 즉 대부분의 팀 경기에서 선발 선수와 스타 선수에 의존해서는 장기적으로 성공하기 힘들다. 숙련된 선수들을 벤치에 대기시켰다가 선발 선수가 게임에서 아웃되어 나와야만 할 경우 공백을 메울 필요가 있다. 스타 선수도 부상을 입고, 지치고, 그날따라 컨디션이 좋지 않을 수도 있기 때문에 승리를 지속하려면 백업 선수가 필요하며, 종종 백업 선수를 출전시킬 필요가 있는 것이다.

최적 건강이라는 경기를 이기는 데 있어 건강한 음식으로부터 양질의 영양 섭취가 대단히 중요하다. 그것 없이는 최적 건강에 이를 수 없다. 그러나 21세기를 사는 우리 대부분이 항시 잘 먹는다는 것은 힘든 일이다. 실로 이 문장은, 왜 우리의 식단에 건강기능식품을 추가해야 하는지를 함축하고 있다. 현재로서 분명히 밝혀둘 것은 우리의 적은 결코 방심하지 않는다는 점이다. 만성질환에 대한 위험요인은 언제든지 게임을 장악할 준비가 되어 있으며 그들은 지친다거나 단 하루의 휴가도 내지 않는다. 건강기능식품은 우리가 항시 음식을 제대로 챙겨 먹지 못하더라도 반드시 맞춰져야 하는 영양 수치를 유지하는 데 도움을 준다. 즉 건강기능식품 없이 최적 건강을 달성하기는 매우 어렵다!

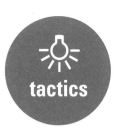

tactics

권장하는
기초 건강기능식품

　당신은 앞에서 만성질환에 도움이 되는 건강기능식품 '메뉴'를 훑어보았다. 이제는 생활에 어떻게 적용해야 할지 알고 싶을 것이다. 나도 말해줄 수 있으면 좋겠다! 그것은 "어떤 약을 먹어야 해요?"라고 물어보는 것과 같다. 그 물음에 대한 답은 사람마다 다르다. 즉 과거력, 현재의 건강 문제, 현재 복용하는 약, 알레르기 여부, 가장 위험도가 높은 질병 등에 따라 다르다.

　이 질문에 답을 얻기 위해 영양학적 평가를 받아볼 수도 있다. 그것을 어디에서 받아볼 수 있을까? 우선 의사에게 물어보라. 의사는 훌륭한 검사기관으로 당신의 영양학적 평가를 의뢰할 수도 있다.

　다음에 거의 모든 사람들에게 권장되는 기초 건강기능식품을 소개한다. 당신은 자신의 건강 상태 및 위험도에 따라 항목을 변경하거나 추가할 수 있다.

권장하는 기초 건강기능식품

■ **양질의 복합비타민, 복합미네랄, 복합식물영양소**

　이것은 앞에서 언급한 비슷한 용량의 칼슘, 비타민B군, 비타민D, 크롬, 마그네슘, 비타민E, 셀레늄, 비타민C를 함유하고 있다. 나이에 따라서 미국 국립보건원의 건강기능식품 자료표에 실린 권장량을 충족하는 칼슘을 추가할 필요가 있을 것이다. 비타민, 미네랄, 미량원소 및 식물영양소는 서로 함께 작용하기 때문에 소수의 영양소를 따로 섭취하는 것보다는 균형 있는 종합비타민 제품을 먹는 것이 가장 좋다. 더군다나 한두 알 정도 삼키기만 하면 되기에 더 간편하다(일부 고품질의 종합비타민은 하루 섭취량에 해당하는 전체 영양소와 식물 재료를 제공하기 위해 여러 알을 먹어야 하는 경우도 있다).

　종합비타민 섭취를 지지하는 더욱 흥미로운 사실들이 있다. 비타민C, 비타민E, 베타카로틴, 아연은 특히 노인에게 있어서 실명의 주요 원인인 황반변성의 진행을 지연시킨다.[347, 348] 남성 흡연자가 비타민E를 섭취하면 전립선암의 위험도가 감소하고, 베타카로틴을 음식으로 거의 섭취하지 않고 건강기능식품으로 먹는 경우에도 전립선암 발생 위험률이 낮아진다.[349] 혈장 내 비타민 B_6의 수준이 높다면 대장암의 위험요인을 줄일 수 있다.[350]

■ **오메가-3지방산**

　오메가-3지방산 건강기능식품은 보통 어유의 형태로 제공된다. 오메가-6지방산과 오메가-3지방산의 불균형을 교정함으로써 건강상 효과를 얻기 위해서는 성인의 경우 하루에 1000mg의 오메가-3지방산을 섭취해야 한다(성인은 오메가-3지방산의 두 형태 중에서 DHA에 비해 EPA가 도움이 된다). 식물 형태의 오메가-3지방산, 즉 알파-리놀렌산(alpha-linolenic acid)은 심장돌연사의 위험도를 줄이는 것으로 알려져 있다.[351](오메가-3지방산에 대한 추가 정보는 1장, 2장, 8장 및 이 장 앞부분에서 설명한 것을 참조하라. 부록 B-3도 참조하라.)

■ 건강기능식품의 형태로 제공하는 과일과 채소

이것이 만성질환의 위험을 현저하게 줄이는 것으로 알려진 다양한 식물영양소(필수비타민과 미네랄을 뛰어넘어서)를 확실하게 얻을 수 있는 이상적인 방법이다. 확실히 얻을 수 있는 몇몇 식물영양소는 쿼서틴, 석류, 라이코펜 및 녹차 폴리페놀 등이다.

■ 칼슘과 비타민D 관련 건강기능식품

칼슘과 비타민D는 식사 중에 함께 먹으면 골밀도를 증가시키고 고관절 골절과 비척추 골절을 방지한다.[352, 353] 낮은 비타민D 수치는 여러 암과도 연관성이 있다(9장 참조). 또한 고혈압[354]과 여러 다른 질병의 위험도와도 관련 있다. 비타민D와 칼슘은 당뇨병이 없는 성인에게서는 인슐린저항성과 염증을 줄인다.[355](비타민D와 칼슘과 관련한 추가 정보는 이 장 앞에서 설명한 부분과 2장, 8장, 11장을 살펴봐라.)

이럴 땐 건강기능식품을 추가 섭취하라!

● 만일 진행성 골관절염의 위험요인이 있다면 글루코사민을 추가하라. 글루코사민은 무릎인공관절 수술을 지연시킬 수 있다.[356] 이것은 글루코사민이

염증을 감소시키는 효과가 크기 때문이다(일부 연구에서는 글루코사민이 효과가 없다고 하는데 글루코사민 황산염이 아닌 글루코사민 염산염을 사용했기 때문이다).[357]

● 심장질환이나 파킨슨병[358]의 위험성이 있다면 코엔자임Q10을 건강기능식품 섭취 계획에 추가하라.

● 콜레스테롤이 문제라면 아마씨와 마늘을 추가하라.

● 암, 알즈하이머병, 치매 또는 파킨슨병의 위험요인이 높다면 녹차 건강기능식품(폴리페놀) 추가를 고려하라.

● 인슐린저항성 또는 심장질환의 위험요인이 있다면 크롬을 추가하라. 인슐린저항성이 있는 사람에게서는 인슐린 민감도를 증가시킬 뿐만 아니라 이상지질혈증에도 효과가 있다.[359]

자, 지금까지 염증이 어떻게 만성질환의 근본 원인이 되는지를 알아보았다. 그리고 최적 건강으로 향하는 길로 출발했으니 이제는 5장에서 제시한 최적 건강의 첫 번째 기둥인 '만성질환의 위험요인 줄이기'에 대해 상세하게 살펴볼 차례다. 이것은 최적 건강관리 혁명의 기초가 되는 내용이다. 최적 건강관리 혁명의 초석은 그다음에 나오는 8~11장에 상세히 설명되어 있다. 이에 대한 지식이 없으면 거짓 정보로 사기를 당해 건강에 실패하는 아픈 경험을 겪을 수 있다. 잘 배우고, 조언해주는 내용을 따르기 바란다. 그러고 나면 진체 정보를 취힙해 아주 긴단하고 괸리하기 쉬운 방법을 12장에서 제공할 것이다.

the

OPTIMAL

HEALTH

REVOLUTION

제3부

중대 만성질환의
위험요인 물리치기

제8장

쫄리면 죽는다!
심장질환과 맞서
이기는 전략

심장질환이 주요 사망원인이기는 하지만
'피할 수 없는 운명'은 아니다.
사실 심장질환이 당신을 향해 겨누고 있는 무기는
대부분 당신이 쥐여준 것이나 다름없다.
심장질환의 위험요인들을 하나씩 살펴보면서
당신이 어떻게 그것들로부터 자신을 방어할 수 있는지를 알아보자.

전 세계 사망원인 1위,
심장질환

뇌졸중이나 심혈관질환을 포함하는 심장질환은 최적 건강을 얻고자 노력하는 사람들에게 가장 큰 적이다. 만약 당신이 건강관리 계획을 세우고 그것을 따르지 않는다면 당신의 사망원인이 될 가능성이 가장 높은 만성질환이 바로 심장질환이다.

나는 이 장에서 심장질환이라는 적에 맞설 전술을 제시할 것이다. 그 전술은 심장질환이 당신을 향해 가할 모든 공격을 물리치는 것들로 구성된다. 심장질환이 여전히 사망의 주된 원인이기는 하지만, '피할 수 없는 운명'은 아니다. 사실 심장질환이 당신을 향해 겨누고 있는 무기는 대부분 당신이 쥐어준 것이나 다름없다.

이 전술의 가장 큰 특징은, 이해하기 쉬우며 생활습관이나 영양요법의 한두 가지 측면에만 초점을 맞춘 것이 아니라는 것이다. 또한 한번 해보고 아니면 그만두는 식의 반짝유행 프로그램도 아니다. 바로 남은 인생 동안의 생활이 되어야 할 방식, 그 자체다!

이 장을 비롯해 9~11장에서 나열할 위험요인들은 대부분 15년 넘게 여러 과학 문헌을 통해 확인된 것들이다. 우리 연구소에서는 몇 가지를 더 추가해 심장질환의 15가지의 위험요인을 밝혔는데, 이것들은 모두 최근의 연구 결과에 기반한 것이다. 내가 이렇게 많은 위험요인들을 언급하는 이유는 심장병으로 진단받지 않았거나 주류 의학에서 인정하는 심혈관계 위험요인을 갖고 있지 않은 사람에게서도 심장마비가 많이 일어나기 때문이다.[360]

위험요인들을 우선순위에 따라 나열한 것은 아니다. 모두 중요하다. 각각의 위험요인을 주제로 책 한 권씩은 쓸 수 있을 정도로 내용이 방대하지만, 여기에서는 압축된 형태로 제시했다. 내 목적은 당신이 얼마나 많은 위험요인을 갖고 있는지 스스로 가늠할 수 있도록 돕는 것이다.

자, 심장질환 물리치기를 시작해보자. 위험요인들을 하나씩 살펴볼 것이며, 당신이 그것들로부터 자신을 방어할 방법을 알려줄 것이다.

심장질환의 위험요인들로부터 자신을 방어하기

심장질환의 위험요인 01 **가족력과 유전적 소인**

가족력이 심혈관질환의 위험요인이라는 점은 이미 알려져왔다.[361, 362, 363] 내가 응급실에서 근무할 때 가슴 통증을 호소하는 환자에게 제일 먼저 물어보던 질문 중 하나가 "가족 중에 심장질환을 가진 사람이 있나요?"였다. 만약 부모님 중 한 분이 현재 심장질환이 있거나 과거에 앓았다면 당신도 같은 질병을 가지고 있을 확률이 가족력이 없는 사람들보다 높다고 할 수 있다. 형제자매가 심장질환이 있을 경우에도 위험도는 여전히 높다.[364]

그러나 최근까지 어느 누구도 이러한 유전적 소인이 어떻게 작용하는지 이해하지 못했다. 앞으로 더 많은 연구가 필요하지만, 최근 완성된 인간 게놈지도 덕분에 이를 훨씬 더 잘 이해할 수 있게 되었다. 영국 셰필드대학교의 고든 더프 경(Sir

Gorden Duff, M.D., ph.D.)과 인터루킨 제네틱스(Interleukin Genetics) 사(미국 메사추세츠주 월섬에 소재)의 켄 콘먼(Ken Kornman) 박사는 유전적 소인과 심장질환의 관계를 설명해줄 훌륭한 연구를 해왔다.[365] 이들의 연구에서는 염증 표지자 인터루킨1과 관련된 유전적 특성을 가진 사람은 심장질환의 위험이 3배 이상 증가하며, 유전자 이상이 함께 있는 경우에는 그 위험이 7배나 증가한다는 사실이 밝혀졌다.

당신이 다음과 같은 기질을 지녔다고 가정해보자. 부모님께서는 당신에게 사랑, 음식, 쉼터, 교육, 양심을 선사하셨다. 그리고 심장질환의 유전적 소인도 선사하셨다. 이것이 '당신의 운명은 결정되었으며 죽을 날만 기다려야 한다'는 의미일까? 그렇지 않다. 이것은 그저 심장질환에 걸릴 가능성이 더 높다는 것을 의미할 뿐이다. 기질이 곧 운명은 아니다. 만약 당신의 유전형질이 심장질환에 잘 걸리는 성향이라 해도 환경요인의 영향을 받아 심장질환의 유전적 소인이 발현될 확률이 줄어들거나 없어질 수도 있다.

5장에 등장한 두 단어, 제노타입(유전자형)과 페노타입(유전발현형)을 기억하는가? 당신의 제노타입은 환경의 영향에 따라 변형되는데, 그것이 최종적으로 당신의 페노타입을 결정한다. 유전학과 환경 간의 정확한 관계는 여전히 오리무중이다. 하지만 우리는 이미 유전적 소인을 검사해보는 것이 중요하다는 사실을 안다. 이는 검사 결과가 양성일 경우 당신은 타고난 기질을 상쇄하기 위해 더 열심히 노력해야 한다는 것을 의미한다.

유전적 소인이 있다는 것은 자칫 절망을 안겨줄 수도 있다. 그것은 경기가 시작되기도 전에 상대편이 경기에 이길 거라는 사실을 알게 되는 것과 같다. 그리고 상대편 선수 명단에 절대 이길 수 없는 선수가 포함되어 있다는 뜻이기도 하다. 그러나 유전적 소인은 그저 한 명의 선수, 하나의 위험요인일 뿐이다. 만약 당신이 그것을 지녔다면 그냥 다른 선수들을, 즉 다른 위험요인들을 나가떨어지게 만들기만 하면 된다.

일부 사람들은 자신의 몇몇 친척들이 90세가 넘도록 살았으므로 자신은 심장질환을 걱정하지 않는다고 말한다. 그렇게 생각하는 것은 명백한 오류다. 왜냐하면 당신은 손위 친척들과 동일한 유전형질을 가지고 있지 않기 때문이다. 당신이 할머니나 삼촌과 똑같이 생겼는가? 감사하게도, 아니다. 당신은 부모님에게 물려받은 유전적 특성이 조합되어 만들어진 유일체다. 더구나 친척들과는 다른 환경에서 다른 삶을 살고 있다. 그들이 심장질환에 걸릴 위험은 당신과 같지 않다. 낮을 수도 있고 높을 수도 있지만, 심장질환에 걸릴 위험은 저마다 다르다.

그렇지만 만약 심장질환의 가족력이 특히 조부모, 부모, 형제자매 중에서 나타난다면 당신은 심장질환의 위험요인 중 하나를 가진 것이 된다.

 위험요인 극복 전략

- 의사에게 심장질환과 뇌졸중의 가족력을 알린다.
- 가능하다면 유전적 소인을 알아보는 검사를 받아본다.

당뇨병

당뇨병은 심혈관 합병증과 사망 위험을 현저하게 증가시킨다.[366] 오래전부터 알려져왔듯이 당뇨병 합병증은 신장, 눈, 사지 등의 작은 혈관에 손상을 입히며 종종 신부전, 실명, 절단 등으로 이어진다. 이러한 작은 혈관이 손상을 입는 것을 '미세혈관질환'이라고 부른다.

그러나 현재는 더 큰 혈관에 손상을 입히는 대혈관질환이 증가하는 추세이며, 이 역시 당뇨병과 관련이 있다. 대혈관질환은 특히 제2형 당뇨병, 즉 '성인' 당뇨병을 앓고 있는 사람들 사이에서 흔히 발견된다.[367]

세계보건기구에 따르면 현재 제2형 당뇨병이 전 세계적으로 확산되고 있다고 한다. 그리고 제2형 당뇨병을 유발하는 대사증후군도 높아진 심장질환의 위험성과 관련이 있다고 한다.

인슐린저항성과 대사증후군이 있는 수백만 명의 사람들은 이에 대한 정보조차 없는 실정이다. 그러므로 자신이 인슐린저항성이나 대사증후군, 혹은 제2형 당뇨병이 있지는 않은지 확인해보기 바란다('심장질환의 위험요인 7_ 혈중 지질' 참조). 이 중에서 하나라도 양성으로 판명된다면 당신은 심장질환에 걸릴 위험요인이 하나 더 늘어나는 것이다(이러한 인슐린저항성과 제2형 당뇨병의 급속한 확산에 대해서는 11장에서 아주 자세히 다룰 것이다).

위험요인 극복 전략

- 인슐린저항성이나 당뇨병이 있는지 의사에게 검사를 받는다(**11장** 참조).

- 만약 당뇨병이 있다면, 의사의 치료 프로그램을 잘 따르고 **11**장에 서술한 생활습관으로 바꾼다. 그래야 심각한 상태를 피할 수 있다.

- 만약 인슐린저항성이 있다면, 인슐린저항성과 제**2**형 당뇨병의 위험도를 줄이기 위한 제 **11**장의 권고 사항들을 따른다.

흡연

최적 건강을 성취하는 게임에서 흡연은 패배를 인정하는 것과도 같다. 그것은 운동경기에서 상대편이 마음대로 득점을 하도록 내버려두는 것과 같은 것이다. 또한 흡연은 낙하산 없이 비행기에서 뛰어내리는 것만큼은 아니지만, 그에 근접할 정도로 위험한 요인이다. 수년 동안 흡연은 심혈관질환의 주된 위험요인으로 인정돼왔다.[368] 여러 종류의 암 위험성을 가중시키기도 하며(9장 참조), 혈관을 손상시켜 심장질환을 유발하기도 한다.

흡연은 어떤 형태든 심장질환의 위험을 가중시킨다. 파이프 흡연,[369] 시가 흡연,[370] 담배 흡연,[371] 마리화나 흡연[372]은 물론이고 간접흡연[373]도 마찬가지다. 흡연 기간과 하루 흡연량이 늘어나면 심장질환이 발병할 위험도 증가한다. 2000년 전 세계 심혈관질환 사망의 10분의 1은 흡연에 기인한 것이었으며,[374] 세계보건기구의 조사에 따르면 담배는 전 세계 사망 원인 중 두 번째를 차지한다.[375]

많은 연구논문은 간접흡연이 심장질환[376]과 영아돌연사증후군[377]과 모두 관련이 있음을 보여준다. 과학 저널에 실린 몇몇 논문에서는 간접흡연이 건강에 해롭지 않다고 결론을 내리기도 했지만[378] 이러한 연구들은 거의 모두 제휴 관계나 경제적 이해관계 때문에 이런 결론을 내린 것이 아닌가 의심이 간다.[379] 미 환경국(EPA),[380] 미 공중보건단(Surgeon General),[381] 국립과학원연구원[382]는 모두 "간접흡연은 질병의 위험을 높인다"고 결론 내렸다. 간접흡연은 관상동맥질환을 30%나 증가시키며, 몇 시간 혹은 몇 분이라는 아주 짧은 시간만 노출되어도 직접 흡연의 80~90%에 해당하는 강한 영향을 받을 수 있다.[383] 미 공중보건단에 따르면, 미국에서만 매년 간접흡연으로 4만 6000명의 성인 비흡연자가 심장질환으로 사망하고, 3000명의 성인 비흡연자가 폐암으로 사망하며, 430명의 신생아가 영아돌연사증후군으로 사망한다.[384] 만약 당신이 담배에 불을 붙여야겠다면 부디 다른 사람들이 그 연기를 마실 수 없는 곳에서 피워라. 다른 사람들 앞에서 흡연을 하는 것은 사람이 가득 찬 방에서 총을 난사하는 것만큼 심각한 범죄행위는 아니지만, 도덕적인 면에서는 그렇다고 볼 수 있다. 지금 내가 말하려는 주제가 잘 전달되고 있는가? 아니라면 좀 더 단도직입적으로 말하겠다.

"담배를 피우지 마라!"

만약 당신이 흡연자라면, 담배를 끊기 위해 당신이 할 수 있는 그 어떤 일이라도 하라. 의사의 처방을 포함해 그 어떤 방법도 소용이 없었다면 할 수 있는 데까지 흡연량을 줄여라. 흡연은 조금만 해도 지독한 결과를 낳지만, 조금씩 줄여가는 것만으로도 심장질환으로 사망할 통계적 위험성이 줄어든다. 캘리포니아주의 엄격한 담배 규제 프로그램을 관찰한 연구는 엄격한 담배 규제가 심장질환으로 인한 사망의 위험성을 감소시킬 수 있다는 결론을 내렸다.[385]

 위험요인 극복 전략

- 금연한다.
- 스스로 금연할 수 없다면, 의사에게 도움을 요청한다.
- 그리고도 금연이 어렵다면, 최선을 다해 흡연량을 줄인다.
- 다른 사람들이 있는 곳에서 흡연하지 않는다.
- 비타민**C**를 충분히 섭취한다. 하루에 최소 **100mg** 이상을 권장한다.

고혈압

심장질환의
위험요인
04

미국에 거주하는 사람들 중 약 5000만 명과 전 세계 10억 명의 인구가 고혈압 (hyper tension)을 가지고 있다.[386] 그런데 왜 고혈압이 심장질환과 뇌졸중의 위험요 인이 되는가?

우리의 혈관을 수도관에 빗대보자. 내부에 흐르는 물의 압력이 너무 높으면 그 압력으로 인해 수도관 안쪽에 작은 금들이 발생한다. 이것을 미세균열이라고 한 다. 그리고 이러한 균열은 혈관질환을 유발한다. 왜냐하면 혈중 콜레스테롤이 이 틈새에 끼어 죽상동맥경화증의 원인이 되는 플라크 침전물을 형성하기 때문이다.

이러한 침전물들은 심장근육에 공급되는 동맥의 혈류를 막아 심근경색(심장마 비)을 일으킨다. 또한 플라크 침전물이 부서진 채로 뇌로 흘러들어갈 수 있는데, 그 러면 더 작은 동맥들이 막히고 뇌조직으로 가는 혈액 공급이 차단되어 뇌졸중을 유발한다. 후자의 위험은 특히 중국, 일본 및 기타 동아시아 국가들에서 흔하며, 이들 국가에서는 뇌졸중이 사망의 주된 원인이다.[387]

흥미롭게도 고혈압은 만성염증과 악순환의 관계에 있다. 염증은 고혈압을 악화 시키고[388] 고혈압은 염증을 악화시킨다.[389]

누구나 한 번쯤 혈압을 재본 적이 있을 것이다. 그러나 올바른 혈압 측정법을 아 는 사람은 많지 않다. 올바른 혈압 측정법은 앉아 있는 동안 두 번 측정해서 그 수 치의 평균을 내는 것이다.

NHBPEP(미국 고혈압 교육 프로그램, National High Blood Pressure Education Program) 위원회는 고혈압 예방과 측정, 치료 등에 관한 안내서를 30년 전부터 발행해왔다. 2003에 발행된 고혈압 진료 지침(JNC-7)에는 고혈압에 대해 알아야 하는 다음과 같은 중요한 사실들을 담고 있다(2013년에는 60세 이상 고령 환자의 경우 고혈압 기준을 수축기혈압 150mmHg로 높인 지침, JNC-8을 발표했다. - 옮긴이).[390]

- 혈압 상승과 심혈관질환 사이에는 일관된 연관성이 있다.
- 40~70대는 혈압이 115/75mmHg보다 수축기혈압이 20mmHg씩, 이완기혈압이 10mmHg씩 높아질 때마다 심장질환에 걸릴 위험이 2배로 높아진다.
- 50대 이상의 경우 수축기혈압이 140mmHg 이상이라는 것은 심장질환에 걸릴 위험이 더 높다는 것을 의미한다. 이는 이완기혈압이 상승하는 것보다 더 위험하다.
- 혈압이 정상인 55세의 사람이 언젠가 고혈압에 걸릴 가능성은 90%다. 이는 대개 동맥을 딱딱하게 만드는 동맥경화 때문이다.
- 수축기혈압이 120~139mmHg이거나 이완기혈압이 80~89mmHg인 경우 고혈압 전 단계로 간주한다. 이러한 사람들도 생활습관을 바꿀 필요가 있다. 대다수 의사들은 혈압수치가 140/90mmHg 이상이 아니면 치료를 하지 않지만 수축기혈압이 136mmHg 이상이거나 이완기혈압이 86mmHg 이상이라면 심장질환에 걸릴 위험이 2배로 높아진다는 점을 명심하라. 당신의 혈압 수치가 이 범위에 해당한다면 의사와 상담하라. 특히 다른 위험요인을 가지고 있을 경우에는 필수다.

당신은 정기적으로 혈압을 측정하는가? 잘하고 있다! 다만 두 가지 사항을 유의하라. 첫째, 커프와 청진기를 사용하는 방법을 제대로 숙지하라. 둘째, NHBPEP 보고서의 제안대로 재택 혈압계 커프를 병원에 있는 커프와 비교해 재택 혈압계를 정기적으로 보정하라.

 위험요인 극복 전략

- 정기적으로 혈압을 측정한다. 고혈압은 '침묵의 살인자'다. 혈압이 높더라도 그것을 알아채기는 힘들다.

- 혈압이 **115/75mmHg** 이상인 경우 심장질환의 발병 위험이 높아진다. 특히 다른 위험요인을 가지고 있다면 치료를 받아야 한다.

- 고혈압은 흡연, 스트레스, 과체중 등의 다른 위험요인들을 줄임으로써 그 위험도를 낮출 수 있다.

- 의사와 상담한다. 만약 생활습관을 바꿔도 효과가 없다면 약 복용이 좋은 선택이 될 수 있다.

운동 부족

1990년에 발표된 한 연구논문은 몸을 활발하게 움직이는 사람들이 그렇지 않은 사람들보다 심근경색을 50%나 덜 겪는다고 했다.[391] 이것은 굉장히 환상적인 소식이었다! 그저 소파에서 벌떡 일어나 헬스클럽으로 가기만 하면 심장마비가 올 통계적 확률이 50%나 감소한다는 이야기였으니까 말이다.

그러나 초기의 많은 연구에서는 격렬한 운동만이 관상동맥에 도움이 된다고 보고했고,[392] 그 당시 의사와 건강 전문가들은 모든 사람들에게 올림픽 선수처럼 운동하라고 말했다. 그런데 대부분의 사람들은 그럴 시간이 없었고, 그에 수반되는 고통도 원치 않았기 때문에 그 말을 따르는 사람은 적었다.

이제는 더 좋은 소식들이 쏟아지고 있다. 강도가 낮은 운동도 관상동맥에 매우 큰 도움이 된다는 사실을 밝힌 여러 연구들이 있는가 하면, 어떤 연구에서는[393] 가볍고 적당한 운동이 여성들의 심장질환 발병률을 낮출 수 있다고 보고했다. 즉 1주일에 1시간씩 걷는 것만으로도 심장질환 발병률을 낮출 수 있다는 것이다. 또 다른 연구에서는[394] 달리기, 웨이트트레이닝(근력 강화 운동), 걷기 등 무엇이든 전신활동을 하면 심장질환의 위험이 감소하는 것으로 밝혀졌다. 폐경기가 지난 여성은 격렬한 운동이든 가벼운 걷기든 운동을 하면 심장질환 발병을 현저하게 낮추는 효과를 볼 수 있다.[395]

철저히 계획해서 적절히 운동하는 것이 가장 좋기는 하지만(의사가 승인하고 나이에 맞는 운동에 한해서), 어떤 형태로든 규칙적으로 운동하는 것이 아예 하지 않는 것보다는 훨씬 나으니 당신이 합리적으로 할 수 있는 운동은 무엇이든 하라.

생활 속 운동의 효과를 무시하지 마라

최적 건강관리 관점에서는 운동을 다음과 같이 정의한다.

"몸을 움직이는 것을 수반하는 모든 행동."

정식으로 운동 프로그램에 참여하지 않더라도 일상생활에서 작은 활동을 추가함으로써 그 효과를 기대할 수 있다. 예컨대 전철이나 버스로 통근한다면 한 정거장 먼저 내려서 걸어가는 것은 좋은 운동이고, 주차장에서 먼 거리에 차를 대고 좀 더 걸어가는 것도 좋은 운동이다. 또한 전화 통화를 하거나 TV 시청을 하는 중에 하체 운동을 하는 것도 좋다. 몇몇 연구들은 엘리베이터 대신 계단을 이용하는 등의 간단한 변화조차도 심장질환의 위험을 낮추는 데 도움이 된다는 것을 보여주었다.

비만 여성을 대상으로 한 연구에 따르면 활동량을 늘리면서 식사요법을 실천하는 것이 유산소 운동을 체계적으로 하면서 식사요법을 실행하는 것과 건강에 미치는 효과가 유사했다.[396] 또 다른 연구에서는 이전에 거의 활동이 없었던 건강한 성인이 신체활동 프로그램을 실천한 결과 체계적인 운동 프로그램만큼이나 신체활동, 심폐 단련, 혈압을 개선하는 데 효과가 있었다.[397] 어느 연구에 따르면 하루에 15분씩 힘차게 걸으면 심장병에 걸릴 확률이 16% 줄어든다고 한다.[398]

운동은 심장질환을 줄이는 것 외에도 많은 장점이 있다. 그 장점은 다음과 같다.

- 체중 감량[399]

- 제2형 당뇨병의 위험 감소[400]

- 제2형 당뇨병에서 혈당 개선[401]

- 일부 암에 걸릴 위험 감소

운동할 때 주의할 점

운동은 장점이 많지만 주의할 점도 있다. 어떤 운동 프로그램을 시작하든 그 전에 의사의 허락을 받아야 한다. 만약 이미 상당히 진행된 심장질환을 앓고 있다면, 지금으로서는 운동이 안전하지 않을 수도 있다. 의사가 승인했다면 바로 움직여라.

운동은 당신이 할 수 있는 만큼만 해야 한다. 그리고 어떤 식으로 몸을 움직이든 아예 움직이지 않는 것보다 더 낫다는 것을 기억하라. 일주일에 세 번 3km씩 달리는 것이 9홀 골프 코스를 돌면서 3km를 걷는 것보다 낫다. 그러나 9홀 코스를 걸어서 다니는 것이 카트를 타고 다니는 것보다는 낫다. 또한 카트를 타고 다니며 9홀 골프를 즐기는 것이 과자를 게걸스럽게 뭔가에 찍어 먹으면서 TV로 골프 치는 영상을 보는 것보다 훨씬 낫다(맥주잔이나 음료수 잔을 들어 올려서 입 쪽으로 가져가는 동작은 '일상에서의 운동'이 아니다).

운동은 하기 싫거나 지루한 것이어서는 안 된다. 그러므로 재미있는 것을 골라라. 차도보다는 강가를 걸어라. 헬스클럽의 러닝머신에서 내려온 후 농구를 하거나 사우나에서 쉬는 등의 방법을 통해 스스로에게 상을 줘라. 가장 좋아하는 음악을 듣거나 가장 좋아하는 TV 프로그램을 보면서 운동하라. 아이들이나 강아지를 집 밖으로 내쫓는 대신 함께 공원으로 나가라. 캐치볼을 하거나 원반던지기를 하거나 숨바꼭질을 해보라. 건강한 몸을 만드는 데도 좋지만 가족애를 끈끈하게 하는 데도 좋을 것이다. 강아지조차 당신을 더 좋아하게 될 것이다.

특별한 운동을 하고 있든 아니든, 당신은 일상생활에 운동을 쉽게 접목할 수 있다. 동네에서 산책을 하거나 잔디 깎는 기계를 밀고 다녀라. 또한 계단을 이용하거나, 짐 가방을 끄는 대신 들고 다니는 것도 좋다. 아니면 무빙워크로 옮기는 대신 짐 가방을 끄는 것도 좋겠다. 어떤 것이든 계속해서 몸을 움직일 방법을 찾아라. 그러면 기분이 좋아지면서 더 움직이고 싶어질 것이다.

운동할 때 하지 말아야 할 것

운동할 때 하지 말아야 할 것도 있다. 몇십만 원짜리 운동화, 몸에 딱 붙는 운동복 등 최신 유행을 따라야 한다고 생각하지 마라. 규칙적인 신체활동이 옳은 방향으로 가는 첫걸음이다. 헬스클럽에 가입했다면, 옆에 있는 사람만큼 빨리 페달을 구르지 못한다거나 무거운 역기를 들어 올리지 못한다고 해서 부끄러워할 필요가 없다. 당신이 할 수 있는 것을 시작하되, 비참하다는 생각을 하거나 스스로에게 상처를 주는 일은 없어야 한다. 그러면 당신이 생각하는 것보다 더 빨리 나아질 것이다. 하루에 두 시간씩 운동해야 한다는 강박관념에서도 벗어나라. 또한 헬스클럽에 등록해야 한다고 생각할 필요도 없다. 계속 움직이면서 즐겁게 할 수 있는 것들을 하면 족하다.

마지막으로, 다른 위험요인들을 무시하면서까지 무리해서 운동하는 운동광이 되지 마라. 달리기의 권위자였던 짐 픽스는 심장병으로 요절했다. 실제로 극도의 지구력이 필요한 일부 운동선수들은 심장을 혹사시켜 부정맥에 걸릴 수 있다.[402] 운동에 관한 최신 정보를 얻고 싶다면 미국 정부의 권장 사항(www.health.gov/PAguidelines)과 세계보건기구의 권장 사항(www.who.int/dietphysicalactivity/factsheet_recommendations/en)을 참고하라.

 위험요인 극복 전략

- '일상에서의 운동'을 생활화한다.
- 의사의 승인하에 체계화된 운동 프로그램을 시작한다. 예를 들어, '1만 보 걷기 프로그램'은 만보기를 이용해 하루에 **8km**를 걷는 효과를 볼 수 있다.
- 계속해서 움직여라! 생활하면서 몸을 조금이라도 움직이는 것이 움직이지 않는 것보다 낫다. 나는 뉴턴의 '관성의 법칙'에 비유해 '운동의 제1법칙'을 제안한다. "움직이는 몸은 더 오래 움직이게(살게) 될 것이다. 그러나 쉬는 몸은 더 일찍 고이 잠들게(죽게) 될 것이다."

심장질환의 위험요인 06

비만

비만은 심장질환의 위험요인이 분명하다.[103, 404, 405, 406] 그리고 비만한 사람이 건강이 좋지 않을 경우엔 심장질환으로 사망할 위험이 500% 증가한다.[407] 그러므로 규칙적인 운동과 식사요법, 그리고 비만을 물리치는 모든 조언을 지키는 것이 좋다.

당신에게 비만이 위험요인인지 알아보려면 우선 진단 기준을 이해해야 한다. 비만의 정의는 당신이 알고 있는 것처럼 단순하지 않다. 비만을 진단하는 기준에는 키와 몸무게의 비율 말고도 훨씬 더 많은 것들이 있으며 체지방률, WHR(허리와 엉덩이 둘레 비율) 등도 포함된다. 중요한 만큼 많은 오해를 받는 이 주제에 대한 논의는 10장에서 자세히 하겠다.

 위험요인 극복 전략

- **10장**을 주의 깊게 읽고 과체중인지, 비만은 아닌지 확인한다. **10장**에는 비만의 원인과 개선 방법을 알려주는 과학적 정보가 매우 풍부하게 담겨 있다.
- 좋은 소식이 있다. 비만의 위험요인을 줄이고 최적의 습관으로 생활하게 된다면 몸무게도 줄일 수 있다.

혈중 지질

유감스럽게도, 몇 가지 전문적인 내용을 언급하려고 한다. 적을 파악하는 것이 우리 전략의 핵심이니 조금 어렵더라도 이해해주길 바란다. 되도록 간단하게 설명하겠다.

많은 연구들이 높은 혈중 콜레스테롤 수치가 심장질환의 주된 위험요인 중 하나임을 밝혀왔다.[408] 그런데 콜레스테롤에는 여러 유형이 있으며, 모든 콜레스테롤이 나쁜 것은 아니다. 간단히 살펴보자.

- HDL(고밀도 지단백) 콜레스테롤 ⇒ 좋다
- LDL(저밀도 지단백) 콜레스테롤 ⇒ 나쁘다
- VLDL(초저밀도 지단백) 콜레스테롤 ⇒ 나쁘다

이렇게 기억하면 좋을 것이다, '고밀도는 좋고 저밀도는 나쁘다!'

계속 추가되는 심장질환의 위험요인들

혈중 지질, 특히 콜레스테롤 수치를 관리하는 것은 이제 심장질환을 예방하고 치료하는 데 기본이 되었다. 이는 콜레스테롤 수치를 낮추는 것이 심장질환의 진행을 늦출 뿐만 아니라 이전 상태를 회복하는 데 도움이 된다고 밝힌 많은 연구 결과에 기초한 것이다.

4S 연구라는 프로젝트는, 심장질환을 겪는 사람들이 콜레스테롤 수치를 떨어뜨리는 약을 복용하면 사망률과 심근경색 발생률이 감소한다는 사실을 밝혀냈다.[409] 또 다른 대형 프로젝트는 스타틴으로 불리는 콜레스테롤 저하제로 치료받은 환자들의 경우 심장과 관련된 질환으로 사망할 확률이 32% 감소했음을 밝혔다.[410] 혈관 조영술(동맥 내부를 들여다보는 검사 방법)로 이러한 약물의 장점을 확인하고자 한 연구들도 있었다.[411]

이와 같은 연구와 치료의 결과가 너무 확실했기 때문에 많은 의사들이 다른 위험요인들을 무시해왔다. 그러나 지질 조절에 관한 권위 있는 단체가 새로운 안내서를 발행한 이후로 이러한 경향이 바뀌기 시작했다. 2001년 미국 국립보건원의 NCEP(미국 콜레스테롤 교육 프로그램, National Cholesterol Education Program)는 새로운 ATP(성인치료패널, Adult Treatment Panel) III를 도입해 심혈관질환의 위험요소를 추가하고 새로운 예방책도 강조했다.[412] 즉 이 안내서가 나오기 전에는 심장질환의 주된 위험요인으로 흡연, 고혈압, 낮은 HDL콜레스테롤, 심장질환 가족력, 나이 등을 꼽았으나 ATP III는 여기에 비만, 운동 부족, 잘못된 식습관 등을 추가했다.

이 안내서는 또한 지단백(a), 인슐린저항성, 호모시스테인, 혈전 형성 증가 경향, 발견되지 않은 잠재적 심장질환, CRP와 같은 염증 인자 등을 심장질환의 위험요인으로 새롭게 인정했다. 아포지단백B(apoB)도 곧 이 목록에 추가될 가능성이 높은데, LDL콜레스테롤보다 더 훌륭한 심장질환 예측 변수가 될 수 있기 때문이다(심장질환 또는 고지혈증의 과거력이나 가족력이 있는 경우 심혈관계 질환의 위험도를 평가하기 위하여 실행할 수 있다. 때때로 고지혈증의 치료 효과를 관찰하기 위해 또는 apoB 결핍을 진단하기 위해서 이용될 수 있다. – 대한진단검사학회 인용).[413]

이제 콜레스테롤 이야기로 되돌아가보자. 좀 더 정확히 말하면, 콜레스테롤 검사 얘기다.

세상의 거의 모든 의사들은 임상병리검사에서 LDL콜레스테롤 분자의 수를 일일이 세는 대신, HDL콜레스테롤의 수치와 총콜레스테롤 수치를 측정함으로써 LDL콜레스테롤 수치를 추정하는 수식을 사용한다. 그러나 심근경색을 겪는 사람들 가운데 거의 절반에 이르는 이들은 LDL콜레스테롤 수치가 정상이다.[414] 새로운 NCEP 안내서도 이러한 구식 임상병리 기술에 기반하고 있다. 이 안내서는 그저 LDL콜레스테롤 수치를 더 낮은 비율로 조절할 것을 요구하고 있을 뿐이다.

하지만 우리 연구소에서는 최대한 환자들의 입장에서 콜레스테롤 수치를 그저 추정하기보다 콜레스테롤 분자를 실제로 '보는' 기술을 이용해 측정한다. 이것이 지질 수치를 측정하는 훨씬 더 정확한 방법이다.

현재 콜레스테롤 수치를 낮추는 약물을 처방하는 기준은 총콜레스테롤 수치가 200mg/dl보다 높을 때다(부록 A-2에 더 유의미한 기준을 제시해두었다). 좋은 콜레스테롤인 HDL에 대한 총콜레스테롤 수치의 비율을 측정한다면 현재의 표준적인 임상병리 측정법도 매우 합리적인 예측 변수가 될 수 있다. 일반적으로 HDL콜레스테롤에 대한 총콜레스테롤 수치의 비율(총콜레스테롤/HDL)은 4.0 미만인 것이 좋고, 이상적인 비율은 3.5 이하다.

콜레스테롤을 낮추는 식사요법

그러면 약물이 고지혈증을 조절하는 유일한 방법일까? 답은 "아니다"이다. 식사요법은 콜레스테롤 수치에 지대한 영향을 미친다. 그러나 불행하게도 콜레스테롤 수치를 조절하기 위해 어떤 식으로 식사를 하면 좋을지를 둘러싸고 많은 논쟁이 있어왔고, 소비자는 그로 인해 많은 혼란을 겪어왔다. 한 세대 이상 우리는 저지방 음식을 먹을 것을 촉구받아왔으나, 최근에 미국에서 반짝유행하는 식단은 저탄수화물-고지방식이다. 소위 저탄고지 식이요법이다. 저지방식? 저탄고지? 어느 것이 옳을까? 내가 아는 바로는 둘 다 답이 아니다. 늘 그렇듯이 논쟁은 지나치게 단순하고 상술에 치우쳐 있다.

나는 10장에서 음식과 식습관을 상세하게 다룰 것이다. 또한 부록 B에도 최적 건강식단의 실례를 소개한다. 그러나 지금 여기에서도 식사요법과 심장질환의 위험에 대해 몇 가지 사항을 언급하겠다.

지방에는 나쁜 것도 있고 좋은 것도 있다. 지금 말하는 지방은 혈액 속의 콜레스테롤이 아니라 우리가 먹는 음식에 함유된 지방이다. 이와 마찬가지로 탄수화물과 단백질에도 역시 좋은 것이 있고 나쁜 것이 있다.

오메가-3지방산은 매우 좋은 것이다. 그것은 심장질환의 위험을 줄이는 데 도움이 된다(심장질환의 위험요인 중에서 '오메가-3지방산 섭취 부족' 부분을 보라). 극도의 저지방식은 최적의 건강 상태를 유지하는 데 필요한 항염증 영양소인 오메가-3지방산을 빼앗아 가고 더 나아가 염증을 증가시킬 수 있다는 연구 결과도 있다.[415] 극도의 저지방식은 구시대 과학에 기반한 것으로 권장할 만한 것이 아니다.

반면 극도의 고지방식은 암 위험성을 증가시킬 수 있다(9장 참조). 유행처럼 번지는 저탄수화물-고지방식은 '좋은' 탄수화물의 엄청난 장점을 무시한다. 예컨대 좋은 탄수화물을 함유한 음식은 식이섬유와 식물영양소도 풍부하다. 반면에 고지방식에는 트랜스지방이 너무 많아서 심장질환의 위험을 높일 수 있다(섭취 열량당 트랜스지방이 2% 증가할수록 심장질환의 위험은 23% 증가한다[416, 417]). 붉은 살코기와 저가 식용유에 많이 들어 있는 오메가-6지방산은 식생활에 필요하기는 하지만 이미 너무 많이 섭취하고 있고, 혈중의 나쁜 지방들을 악화시키기 때문에 인체에 해롭다.[418]

인기 있는 DASH 식단은 심장질환의 위험을 낮추는 데 효과적인 것으로 알려져

왔다.[419] 여기에 특별히 불포화지방이나 단백질을 조금 더 보충한다면 더욱 효과적일 수 있다.[420] 그러나 나는 부록B-4에서 훨씬 더 나은 식단을 예로 제시할 것이다.

2006년, WHI(Women's Health Initiative, 여성건강계획)[421]라 불리는 대규모 연구에서는 저지방식이 심장질환을 줄여주지 못한다고 결론을 내림으로써 많은 혼란을 낳았다. 그러나 이 연구는 문제가 많았다. 첫째, 연구자들은 연구 대상자들의 지방 섭취량을 섭취 열량의 20%로 감소시키려고 했지만 29%까지 밖에 감소시킬 수 없었다(사족이지만, 이는 '어떤 것은 적게, 또 어떤 것은 많이' 식의 식사요법이 가진 문제점을 시사한다. 사람들은 실생활에서 그것을 지킬 수가 없다). 둘째, 연구자들은 지방의 유형을 통제하지 않았고, 어떤 대상자들은 다른 대상자들보다 '좋은' 지방을 더 많이 먹었다. 요컨대 이 연구 결과는 더 많은 지방을 먹을 핑계가 되지 못한다.

마지막으로, 규칙적인 운동 역시 콜레스테롤 수치를 조절하거나 감소시키는 데 도움이 된다는 사실이 증명되고 있다. 콜레스테롤 수치를 낮추고 싶다면 약물에 의지하기보다는 식사요법과 운동을 먼저 시도하는 편이 낫다.

 위험요인 극복 전략

- 콜레스테롤이나 지질 수치를 측정하는 검사를 받는다. 부록 **A-2**에 언급한 특수 콜레스테롤 검사를 받는 것이 더 좋다.
- 콜레스테롤 수치가 높다면 의사와 상담하고 나서, 만성질환의 위험을 낮추고 최적 건강을 달성하기 위한 지침을 따른다.
- 위의 두 단계를 거치면 콜레스테롤 수치가 낮아질 것이다. 그러면 약물을 줄일 수 있고 더 나아가 끊을 수도 있다.
- 그러나 의사가 권고한 것이 아니라면 절대 약물을 끊지 마라.
- 식생활에서 포화지방, 오메가-6지방산, 트랜스지방, 기타 해로운 지방의 섭취를 줄인다.

과일 및 채소의 섭취 부족

"얘야, 과일과 채소를 먹어야 한다."

엄마들은 항상 이렇게 말씀하신다. 엄마는 그렇게 해야 하는 정확한 이유는 잘 몰랐겠지만, 어쨌든 옳으셨다.

세상에 신선한 과일과 채소를 충분히 섭취하는 것을 대체할 만한 것은 없다. 과일과 채소에는 심장질환의 위험을 감소시켜주는 수백 가지(아직 그 이름을 다 붙이지도 못한)의 항산화제와 식물영양소가 함유되어 있다.

수많은 연구 결과 과일과 채소를 먹으면 심장질환의 위험을 줄일 수 있음이 밝혀졌다. 핀란드에서 실시한 한 연구 결과 충분한 양의 과일, 베리, 채소를 섭취한 남성들이 그렇지 않은 남성들보다 심장질환에 걸릴 위험이 34% 낮았다.[122] 또 다른 연구에서는 시리얼, 과일, 채소에 들어 있는 식이섬유를 많이 섭취한 사람들의 경우 심장질환으로 인한 사망률이 27% 낮았다.[123]

흥미로운 연구도 있었는데, 만 18세 이상의 건강한 남성 501명을 추적조사한 결과 포화지방과 과일, 채소가 심장질환에 미치는 복합적 효과를 관찰할 수 있었다.[124] 매일 5분량(3컵 정도)의 과일과 채소를 섭취하고 섭취 열량의 12% 이하를 포화지방으로 섭취한 사람들이, 과일과 채소는 조금 섭취하고 포화지방을 많이 섭취한 사람들보다 관상동맥 심장질환으로 사망할 확률이 76%나 낮았다.

더 흥미로운 사실은, 과일과 채소를 5분량 이상 섭취하고 동시에 포화지방을 많이 섭취한 사람들도 심장질환으로 사망할 위험이 64%나 낮게 나왔다는 점이다. 그러므로 의심의 여지가 없다. **과일과 채소는 심장질환과 겨루는 게임에서 가장 실력이 좋**

은 선수, 즉 **MVP**임이 틀림없다.

세계보건기구의 새로운 연구에 따르면,[425] 과일과 채소를 적게 먹어서 생긴 질병으로 인해 전 세계가 떠안는 부담은 경악할 만한 수준이다. 연구자들은 과일과 채소를 충분히 섭취하지 않은 탓에 조기 사망하는 사람 수가 매년 전 세계적으로 263만 명에 이른다고 추정한다. 만약 사람들이 과일과 채소의 일일 권장량인 600g을 매일 섭취한다면 전 세계적으로 질병으로 인한 부담은 1.8% 감소하고 심장질환은 31% 감소할 것이다.

 위험요인 극복 전략

- 과일과 채소를 하루에 적어도 **5~9분량(200㎖ 컵으로 3~5컵)** 섭취한다. 당연히 하루에 **9분량(5컵)**을 먹는 것이 더 낫다.
- 매끼 과일과 채소를 먹어라.
- 과자 대신 과일과 채소를 먹는다. 인스턴트 식품은 버린다.
- 색깔을 고려하라. 항산화제와 식물영양소는 과일과 채소 각각에 고유의 색을 주었다. 그러므로 다양한 색상의 과일과 채소를 매일 섭취하는 것이 좋다. 다양한 과일과 채소를 먹을수록 더 다양한 질병을 예방할 수 있다.
- 비타민**C**와 같은 항산화 건강기능식품의 섭취도 고려해본다.[426]

우울증

우울증은 과학적으로 증명된 심장질환의 위험요인이다. 이와 관련된 현상을 연구하는 과학자들은 우울증이 심장질환을 가속시키는 2개의 호르몬 경로를 자극한다고 믿는다. 더 많은 연구가 필요하지만,[427] 통계적 상관관계는 명백하다. 우울증 증상은 심장질환의 위험을 높일 뿐만 아니라 사망률도 높인다.[428, 429] 관상동맥 심장질환이 있는 사람들 중에 2년 이상 우울증을 앓은 사람들은 우울증을 겪지 않은 사람들보다 사망 위험이 2배 높았다.[430]

우울증과 심장질환의 연관성을 다룬 다른 많은 연구에서도 상당히 일관된 결과가 나타났다. 그렇기 때문에 우울증이 무엇이고, 당신 혹은 지인에게서 우울증을 어떻게 발견해낼 수 있는지 알아보는 것이 무엇보다 중요하다.

우울증은 단순히 마음의 상태만은 아니다. 그것은 질병이며, 심장질환을 촉진하는 것 말고도 여러 측면에서 치명적일 수 있다. 게다가 그 증상은 만성적으로 슬퍼하는 것과 우는 것 이상으로 나타난다. 식습관이나 수면 습관이 변하고, 결정을 내리는 데 어려움을 겪기도 하며, 자아상을 악화시킨다. 또한 쉽게 화를 내거나 사람들을 피하고, 의욕이 상실되며, 전에는 즐겁게 여기던 것들에 흥미를 잃기도 한다.

만약 당신이 이러한 증상들 중 몇 가지를 겪고 있다면 의사나 종교 상담사, 또는 정식 교육을 받은 전문가 등과 상담하는 것이 좋다. 당신과 가까운 사람에게서 이러한 증상을 보았을 경우에도 마찬가지다. 만성우울증은 삶을 비참하게 만들며, 우울증 환자 옆에 있는 사람들까지도 그렇게 만든다. 나쁜 것에는 끝이 없듯이 우울증은 심장질환으로 사망할 확률도 현저하게 증가시킨다. 그러므로 우울증을 적극적으로 다루는 것은 아주 중요하다.

그러나 사람들은 우울증을 부정하거나 부끄러워한다. 당신은 그러지 않기를 바란다. 우울증은 약함의 상징이 아니다. 대개 그것은 치료할 수 있는 것으로, 화학적 혹은 심리적 불균형의 징후일 뿐이다.

 위험요인 극복 전략

- 위에 언급한 우울증 증상 중 세 개 이상에 해당된다면 의사나 전문가와 상담하라.
- 다른 치료와 병행해 의사의 승인하에 운동 프로그램에 참가하는 것도 고려하라.[431]

스트레스

스트레스에 대해 생각하다 보면, 현대 문명사회에서 스트레스가 일반적인 문제가 된 이유를 이해하기 어렵다. 현대인의 걱정거리는 업무 기한, 가정경제, 사교 일정, 식사 계획, 자녀에게 축구 연습 시키기 등인데 조상들의 만성적인 문제였던 기근, 감염병, 전쟁 같은 것만큼 심각해 보이지 않기 때문이다. 그러나 스트레스는 분명 현대사회의 고질적인 문제이며, 불행하게도 심장질환의 위험요인이다.

많은 연구조사를 통해 스트레스가 심장질환의 위험요인이라는 것은 이미 오래전에 알려졌지만 그 이유가 밝혀진 것은 최근의 일이다. 그 위험요인들 중에는 생활습관과 관련된 것들이 있다. 예를 들어 스트레스를 받으면 사람들은 담배를 피우거나 술을 마시거나 잠을 설치거나 대충 먹는데, 이것들은 모두 심장질환을 일으킬 수 있다. 그리고 새로운 연구 기술은 스트레스 자체가 심장 내 산소 수치를 떨어뜨려서 비정상적인 심장박동을 일으킬 수 있다는 점을 증명했다.[132] 일부 사람들은 스트레스를 받는 동안 뇌가 균일하지 않은 자극을 받는데, 최근의 또 다른 연구에서는 이것 역시 비정상적인 심장박동의 가능성을 증가시키는 것으로 밝혀졌다.[133] 심지어 불안감이 남성들에게서 발생하는 심근경색의 독립적인 예측 인자가 된다는 것도 밝혀졌다.[134] 특히 만성 스트레스는 혈압을 높이기도 하고[135] 대사증후군의 위험성을 높이기도 한다(대사증후군은 11장에서 다룰 것이다. 2장에서는 만성 스트레스가 유발하는 또 다른 치명적 결과를 다룬 바 있다).[136]

그러면 당신의 스트레스 수준이 위험요인에 해당하는지는 어떻게 알 수 있을까? 방법은 의외로 간단하다. 거의 매일 엄청나게 스트레스를 받는다고 느낀다면 당신은 심장질환의 또 다른 위험요인을 가지고 있는 것이다. 주변 사람들 모두 당신만큼 스트레스를 받는다는 이유로 당신의 스트레스를 정당화해서는 안 된다. 만성 스트레스는 산업국가에 사는 모든 이들이 겪는 풍토병이라 해도 과언이 아니다. 우리 연구소에서는 아시아, 유럽, 아메리카에서 온 모든 고객들에게서 이 사실을 확인하고 있다.

좋은 소식은 삶 속에서 우리가 느끼는 스트레스를 줄일 수 있다는 것이다. **스트레스의 많은 부분은 자신이 스스로 만든 것이기 때문이다.** 우리는 작은 일 혹은 우리가 손쓸 수 없는 문제를 너무 많이 걱정한다. 용서하고, 각자의 방식대로 살아가는 것을 받아들이는 것을 어려워한다. 분노하고 억울해하고 분개하며 이기적이고 쉽게 충돌한다. 또한 우리는 너무 많은 책임을 지고 산다. 비이성적인 두려움을 품고 살며, 너무 많은 것을 관리하려 든다. 이 단락의 적어도 한 부분에서 당신의 모습을 보았다면 당신이 살아가는 방식은 당신에게서 삶의 즐거움을 앗아가고 있음은 말할 것도 없고, 당신의 수명을 단축시키고 있을지도 모른다.

나는 10년 전부터 스트레스 감소 프로그램을 만들어 시행해왔다. 그 프로그램에 대한 고객들의 반응을 볼 때마다 뿌듯하다. 대부분의 스트레스 감소 프로그램은 일시적인 심리적 안정에만 초점을 맞춘다. 그러나 올바른 스트레스 감소 방식은 일주일 동안만 좋은 기분을 유지한다든지 힘든 일을 그냥 지나가게 하는 식이어서는 안 된다. 심장질환의 위험요인을 감소시키고 더 나은 삶을 살게 하는 것이 되어야 한다. 내가 만든 프로그램은 그 점에 초점을 맞추었다.

그러므로 만성 스트레스가 당신의 삶의 일부라면 장기적으로 스트레스를 해소하기 위해 6장에서 언급한 권고 사항을 신중하게 실천해보는 것이 좋겠다.

위험요인 극복 전략

- 스트레스로 인한 문제가 있다면 **6**장을 읽어본다.

- 그것으로 충분치 않다면 의사나 종교 상담가, 자격을 갖춘 전문가를 만나 도움을 청한다.

영적 건강의 결여

영적 및 종교적 요인이 건강에 영향을 미친다는 생각은 몇 세기 전에 제기되었다. 현대 심장학의 창시자인 윌리엄 오슬러 경(Sir William Osler)은 1900년대 초에, 의학적 치료에서 종교적 요인이 미치는 영향에 대해 일련의 논문을 쓴 바 있다.[437] 그리고 이 주제에 대한 관심은 지난 30년간 엄청나게 증가해왔다. 미 국립보건원은 이 주제를 논의하는 학회를 열었고,[438] 하버드대학교와 듀크대학교는 이 연구를 위한 저명한 프로그램들을 실행하고 있다(듀크대학교의 영성신학건강센터는 아마 이 분야를 선도하는 기관일 것이다). 그리고 많은 의과대학에서 현재 신앙과 건강관리를 통합한 수업을 개설하고 있다.

신앙심을 가지고 살아가는 사람들이 더 건강하게 살아가는 경향을 보여주는 연구들은 1200개가 넘는다. 그러나 이성주의와 회의론이 지배하는 시대를 사는 현대인들에게 이는 모든 위험요인 중에서 가장 적게 알려져 있고 가장 오해를 많이 받는 부분이기도 하다. 나도 어느 정도의 건전한 회의주의는 받아들일 수 있다. 건강한 비판은 이점이 있으며 부정적인 면이 있더라도 미미한 것으로 몇몇 연구에서 드러났기 때문이다. 그러나 신앙이 긍정적 요인이라고 주장하는 1200여 개의 연구를 뒤로하고 이 주제를 무시하는 것은 바람직한 과학도 의학도 아닐 것이다.

그와 더불어 여기서 조금은 포기해야 할 관점을 언급하겠다. 나는 신앙과 건강 간에 의미 있는 상관관계가 있다고 제시하는 수백 개의 연구를 살펴보았는데, 신앙 생활이 건강을 증진하는 효과가 있다는 것을 보여줄 따름이지, 각각의 종교가 건강에 미치는 효과를 비교한 연구는 없다는 것이다. 이러한 연구들의 공통점은 헌신적인 종교적 신앙이 건강에 미치는 영향에 관한 결론에 있다. 즉 그 영향은 특정 종교, 특정 종파에 국한돼 있지 않았다.

헌신적인 종교적 신앙은 '참신앙(intrinsic faith)'이라고도 불리는데, 정기적으로 예배당에 출석하고 경전을 읽으며 그 신앙을 자신의 삶에서 매우 중요하게 여기는 것으로 정의할 수 있다. 대비되는 개념으로 '겉신앙(extrinsic faith)'과 '무신앙'이 있다. 겉신앙은 어떤 종교를 믿는다고 공언은 하지만, 종교 활동을 하지 않고 참신앙을 가지고 살아가는 사람들처럼 헌신적으로 살지도 않는 것을 가리킨다. 겉신앙을 가진 사람들은 무신론과 불가지론(인간은 신을 인식할 수 없다는 종교적 인식론. 유신론과 무신론을 모두 배격함)을 믿는 사람들과 마찬가지로 참신앙을 가진 사람들보다 건강이 나쁘다는 사실이 연구를 통해 밝혀졌다.

아픈 사람들을 위해 기도를 하는 것이 효과가 있음을 밝힌 연구도 있다. 현대에 이루어진 최초의 기념비적인 연구는 심장질환 환자들의 회복과 관련된 것이다.[439] 관상동맥 치료시설에 입원한 393명의 환자들을 임의로 두 그룹으로 나눈 뒤 한 그룹(실험군)을 위해서는 병원 밖에서 일군의 사람들이 기도를 해주었고, 대조군은 그 누구에게도 기도를 받지 못했다. 환자들 중 그 누구도 자신을 위해 기도해주는 사람이 있다는 사실을 알지 못했다. 그런데 기도를 받은 사람들은 산소호흡기나 항생제를 사용하는 횟수는 물론, 체액을 빼내기 위해 약물을 사용하는 일도 줄어들었다. 그리고 회복속도도 대조군에 비해 훨씬 빨랐다. 나중에 실시한 동일한 연구에서도 이와 유사한 결과를 얻었다.[440] 이 연구에서는 관상동맥 치료시설에 입원한 환자 990명 중 기도를 받은 이들이 훨씬 좋은 치료 경과를 보였다.

신앙생활과 건강의 관계를 밝힌 연구는 아주 많다. 그 연구 결과들을 보면 신앙심을 가진 사람들이 정상치 혹은 그에 가까운 혈압을 보였으며,[441] 심장질환으로 사망할 확률이 남성의 경우 60%, 여성은 50% 감소했으며,[442] 심장수술 후 사망할 확률이 4분의 1로 낮아졌고,[443] 입원 기간도 짧았다.[444] 또한 신체에 해를 가하는 화학물질인 인터루킨6의 수치가 떨어지고,[445, 446] CRP의 수치도 낮으며,[447] 수명도 더 긴 것으로[448] 밝혀졌다. 어떤 연구에 따르면 신앙심을 가진 사람들은 약 7년을 더 산다고 한다.[449] 이는 흡연자에 견주어 비흡연자가 누리는 수명 상의 혜택과 같은 것이다.

이처럼 신앙생활이 우리의 건강에 영향을 미치는 이유는 무엇일까? 그것은 여전히 미스터리로 남아 있다. 하지만 미스터리라는 것은 신앙의 구성요소이기도 하다. 그것은 지식을 뛰어넘는 광대한 영역의 존재를 어떻게 다룰 것인지와 관련된 문제다. 과학자들은 이 주제를 생리학적인 수준에서 연구하고 있다. 아마도 그것은 앞에서 언급한 긍정적인 태도를 갖게 해주거나 우울증을 감소시키는 것과 연관된 호르몬 경로와 관련 있을 것이다. 어쩌면 우리는 결코 신앙심이 건강에 어떻게, 왜 영향을 미치는지 완벽하게 이해할 수 없을지도 모른다. 만약 과학이 그 답을 찾는다면 반드시 당신에게 알려주도록 하겠다. 그때까지는 신앙생활을 하는 것이 당신의 심장과 건강 전반에 좋다는 것만 말해두겠다.

 위험요인 극복 전략

- 선택한 종교의 신앙생활에 진심으로 헌신하도록 한다.
- 아무도 당신에게 "내 종교가 네 종교보다 건강에 더 좋다"는 식으로 이래라저래라 말하지 못하게 하라!

심장질환의
위험요인
12

호모시스테인

'호모시스테인(homocysteine)'이라는 단어는 아마 생소할 것이다. 콜레스테롤은 혈중 물질로, 매스컴의 모든 관심을 받고 있다. 그러나 호모시스테인은 심장질환의 위험요인 중에서 떠오르는 별로, 이제 막 과학자들의 관심을 받기 시작했다.

필수아미노산에는 여러 가지가 있다(여기서 '필수'는 인간의 신체에 필요한 영양소임을 가리킨다). 우리 몸은 필수아미노산 중 하나인 메티오닌을 대사해 호모시스테인이라는 분자로 만든다. 약 10%의 사람들은 호모시스테인을 과다 생산하는 유전적 성향을 지니고 있다.

임상병리학자인 킬머 맥컬리(Kilmer McCully)는 30년 전에 혈중 호모시스테인 수치가 높은 사람들이 심장질환에 걸릴 위험이 높다는 사실을 인지했고, 후속 연구도 이러한 관련성이 사실임을 뒷받침했다. 예컨대 의학 저널 〈랜싯〉에 발표된 한 연구 결과는 호모시스테인이 심장질환의 독립적인 위험요인이며, 특히 인도인에게 그렇다는 것을 확인시켜주었다.[450] 인도와 남아시아에 거주하는 사람들이 백인, 동아시아, 서아프리카, 카리브해 연안에 거주하는 사람들보다 일반적으로 호모시스테인 수치가 높다는 사실을 밝힌 연구들도 있다.[451, 452]

2006년에 이루어진 두 연구에서는 "심장질환 환자들의 호모시스테인 수치를 낮추는 것으로는 심근경색이 추가로 발생할 위험을 낮출 수 없다"는 결과를 도출했다.[453, 454] 이로 인해 어떤 이들은 "호모시스테인은 위험요인으로 간주해서는 안 되며 심장질환의 '관련' 요인일 뿐"이라는 결론을 내렸다. 하지만 이 두 연구는 심각한 심장질환과 기타 건강상의 문제를 이미 앓고 있는 환자들을 대상으로 이루어졌다는 문제점이 있었다. 호모시스테인을 질병 예방의 관점에서 보는 연구들이 지속되는 한 나는 염증과의 관련성을 중시해 호모시스테인을 계속 위험요인으로 간주할 것이다(1장과 2장을 보라). 이러한 연구들은 호모시스테인 수치의 증가가 심장기능 감퇴와 관련돼 있다는 사실을 밝혔다.[455]

호모시스테인 수치를 낮추는 기존의 치료제 중에 엽산(혈관기능을 향상시킴),[456] 비타민B12, 오메가-3지방산 등이 있다. 한 연구에서는 심장질환 환자의 건강한 형제자매에게 엽산을 보충하게 했더니 잠재적 관상동맥질환이 발병할 위험이 감소했다.[457] 이러한 사례가 바로 적절한 영양 성분의 보충이 만성질환을 줄이는 데 역할을 할 수 있음을 보여주는 좋은 예나(7상을 참조하라).

 위험요인 극복 전략

- 심장질환이 없다면 호모시스테인 수치를 측정해본다.

- 만약 그 수치가 높다면 양질의 비타민B 보충제를 복용하고, 그러고 나서 호모스테인 수치를 재측정한다.

- 비타민B 보충제를 복용했는데도 단시간 내에 호모시스테인 수치가 떨어지지 않는다면 인슐린저항성일 가능성이 있으니 이와 관련한 검사를 받는다(11장 참조).

- 당신이 이미 심장질환을 앓고 있다면 지금으로서는 호모시스테인에 대해 생각할 필요가 없다. 호모시스테인 수치를 낮추는 것이 심장질환 환자에게 도움이 된다는 연구 결과가 아직 없기 때문이다.

갑상선기능저하증

갑상선기능저하증(hypothyroidism)이 심장질환의 위험성을 높인다는 사실은 많은 연구들을 통해 밝혀졌다. 프랑스에서 실시한 한 연구는 갑상선기능저하증이 이상지질혈증, CRP 수치 증가, 호모시스테인 수치 증가 및 심장질환과 관련 있는 기타 위험요인들과 연관되어 있음을 밝혔다.[458]

갑상선기능저하증은 신진대사를 늦춘다. 피로, 허약, 근육통으로 시작해 10여 가지 이상의 증상을 보인다. 그러나 방금 인용한 연구에 따르면 우리 중 10% 정도의 사람들은 이러한 증상을 전혀 보이지 않기 때문에 갑상선기능저하증으로 진단되지 않는다. 이를 '무증상(subclinical) 갑상선기능저하증'이라고 한다. 이러한 무증상 갑상선기능저하증도 CRP 수치를 높일 수 있으므로 이 질병을 갖고 있는지 확인하는 것이 매우 중요하다.[459] 최근 일본에서 이루어진 연구는 무증상 갑상선기능저하증 역시 총사망률은 물론이고 심장질환으로 인한 사망률도 증가시킨다는 사실을 밝혀냈다.[460]

당신에게 이러한 기능장애가 있는지 알아볼 수 있는 유일한 방법은 혈액검사를 받는 것이다. 특히 갑상선호르몬 수치(TSH)를 알아보는 것이 좋다.

 위험요인 극복 전략

- 최근에 **TSH**를 포함한 갑상선 수치를 측정해본 적이 없다면, 지금 검사를 받아보라.
- **TSH** 수치가 너무 높거나 너무 낮으면 의사와 상담해서 관리하라.

오메가-3지방산 섭취 부족

이미 언급한 바와 같이, 우리가 섭취하는 일부 지방들은 건강에 매우 이롭다. 그 중 하나가 바로 고도불포화지방인 오메가-3지방산이다. 오메가-3지방산이 풍부한 식품으로는 연어, 카놀라유, 아마씨, 호두 등이 있다.

많은 연구들을 통해 오메가-3지방산이 심장질환의 위험[461, 462, 463]과 비정상 심박동으로 인한 사망[464, 465]을 감소시킨다는 사실이 증명됐다. 오메가-3지방산은 심장의 전기적·생리적 활동에 영향을 미친다.[466] 또한 심장질환과 관련된 많은 위험요인을 감소시킨다. 예컨대 LDL콜레스테롤의 생성을 낮추고[467] 혈압을 낮추며,[468] 혈관 내부가 더 잘 작동할 수 있도록 돕는다.[469]

워싱턴에 있는 유전·영양·건강센터의 소장 시모포로스 박사는 오메가-3지방산 연구의 세계적 권위자 중 한 사람이다. 박사는 《오메가 다이어트(The Omega Diet)[470]》라는 우수한 저서를 저술한 바 있다(나는 이 책을 적극 추천한다). 우리 연구소에서는 고객들이 자신의 오메가-3지방산 섭취량이 적절한지 아닌지 아는 것이 중요하다는 판단에서, 적혈구 수치 검사,[471] 완전지방산 신형 검사를 받게 하고 오메가-3지방산의 수치를 체크한다.

음식으로 오메가-3지방산의 최적량을 섭취하는 것은 쉬운 일은 아니지만, 오메가-3지방산 보충제는 쉽게 구할 수 있다. 오메가-3지방산을 함유한 생선을 섭취할 때 주의할 사항은 부록 B-3을 참고하라.

위험요인 극복 전략

- 오메가-3지방산이 풍부한 음식을 식단에 반드시 포함한다.

- 그 방법을 정확하게 알고 싶다면《오메가 다이어트》를 읽고 이 책의 부록 **B**를 본다.

- 의사와 상담해 허가를 받은 후에 오메가-3지방산 보충제를 복용한다. 특히 쿠마딘이나 와파린 같은 혈전용해제를 복용하고 있을 경우에는 더욱 주의해야 한다.

 반짝유행 건강정보 바로잡기

저지방식의 오류

　일부 다이어트 업자들은 저지방식에만 열광해왔다. 이들은 지방으로 얻는 열량을 **10%** 이하로 낮추는 식사요법을 추천한다. 일반적으로 이러한 식사요법은 오메가-3지방산에 대한 주요 연구들이 발표되기 전에 나온 것들로, 아주 시대에 뒤떨어진 데이터에 근거한 것이다. 그렇게 총 지방량을 적게 섭취한다면 오메가-**3**지방산을 충분히 얻을 수 없다.

　이러한 다이어트 방법으로는 영구적인 체중 감량 효과를 얻을 수도 없거니와, 저지방식을 하면 만성적인 심장질환을 물리치는 전략을 실행하는 데 필요한 선수 하나를 잃게 된다. 앞서 언급했듯이 과도한 저지방식은 최적의 건강 상태를 유지하기 위해 필요한 항염증 영양소인 오메가-**3**지방산을 빼앗아가고, 더 나아가 염증을 증가시킬 수 있다.[472]

염증 증가

당신은 염증이 무엇인지 안다. 베이거나 찔렸을 때 피부에서 그것을 관찰할 수 있다. 피부가 붉게 변하고 부어오르며 아프고 열이 난다. 이러한 염증은 혈관 내부에서도 일어나며, 죽상동맥경화증이나 심징질환의 지극히 중대한 요인이 된다. 염증은 물론 다른 질병의 원인이 되기도 한다(2장 참조).

CRP는 염증이 발생했음을 알려주는 혈중 입지다. 미국 질병관리본부와 미국 심장학회에서 주최한 염증 및 심혈관질환 표지자에 대한 워크숍에서는 hs-CRP(고감도 CRP)가 심장질환의 독립적인 위험요인이 될 수 있다고 결론 내렸다.[473] 많은 연구들은 높은 CRP 수치가 심장질환과 관련이 깊다는 사실을 밝혀냈다.[474, 475] 또 다른 연구들은 CRP와 IL-6(인터루킨6) 및 ICAM-1(세포 간 부착분자1, 일명 CD54로 염증세포 부착과 이동에 관여하는 염증 단백질—옮긴이) 등 기타 염증 표지자들이 죽상동맥경화증과 그것의 진행과 관련 있음을 알아냈다.[476] 고령자는 CRP 수치가 높아지면 10년 내 심장질환이 발생할 확률이 높아진다.[477] 2장에서 언급했다시피, 2008년에 완료된 주피터(Jupiter) 연구[478]에서는 콜레스테롤 수치는 정상이지만 CRP 수치가 높은 사람들에게 약물을 2년 동안 복용하게 했더니 심장질환과 뇌졸중에 걸릴 확률이 반으로 줄어들었다. 그 약물은 LDL콜레스테롤과 CRP를 모두 낮췄는데, 앞에서 얘기했듯이 그 효과는 필시 CRP 수치를 낮추는 약물의 효과에서 비롯된 것이라고 할 수 있다.

우리 연구소에서는 수년 동안 고객에게 hs-CRP 검사를 해주고 있다. CRP는 때때로 최근 발생한 감염이나 관절염과 같은 만성염증 때문에 그 수치가 미미하게나마 오를 수도 있다. 그러한 요인이 없는 상황이라면 염증의 증가는 바로 심장질환의 위험도가 높아진다는 것을 의미한다.

위험요인 극복 전략

- 의사에게 **hs-CRP** 수치 검사에 대해 문의한다.
- **1**장과 **2**장을 다시 읽어보고 왜 높은 **CRP**가 위험요인인지 확인한다.
- **2**장에서 알려준 '높은 **CRP**를 낮추는 방법'을 배운다.

반짝유행 건강정보 바로잡기

킬레이션 요법은 비싼 배수관 청소기?

킬레이션은 **EDTA**라고 불리는 화학물질을 이용해 신체에서 중금속을 제거하는 방법을 일컫는다. 이 요법은 중금속에 중독된 환자에 한해서만 승인돼왔다. 첨단의료를 표방하는 미국 **ACAM(American College for Advancement in Medicine)**이라는 단체는 "죽상동맥경화증은 부분적으로 칼슘으로 인해 생기기 때문에 킬레이션이 심장질환을 비롯한 많은 질병에 효과적"이라고 주장한다. 미국에서만 매년 **10**만 명의 사람들이 킬레이션 요법을 추가해서 전체 치료 비용으로 평균 **4000**달러의 돈을 쓰는 것으로 추정된다. 나는 킬레이션 요법이 플라시보 이상의 효과가 있다고 증명한 양질의 논문이 없기 때문에 이 요법을 시행하는 것을 추천하지 않는다.[479, 480] 설령 칼슘을 제거한다고 해도 심장질환을 유발하는 플라크는 칼슘 외에도 다른 것들로 구성된다.

킬레이션 요법에는 신부전, 불규칙 심박동, 사망 등의 위험이 따른다. **TACT(Trial to Assess Chelation Therapy)**라고 불리는 미국 정부의 연구가 **2009**년에 완료되며 이 연구가 더 많은 정보를 제공해줄 것으로 기대하고 있으나, 이 연구 자체에 대해서도 많은 논란이 있다.[481]

분명히 말하건대, 이 책의 권고 사항을 준수하는 것이 위험요인을 제거하는 데 훨씬 안전하고 과학적으로도 더 건전한 방법이다.

나의 심장질환 위험요인
점수는 몇 점?

심장질환의 15가지 위험요인들은 최적 건강을 성공적으로 이루기 위해 반드시 물리쳐야 할 것들이다.

우선 당신의 위험요인들을 밝히는 것부터 시작하자. 당신의 삶에서 어느 선수가 가장 큰 위협이 되는가?

이 선수들은 한 팀을 이루고 있다는 점도 이해하자. 그들은 함께 움직인다. 그래서 우리를 아프게 하거나 수명을 단축시키는 힘은 단순히 더해지는 것이 아니라 **곱절로 늘어난다.** 다시 말해 심장질환과 관련한 위험요인 두 가지를 가지고 있다면 그저 위험이 2배로 늘어나는 것이 아니라 통상 2~4배로 위험이 커진다. 반면 좋은 소식도 있다. 하나의 위험요인만 감소시켜도 심장질환에 대한 총 위험을 상당히 줄일 수 있다.

위험요인의 목록 중에서 몇 개 정도가 당신의 통제 밖에 있는지도 생각해보자. 답은 하나다. 유전만이 그러하다. 부모에게 물려받은 유전자는 그 누구도 바꿀 수 없다. 심장질환을 물리치는 데 있어서 유전은 막을 수 없는 단 하나의 요인이다. 그러나 그것을 억제할 수는 있다. 이 책에서 언급한 모든 권고 사항을 잘 따른다면 유전적 성향이 발현되는 것을 줄일 수 있다.

유전적 요인 외에 14가지의 위험요인이 있다. 그리고 이제 자신에게 해당하는 각각의 요인을 물리칠 방안을 가지고 있다.

심장질환은 산업화된 국가에서 조기 사망의 첫 번째 원인이다. 이제 그것을 물리쳐야 한다. 당신에게 선택권이 있으므로 기회도 있다. 칼자루는 여러분이 쥐고 있다.

나는 당신과 당신이 사랑하는 사람들이 심장질환에 걸리지 않기를 간절히 원한다. 그러나 이 계획은 그저 종이 위에 쓰인 단어일 뿐이다. 그것을 따를지 결정하는 것은 당신이다. 책을 읽는 것만이 아닌 생활 속에서 실천으로 옮겨 성공시켜야 하는 사람도 당신이다.

제 9 장

암, 공격 막아내고 잡는 수(手)

이 장에서는 암의 치료보다는 예방에 대해 얘기할 것이다.
당신이 암 환자가 아니라고 해서
암과 싸울 필요가 없는 것은 아니다.
우리가 태어나기 전부터 이미 게임은 시작되었기 때문이다.
현재 몸속에 암이 있든 없든
암은 끊임없이 우리를 공격하려고 시도할 것이다.

왕을
보호하라!

체스 게임은 두뇌 게임이다. 폭발적인 속도나 힘으로 이기는 것도 아니고 신체적
기술이나 민첩성으로 이기는 것도 아니다. 오로지 전략을 어떻게 짜느냐에 따라 승
패가 갈라진다.

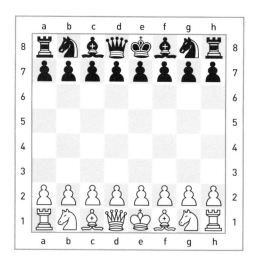

체스 말은 움직일 수 있는 방향이 저마다 다르기 때문에 이기기 위한 전략은 복잡하다. 루크(rook ♖)는 오로지 전진 또는 횡으로만 움직일 수 있고, 비숍(bishop ♝)은 대각선으로, 나이트(knight ♞)는 L자 모양으로만 움직일 수 있다. 폰(pawn ♟)과 킹(king ♚)은 한 번에 한 칸씩만 움직일 수 있다. 퀸(queen ♛)은 어떤 방향으로도 움직일 수 있다. 체스는 상대편의 말을 빼앗는 게임으로, 체크메이트(킹이 붙잡히는 상황)를 막으면서 적의 공격을 방어하고 전략을 무력화시키는 것이 승리의 관건이 된다.

암과 싸우는 것도 이와 비슷하다. 암이 생긴 것은 자신의 왕이 무력해진 상태에 처한 것과 같다. 아직 왕을 잃은 것은 아니지만 모든 전략의 초점을 방어에 맞춰야 하는 상황이다. 그러나 이 장에서는 암이 발병했을 때 어떻게 싸워야 하는지보다는 암을 예방하는 전략에 대해 얘기하려고 한다.

당신이 암 환자가 아니라고 해서 암과 싸울 필요가 없는 것은 아니다. 현재 몸속에 암이 있든 없든 암은 끊임없이 당신을 공격하려고 시도할 것이다. 사실 당신이 태어나기 전부터 이미 게임은 시작되었다. 그 체스 말은 당신이 가진 것을 하나씩 쓰러뜨리려고 서서히 다가와 당신의 움직임과 관계 없이 계속 활발히 움직인다. 그렇기에 이 게임에는 특별한 시간 제한이 있다. 따라서 당신은 이 게임에서 좀 더 적극적이면서 이길 수 있는 전략으로 승부를 펼쳐야 한다.

체스의 말 수가 16개인 것처럼 암의 위험요인도 16가지다. 위험요인을 하나씩 살펴보면서 암과의 게임에서 그것들을 제압할 전략을 마련해보자!

당신이 물리쳐야 할
암의 위험요인 16가지

**암의
위험요인
01**

가족력과 유전적 소인

암 가족력이 있는 사람들은 불행히도 중요한 핸디캡을 인정하며 게임을 시작해야 한다.

암은 대부분 유전되지 않는 것으로 보인다. 그러나 일부 암은 가족력의 영향을 받는다. 유방암이 한 예다. BRCA1과 BRCA2라는 두 유전자에서 유방암의 위험성을 증가시키는 염색체이상이 발견되고 있다.[482] 전립선암 역시 그렇다. 아버지 혹은 형제가 전립선암을 앓았거나 현재 앓고 있다면 당신에게서 전립선암이 발병할 가능성도 높아진다.

위험요인 극복 전략

- 유전적 소인에 따른 암 위험이 높다면 신뢰할만하고 잘 연구된 유전자 검사를 받아보라.

- 주치의에게 암 가족력을 이야기하라.

- 이 장의 나머지 부분에 제시된 암의 다른 체스 말을 잡는 전략을 모두 읽고 따르라.

- 당장 시작하라. 암은 당신을 기다리지 않는다.

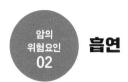

흡연

암과 싸우는 체스 게임에서 흡연은 암 진영의 퀸에 해당한다. 이것은 우리를 공격할 수 있는 가장 다재다능하며 치명적인 말이다. 흡연이 폐암과 관련 있다는 것은 누구나 알고 있다. 하지만 흡연이 거의 모든 장기에 영향을 미치며, 많은 암과도 관련 있다는 사실은 잘 모를 것이다.

미국 질병관리본부에 따르면 폐암 사망자 가운데 남성의 약 90%, 여성의 약 80%가 흡연 때문에 폐암에 걸린 것이라고 한다.[483] 흡연은 **폐암 외에도** 구강암, 인후암, 식도암, 방광암, 위암, 자궁경부암, 신장암, 췌장암뿐만 아니라 백혈병의 위험성을 증가시킨다. 또한 기타 다른 암들도 흡연과 관련이 있을 것으로 추정된다. 미국 내에서만 2003년에 방광암 5만 7000건, 췌장암 3만 건이 새로 발생한 것으로 추정하고 있다.

1993년 미 환경국(EPA)에서는 간접흡연을 '인체의 발암 인자'로 지정했다. EPA는 간접흡연으로 인해 미국 내 비흡연자 중 3000명이 매년 폐암으로 사망한다고 보고했다. 이처럼 흡연은 당신만 공격하는 말이 아니다. 흡연은 주위 사람들의 건강과 생명까지도 위협한다.

흡연량도 중요하다. 한 연구조사에 의하면, 흡연량을 절반으로 줄이자 폐암의 위험성이 현저히 줄어들었다.[484]

나는 이 장을 체스 게임에 비유해 설명하고 있지만 흡연과 관련해서는 더 강력한 비유가 필요하다. 흡연은 러시안룰렛 게임에 비유할 수 있다. 러시안룰렛은 회전식 연발 권총의 6개의 약실 중 하나에만 총알을 넣고 총알의 위치를 알 수 없도록 탄창을 돌린 후, 참가자들이 각자의 머리에 총을 겨누고 방아쇠를 당기는 게임이다. 그런데 흡연은 한 발만 넣는 것이 아닌 2~3개의 총알을 넣고 총을 쏘는 게임과 같다. 즉 사망 확률이 17%가 아닌 33~50%다!

 위험요인 극복 전략

- **8**장에서 이미 얘기했는데, 여기서 다시 언급하겠다. "금연하라!"

- 만약 당신이 담배를 피운다면, 담배를 끊기 위해 할 수 있는 일은 무엇이든 하라. 의사의 도움을 받는 것도 좋다.

- 금연을 위한 모든 시도가 실패했다면, 흡연량을 줄여라. 하루 **1**갑에서 반갑이나 **3/4**갑으로 줄여도 위험성이 줄어든다.

- 흡연을 한다면 비타민**C**를 충분히 섭취하라. 하루에 최소 **100mg** 이상을 권장한다.

운동 부족

운동도 체스 게임에서 중요한 말에 해당한다. 체스판에서 그 말을 빼면 암을 측면 공격하는 데 상당히 어려운 처지에 놓인다.

규칙적인 운동은 여러 암의 위험성을 낮춘다. 미국 국립암연구소의 연구에서는 신체활동이 결장암*의 발병 위험도를 50%나 낮추고,[185] 유방암[186]은 물론 전립선암과 자궁암의 위험도 역시 낮추는 것으로 밝혀졌다. [*이 장에서는 정확성을 기하기 위해 결장암(colon cancer), 대장암(colorectal cancer), 직장암(rectal cancer)을 구분해 번역했다. 대장은 결장(colon)과 직장(rectum)을 합친 말로 쓰인다. 그러나 다른 장에서 결장, 결장암은 통상적인 용어인 대장, 대장암으로 번역했다. – 옮긴이]]

운동과 유방암의 관계를 살펴본 대규모 역학조사 결과, 중간 수준 혹은 강도 높은 신체활동을 일주일에 3~4시간 정도 한 여성은 유방암의 위험도가 30~40% 감소했다.[187] 신체활동과 암의 관련성을 살펴보는 연구들은 지금도 다양하게 시행되고 있다.

중간 정도의 신체활동도 암의 위험도를 낮추는 것으로 밝혀졌다. 1997년, 신체활동과 건강에 관한 〈미 공중보건단 리포트(U.S. Surgeon General's Report)〉와 미 질병관리본부(CDC)와 미 스포츠의대의 보고서는 암 위험성을 낮추는 것을 포함해 건강 효과를 얻으려면 일주일에 4일 이상 최소한 중간 정도 수준의 신체활동을 최소 30분 정도 하는 것이 좋다고 권고했다. 다른 연구에서는 체중 감량 및 유지 등의 부수적인 건강 효과를 얻으려면 최소한 1시간 이상 중간~고강도의 신체활동을 해야 한다는 결론을 얻었다.

암의 위험성을 줄이기 위해 철인 3종 경기 선수처럼 훈련해야 하는 것은 아니다.

당신에게 필요한 것은 현실적인 운동 프로그램이다. 그리고 운동할 시간을 내는 것이다. 또한 운동을 삶의 일부로 만드는 것이다.

몸을 움직이는 모든 활동이 운동이 된다. 미국 국립암연구소에 따르면 업무상의 신체활동조차도 결장암의 위험도를 낮추는 데 기여한다. 힘차게 걷기가 바로 훌륭한 운동의 형태다. 그리고 그것을 일상적으로 행하는 데는 결코 많은 시간이 들지 않는다.

기초대사량을 높이고 칼로리를 더 많이 태우기 위해서 할 수 있는 수많은 작은 실천들이 있다. 엘리베이터 대신 계단을 이용하기, 일주일에 2~3일은 TV를 켜는 대신 가족들과 산책하기, 쇼핑몰이나 사무실 주차장에 차를 댈 때는 입구에서 멀리 떨어진 곳에 주차하기, 갈퀴로 낙엽을 직접 긁어 모으기, 눈을 직접 치우기 등이다. 운동 거리도 고려하라. 신체활동을 늘릴 수천 가지 방법이 있다! 그것들은 암을 비롯한 모든 만성질환의 위험성을 줄여줄 것이다.

 위험요인 극복 전략

- '일상생활에서의 운동'을 늘려라.
- 의사의 승인하에, 1만 보 걷기와 같은 체계적인 운동 프로그램을 시작하라. 그 프로그램은 만보기를 차고 하루에 약 **7~8km** 걷기 목표를 달성하게 한다.
- 계속 움직여라! 조금이라도 활동량을 늘리는 것이 전혀 안 움직이는 것보다 낫다.

비만

비만을 둘러싼 혼란은 그 어떤 건강 관심사와 관련된 혼란보다 더 심각하다. 비만 관련 산업은 비만을 미용상의 문제로 간주해 이윤만 좇고 있으며, 한쪽에서는 비만을 사회문제화하고 있다.

하지만 우리는 뚱뚱한 사람들을 향해 경멸의 의미를 담은 표현을 해서는 안 된다. 어느 누구도 비만한 몸을 선택하지 않았기 때문이다. 그래서 살찐 사람들은 부끄러워할 필요가 없다. 그 대신 비만이 일으킬 수 있는 건강문제를 생각하고, 다이어트와 관련한 사회적인 과잉반응이나 상술, 가짜 요법, 운동기구의 문제점을 알아야 한다.

비만은 만성질환과 매우 밀접한 관련이 있다. 그래서 그 문제를 심각하게 받아들이고 최선의 과학에 근거해서 해결책을 제시해야 한다.

나는 당신이 체중 문제에 효과적이고 안전한 전략으로 접근하길 원한다. 그리고 당신이 빠른 해결책 한 가지에만 초점을 둔 수천 가지 비효과적이고 대개는 위험한 제품이나 프로그램을 피할 수 있기를 바란다. 비만 관련 산업의 업자들은 대부분 당신의 체중(weight)을 줄이는 것보다는 돈(wealth)을 버는 데 훨씬 더 관심이 있다. 심지어 비만을 둘러싼 헛 정보는 사람들이 비만이 뭔지를 정확히 아는 것을 방해한다. 비만을 정확히 진단하는 것은 간단한 일이 아니다. 그것은 10장에서 자세히 설명할 것이다.

비만은 여러 가지 암의 위험도를 높인다.[488] 이는 마치 체스 게임에서 상대편에게 비숍과 루크를 몰수당하는 것과 같다. 비만은 유방암 발병을 2배 증가시킬 수 있다.[489] 폐경기 후에 체중을 감량하면 유방암의 위험도가 낮아진다고 한다.[490] 국제 암연구소(IARC)는 비만과 운동 부족이 유방암, 결장암, 자궁내막암, 신장암, 식도 암의 원인 중에서 33%를 차지한다고 보고했다.[491] 비만은 또한 미국 남성들에게 두 번째로 치명적인 암인 전립선암의 발생률을 39%까지 높인다.[492]

 위험요인 극복 전략

- 비만에 대해 자세히 다룬 **10**장을 읽고 올바른 비만 진단 기준을 알자. 많은 사람들이 자신에게 맞는 기준을 모르고 있다.
- 그리고 책의 나머지 부분을 읽어라. 최적의 생활방식을 채택하면 체중이 감량되는 이유와 원리도 알게 될 것이다.

스트레스

만성적인 스트레스가 건강에 미치는 영향을 연구하는 것은 어려운 일이다. 증상이 주관적이거니와, 산업사회에 살고 있는 대부분의 사람들은 상당히 지속적으로 스트레스에 노출되어 있어서 연구 대상을 선정하기가 힘들기 때문이다.

그러나 수많은 연구를 통해 정신적인 스트레스가 우리의 면역체계를 약화시킨다는 사실을 알게 되었다. 종양학 분야 의학 전문지 〈랜싯 온콜로지(Lancet Oncology)〉에 실린 2004년 연구에 따르면 지속적으로 스트레스를 받아온 사람은 세포독성 T세포와 NK세포의 수치가 낮다고 한다.[493] 이들 세포는 비정상 세포를 공격하고 제거하는 기능을 한다. 체스 게임에 비유하면, 우리 몸이 암을 물리치는 데 사용하는 중요한 말과 같은 것이다. 연구자들은 **"만성 스트레스에 대한 반응이 아마도 면역체계를 손상시키고 일부 종류의 암을 발전시키는 것 같다"**고 결론지었다.

심리적 스트레스와 유방암의 위험성의 관계에 대해서는 의견이 분분하지만, 최근의 한 연구에서는 관련이 있다고 결론 내렸다.[494] 그러므로 만성적인 스트레스는 암의 또 다른 위험요인이 분명해 보인다(스트레스를 줄이는 최선의 방법은 6장에서 다루었다).

 위험요인 극복 전략

- 만성적으로 스트레스를 받으며 살아가고 있다면 그것을 정상적인 것 혹은 받아들일 만한 것으로 간주하지 마라.
- 심리 전문가 또는 종교 상담사를 찾아가 스트레스를 줄이는 방법을 상의하라.
- 이 책의 **6**장을 읽어라.

**암의
위험요인
06**

동물성 지방

비만과 관련해서는 우리 몸에 들어 있는 지방에 대해 이야기했지만, 여기에서는 음식에 들어 있는 지방에 대해 얘기하겠다. 다이어트와 관련된 그릇된 상술을 부리는 사람이 알려주는 것과는 달리 몸속 지방과 음식에 들어 있는 지방은 아주 다른 문제이기 때문이다. 예를 들어, 몸이 말랐다고 해서 나쁜 종류의 지방을 먹어도 암에 걸릴 위험이 커지지 않는 것은 아니다. 나는 벌써 같은 얘기를 몇 번이나 했다. 그러나 다시 반복해야겠다. 모든 지방이 나쁜 것은 아니다. 어떤 지방은 암의 위험성을 높이지 않으면서 심장 건강에도 도움을 준다. 올리브유와 같은 단일불포화지방산이나 오메가−3지방산이 그것이다.

반면, 암의 위험성을 증가시키는 지방이 있다. 붉은 살코기에 들어 있는 다량의 포화지방은 결장암의 위험성을 높이며,[495, 496] 붉은 살코기와 가공육은 위암[497]·유방암[498]·췌장암[499]의 위험성과 관련이 있다. 또 다른 연구에서는 붉은 살코기와 가공육은 대장암의 발병 가능성을 증가시키는 반면, 생선은 대장암 발병 가능성을 감소시키는 것으로 나타났다.[500] 미국 국립암연구소에 따르면 몇몇 연구에서는 고지방 식사와 전립선암, 폐암, 자궁암 간에 연관성이 있다는 결론을 내렸다. 그 연구자들은 포화지방산을 가장 해로운 지방이라고 발표했다.[501] 하버드 보건대학에서는 트랜스지방을 많이 섭취할 경우 비(非)호지킨 림프종(non−Hodgkin's lymphoma, B림프구·T림프구 또는 NK세포에서 기원하는 림프세포 증식 질환−옮긴이)의 위험도가 증가한다고 보고했다.[502]

WHI(여성건강계획)의 2006년 연구는 나를 포함해 수많은 사람들을 충격으로 몰아넣었다. 연구자들은 저지방식이 침윤성 유방암[503]이나 대장암[504]의 위험도를 낮추지 않는다고 보고했다! 이 연구는 몇 가지 문제점이 있었고(대상자에게 총 칼로리에서 지방 섭취를 20%로 줄일 것을 요구했으나 평균적으로 오직 29%로만 줄었다), 심지어 연구 결과가 통계적으로 유의성이 없었음에도 우리가 놓쳐서는 안 될 아주 중요한 사실을 알려주었다. 예를 들어, 저지방식을 한 집단은 유방암의 위험성이 현저히 낮은 경향이 있었다. 특히 지방 섭취를 최대한 제한한 저지방식 여성군은 유방암의 위험도가 22%나 더 낮았다. 이 숫자는 통계적으로 유의미한 것이다. 이것은 대장암의 위험성 역시 적다는 것을 의미한다.

전통적인 일본 식단은 여성에게서 발생하는 결장암의 위험성을 줄이는 데는 서양식에 비해 별로 나을 게 없다.[505] 즉 신선한 음식과 저지방 단백질 원료를 강조하는 건강한 식단이 보통의 서양 식단이나 일본 식단보다 더 나았다.

 위험요인 극복 전략

- 동물성 지방의 섭취를 되도록 줄여라. 단, 연어나 한류성 어류에 들어 있는 오메가–3지방산은 제외하고!
- 혹시 고지방식 다이어트를 몇 달간 해왔다면 당장 그만두자! 설령 체중이 줄었다 하더라도 바로 그만두어라! 동물성 지방이 많은 식단은 장기적으로 암 위험성을 증가시킨다.

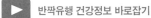

고지방식 다이어트 2

이 책을 쓰게 된 동기 중 하나가 고지방식 다이어트(고기만 먹으면서 다이어트를 하는 앳킨스 다이어트, 소위 황제 다이어트를 말한다. 탄수화물 섭취를 줄여서 복부비만을 해결하자는 의미인데 고기 섭취로 인한 단백질 효과보다는 포화지방의 섭취로 인한 단점을 간과한 다이어트 방법이다.─옮긴이)라는 엄청나게 과장된 다이어트 열풍 때문이다. 많은 사람들이 고지방식 다이어트로 단기간에 체중을 줄였다. 그러나 그들이 그렇게 되기까지 얼마나 많은 비용을 지불했는지 아는가?

특정 고지방식 다이어트는 확실히 암 발생 위험을 높인다. 그럼에도 체중 감량에 대한 사람들의 집착은 그 위험성을 무시하는 쪽으로 이끌었다. 하지만 분명히 해야 한다. 고지방식 다이어트를 홍보하는 업자들은 암 발생의 위험을 무릅쓰고 체중을 줄이라고 재촉하고 있다. 그것은 흡연으로 체중을 줄이라는 말과 크게 다르지 않다. 도무지 이치에 맞지 않는다.

또한 고지방식 다이어트는 1년 이상 할 경우 웨이트 워처스와 같은 전통적인 다이어트 방법보다도 더 효과가 없음이 증명되었다.[506]

채소와 과일의 섭취 부족

지금까지는 8장과 내용이 비슷하다는 것을 알아차렸을 것이다. 맞다, 암 위험요인의 대다수는 심장질환의 위험요인과 일치한다! 그것은 바람직한 일이다. 왜냐하면 최적 건강을 성취하는 일을 좀 더 단순하게 만들기 때문이다. 즉 우리는 심장질환, 암이라는 적을 물리치는 데 완전히 다른 전략이 필요치 않다.

채소와 과일은 암을 대적함에 있어서 엄청나게 중요한 방어책이다. 그리고 다른 방책과는 달리 맛있다! 채소와 과일은 항산화제와 식물영양소가 들어 있어 암을 비롯한 만성질환으로부터 우리 몸을 단단히 보호해준다(식물영양소가 유전자 발현과 어떻게 상호작용하는지는 3장 참조).

세계보건기구에서는 하루에 채소와 과일을 최소 600g 이상 먹는다면 전 세계적으로 위암 발생률은 19%, 식도암은 20%, 폐암은 12%, 대장암은 2% 낮아질 것이라고 추정했다.[507] 미국 국립암연구소에 따르면 채소와 과일을 많이 먹는 사람은 결장암, 구강암, 인후암, 전립선암에 걸릴 위험 역시 더 낮다.[508]

이러한 효과는 대부분의 생채소와 과일은 당부하(glycemic load)가 낮기 때문인 것으로 보인다. 당부하가 낮은 음식은 비만,[509] 대장암,[510] 유방암,[511] 난소암,[512] 위암[513]이 진행되는 것을 막아준다(당부하의 정의와 당부하가 낮은 음식 목록은 부록 C 참조). 이소플라본, 리그난, 큐메스탄, 피토스테롤과 같은 식물성 천연 에스트로겐은 채소와 과일에서 많이 발견되는 성분이며 폐암의 위험성을 낮춘다.[514]

식물성 천연 에스트로겐의 종류와 식품들

● 이소플라본(Isoflavone) : 대두, 두부, 완두콩, 붉은토끼풀 등

- 리그난(Lignan) : 호밀, 아마씨, 당근, 차, 시금치, 브로콜리 등

- 큐메스탄(Cumestran) : 콩, 완두콩, 클로버, 시금치, 새순 등

- 피토스테롤(Phytosterol) : 식물성 기름, 곡류, 과일, 채소 등

하루에 채소와 과일을 5분량(3컵) 이상 먹는 사람은 더 오래 산다는 연구 결과도 있다. 터프츠대학에 소재한 미 농무부(USDA) 산하 HNRCA(노화에 관한 인간영양연구센터, Human Nutrition Research Center on Aging)에서는 섭취 열량에서 포화지방을 12% 줄이고 채소와 과일을 하루에 5분량(3컵) 이상 먹은 사람은 어떤 이유로든 사망할 확률이 31% 적다고 발표했다.[515] 핀란드의 한 연구에서는 과일, 베리, 채소를 꾸준히 먹는 사람은 그렇지 않은 사람들에 비해 심장과 관련 없는 원인으로 사망할 확률이 32% 적다고 발표했다.[516]

채소와 과일의 엄청난 건강 효과는 의심의 여지가 없다. 그런데 왜 많은 사람들은 먹을 것이 풍족한 현대사회에 살면서도 채소와 과일을 충분하게 섭취하지 않을까? 아마도 그것을 좋아하지 않기 때문인 듯하다. 실제로 일부 사람들은 선천적으로 채소와 과일의 맛에 혐오감을 느낄 수 있다. 그러나 채소와 과일을 기피하는 것은 개인의 식습관과 관련이 깊다. 그런 사람들은 어려서부터 채소와 과일을 충분히 먹지 못했고, 저녁에는 맛있는 고기나 빵으로 배를 채우고, 간식을 먹고 싶을 때는 사과나 당근 대신 사탕, 쿠키, 짭조름한 과자봉지에 손을 뻗쳤을 것이 분명하다.

자, 한 가지 제안을 한다. 채소와 과일의 맛은 '습득'할 수 있다. 맞다! 술을 마실수록 비싼 술의 맛을 알 수 있듯이 당신은 채소와 과일처럼 몸에 좋은 것의 맛을 습득할 수 있다.

그러니 당신의 미각을 채소와 과일에 익숙해지게 하자. 혀의 미뢰가 맛을 알게 되면 당신은 자연이 선사한 최고의 예방약을 매일 섭취하게 될 것이다.

 위험요인 극복 전략

- 매일 채소와 과일을 7~9분량(200㎖ 컵으로 4~5컵)씩 먹는 것은 체스 게임에서 퀸을 추가하는 것과 같다. 즉 암에 맞설 강력한 방어책을 얻는 것이다.

- 채소와 과일을 매끼마다 먹는다. 그리고 간식으로도 먹어라.

- 채소와 과일을 선택할 때 '색상'을 고려하라. 다양한 색깔의 채소와 과일을 고루 먹는 것이 다양한 항산화제를 얻고 암과 만성질환을 막을 수 있는 비법이다.

- 비타민E와 카로티노이드의 추가 섭취를 고려하라. 그렇게 하면 위(胃)에서 비정상 세포가 발생할 위험을 낮출 수 있다.[517]

과도한 음주

"적포도주를 마시면 심장 건강에 도움이 된다."

맞는 말일까? 이 말은 사회적인 통념이므로 맞아야 한다. 극 지방이나 아마존강 상류 지역과 같이 오시에 사는 사람들조차 이 말을 알고 있다.

그러나 다들 잘못 알고 있는 것이다! 실제로 적포도주의 가장 큰 유익은 알코올이 아닌 포도의 레스베라트롤이라는 항산화물질에서 기인한다. 따라서 우리는 포도를 먹어야지, 포도주를 마시는 것을 정당화해서는 안 된다.

인간의 본성은 자신이 원하는 것, 듣고 싶은 말을 지지하는 연구에 주의를 기울이고, 최적의 건강을 달성하기 위해 뭔가 해야 한다고 내비치는 연구에 대해서는 무시하는 경향이 있다. 그럼에도 나는 최적의 건강을 이루는 데 도움이 되는 많은 연구 자료들을 제시하겠다. 미국 국립암연구소에 따르면[518] 음주는 구강암, 식도암, 후두암, 유방암, 간암의 위험을 높인다. 여성이 하루에 2잔의 술을 마시는 것은 유방암 발병 위험을 25%나 높인다. 과도한 음주는 대장암과 난소암의 위험도 높인다. 이런 위험성은 남성은 하루에 약 2잔, 여성은 약 1잔 이상을 마실 때 증가한다. 알코올은 우리 몸을 산화되게끔 공격한다. 알코올은 건강에 유익한 영향보다 나쁜 영향을 훨씬 많이 끼친다.

위험요인 극복 전략

- 암 가족력이 있다면 술을 입에도 대지 않는 것이 현명하다. 만약 술을 마셔야겠다면 하루에 여성은 **1잔**, 남성은 **2잔** 이하로 마시되 일주일에 **2~3일**은 반드시 금주해야 한다. 간은 산화 스트레스 공격에서 회복되는 데 며칠이 걸린다. 여기서 **1잔**은 소주(위스키) **1잔**, 맥주 **1캔**, **5온스** 글라스의 와인 **1잔**으로 정의한다. 엄청나게 큰 맥주잔은 이 용량을 초과한다.

- 일주일치 술을 하루에 왕창 마시지 마라.

- 만일 이들 지침이 지나치게 억압적으로 느껴진다거나 지킬 수 없다고 생각된다면 아마도 알코올이 당신의 삶에 큰 영향을 미친다는 증거일 것이다. 의사나 전문가와 상담해 알코올의존증이 있는 것은 아닌지 검사해보라.

과도한 염분 섭취

몇 년 전 일본 국립암센터장과 이야기를 나눈 적이 있다. 나는 그에게 왜 일본에서 위암 발생률이 그렇게 높은지를 물었다. 그는 일본 식단에 염분이 많이 포함되어 있는데, 그것이 위암 발생률과 관련이 있는 것 같다고 말했다. 실제로 여러 연구에서도 이 둘의 관련성을 보고했다. 네덜란드에서 진행된 한 연구도 이에 해당된다.[519]

아직 그 정확한 메커니즘은 알지 못하지만, 과도한 염분 섭취는 위벽을 자극하고 붕괴시켜 발암물질을 더 받아들이기 쉽게 하는 것으로 보인다. 앞서 언급한 연구의 주요 연구자는[520] "전통적인 일본 식단은 결장암의 증가와 관련 있어 보이는데, 이는 니트로사민 때문으로 생각된다"라고 말하면서 일본 식단과 서양 식단을 비교한 내용을 인용했다. 니트로사민은 전통 일본 음식에 흔한 염장식품에 들어있는 (발암)물질이다.[521]

 위험요인 극복 전략

- 염분을 적당히 섭취하라.

공해

암의 위험요인 10

대기오염과 상기도암의 연관성을 발표한 연구는 많다. 국제암연구소(IARC)는 모든 업무와 관련된 암의 2%, 전 세계적으로 환경과 관련된 암의 1%는 대기오염이 원인이라고 보고했다.[522] 물론 이런 암들은 오염 수준이 심한 지역에서 더 많이 발생한다.

그렇다고 숨을 멈추지는 마라. 숨을 쉬어도 당장 암이 발생하지는 않는다.

대기오염은 개인이 해결하기에는 어려운 정치적·경제적·기술적 문제이지만, 지극히 국소적인 오염원도 있다. 바로 집과 사무실의 실내 오염이다. 흡연이 대표적인 오염원의 예다. 라돈은 또 다른 예다. 라돈 가스는 암반이 붕괴될 때 발생해 주택의 지하나 지층에서 집 안으로 스며들 수 있다. 라돈 가스는 향도, 색도, 냄새도 없어 특수 검사를 해야 있는지를 알 수 있다.

라돈은 흡연자와 금연한 지 얼마 안 된 사람의 폐암 위험성을 극적으로 증가시킨다. 유럽에서 실시한 한 연구에 따르면[523] 라돈은 흡연자의 폐암 위험성을 무려 25배나 증가시킨다. 이에 비해 비흡연자의 폐암 위험도는 1% 미만으로 증가시킨다. 이 사실을 듣고도 여전히 담배를 피우고 싶은가?

위험요인 극복 전략

- 살고 있는 집의 라돈 수치를 점검해보라.
- 발암물질, 오염, 흡연에 노출되는 것을 최대한 줄여라.
- 집과 사무실에 공기청정기를 들여놓는 것을 고려해보라.

굽거나 그을린 음식

암의
위험요인
11

나는 이것이 내 친구를 포함해 여러 사람들을 슬프게 만들 내용임을 알고 있다. 그러나 얘기를 해야겠다.

훈제나 구이, 특히 **숯불에 구운 음식이 결장암의 위험을 높인다**는 연구 결과들이 지난 수년 동안 발표되었다. 그 이유는 열원에서 올라오는 연기에 수많은 발암물질이 있기 때문일 것이다. 최근의 연구들에서는 고온 조리한 요리, 특히 초고온으로 가열된 지방이 암의 위험성을 증가시키는 것으로 밝혀졌다.[524] 고기를 바비큐로 구우면 헤테로사이클릭 아민(HCA, heterocyclic amine)이라는 위험물질이 생성된다. 이 물질은 암[525, 526]의 위험도는 물론 염증[527]도 증가시킨다.

 위험요인 극복 전략

- 되도록 숯불이나 적외선 그릴로는 요리하지 마라.
- 야외에서 요리할 때는 가스를 연료로 사용하라.
- 지방이 적은 재료로 요리하라.
- 그릴을 깨끗한 상태로 보관하라.
- 그릴 위에서 익힌 바비큐 요리는 일주일에 두 번 이상은 먹지 마라.

과한 햇빛 노출

피부암은 피부색이 밝은 사람들에게서 가장 흔하게 발생할 수 있는 종류의 암이다. 그렇다고 피부를 갈색으로 태우는 것은 유감스럽게도 도움이 되지 않는다. 정반대다.

자외선이 장본인이다. 미국 국립암연구소에 따르면 햇빛, 인공적으로 피부를 태울 때 쓰는 태양등, 태닝베드에 노출되는 시간을 줄이면 비흑색종 피부암의 위험성을 줄일 수 있다. 특히 어린이 및 청소년 시절에 일광욕을 피하면 일생에 걸쳐 흑색종 피부암의 발병 위험성을 줄일 수 있다.[528]

대부분의 사람들은 미국 정부가 인공 태닝베드와 태양등을 1급 발암물질로 분류한 사실을 모른다. 심지어 일부 연구들은 태닝베드를 사용하는 것과 흑색종 발병을 연결 지어왔다.[529] 또 다른 연구에서는 태양에 노출될 때 쬐는 자외선이 피부암의 주요 원인이라고 보고했다.[530]

따라서 당신 스스로 보호해야 한다. 암과 햇빛이 한편이라는 사실에 맥이 빠질 것이다. 그러나 오늘날 우리는 자외선을 막을 수 있고 여전히 야외에서 즐길 수 있는 훌륭한 방법이 있다.

위험요인 극복 전략

- 뱀파이어가 태양을 피하듯 태닝베드에는 얼씬도 하지 마라.

- 야외에서 햇빛을 쬐며 활동해야 한다면 언제나 **UVA**와 **UVB** 자외선을 둘 다 차단할 수 있는 선크림을 발라라. 자외선 차단지수(**SPF**)는 최소한 **30** 이상이어야 한다.

- 모자, 양산, 긴소매 셔츠를 활용해서 피부가 햇빛에 노출되는 것을 줄여라. 낚시, 하이킹, 보트 놀이, 골프 등 장시간의 야외활동에 참여해야 한다면 자외선 방지 기능이 뛰어난 야외 활동복을 물색하라. 특히 오전 **10**시부터 오후 **2**시까지는 야외활동을 되도록 피하라. 야외활동은 아침과 늦은 오후에 하는 것이 더욱 안전하다.

특정 감염

암 발생 위험성을 높이는 바이러스성 감염의 종류는 많다. 인유두종 바이러스(HPV, human papilloma virus)는 성사마귀의 원인이며 성접촉을 통해서 전파된다. 자궁경부암의 99% 이상은 그 암의 DNA에 HPV 세그먼트가 포함되어 있다.[531]

안타깝게도 여러 파트너와 성관계를 맺는 사람들은, 특히 청소년들은 성병을 걱정하지 않는다. 나에게는 일어나지 않을 일이고, 만일 걸린다 해도 치료책이 있을 것이라고 생각한다. 맞는 말일까? 아니다, 틀렸다. 성적 접촉으로 인한 일부 질병은 아주 심각하고 장기적인 영향을 미치고 치료하기 힘들거나 불가능하다. HPV가 바로 그중 하나다.

다른 바이러스도 암의 위험을 높인다. C형 간염과 B형 간염은 둘 다 간암의 위험성을 증가시킨다.[532] B형 간염은 성관계를 포함해 체액의 접촉을 통해 전염된다. 일부 C형 간염도 성적 접촉으로 전파되는 것으로 알려져 있다.

 위험요인 극복 전략

- 일부일처제! 인생에서 두 사람 이상과 성관계를 갖는 것은 성병과 암의 발병 위험을 증가시키는 감염을 유발할 수 있다.
- 타인의 혈액이나 체액을 되도록 접촉하지 않는다.
- **HPV** 백신주사를 맞는 것이 나은지 의사와 상담해보라.

비타민D 결핍

현대사회에서비타민D 결핍은 흔하지 않은 일이라고 생각하겠지만, 그렇지 않다. 비타민D 결핍은 상당히 흔히 발생한다!

비타민D를 섭취하자. 비타민D 결핍은 미국과 유럽에서 공히 놀라운 속도로 증가하고 있다. 문제는 비타민D 결핍은 여러 가지 암의 위험요인이라는 것이다.

우선, 피부가 햇빛에 노출되면 비타민D 전구체가 UVB 자외선에 반응하며 비타민D로 재생된다. 이런 이유 때문에 비타민D 결핍은 햇빛에 노출되는 시간이 적은 북극이나 남극 지방에 사는 사람들에게서 훨씬 흔히 발생한다. 또 다른 이유는 태양을 피하거나 흑색종 피부암을 피하기 위해 선크림을 사용하는 노력 때문에 비타민D 결핍이 초래되는 것이다. 이러한 영향으로 피부암은 방지되겠지만 다른 암의 위험도는 증가하고 있다. 도대체 어떻게 하란 말인가? 계속 읽어보자.

비타민D 결핍의 또 다른 원인은 유제품 섭취의 감소에서 찾을 수 있다. 유제품에는 대개 비타민D가 첨가되어 있다.

비타민D가 결핍되면 결장암[533]의 발병 확률이 2배로 높아지고, 전립선암[534]의 위험성이 현저하게 증가한다. 역으로, 체내에 비타민D가 충분하면 전립선암의 위험이 줄어든다.[535] 한 연구에서는 북유럽 사람들의 유방암 사망률 가운데 25%는 햇빛 노출의 부족과 관련 있을 것이라고 결론 내렸다.[536] 또 다른 연구에서는 비타민D가 최고 수준으로 유지되는 여성은 최저 수준인 여성에 비해 유방암의 발병 확률이 50%나 낮았다.[537]

그러면 비타민D를 충분히 얻으려면 어떻게 해야 할까? 미국 국립과학원에서는 비타민D의 안전한 일일 섭취 상한선을 2400IU로 정했지만 2700IU가 필요할 수도 있다. 이는 좀 더 높은 수준으로 보충을 해주어야 보호 효과가 크다는 것을 보여주는 최신의 연구 결과에 따른 것이다.[538]

비타민D 결핍과 관련 있는 다른 암으로는 난소암과 비호지킨림프종이 있다.[539] 동일한 연구에서는 비타민D 결핍과 관련될 수 있는 다른 암들로 방광암, 식도암, 신장암, 폐암, 췌장암, 직장암, 위암을 꼽았다. 또한 낮은 비타민D 수치는 소화기암과 남성 사망을 증가시키는 것과 관련이 있을 수 있다.[540]

 위험요인 극복 전략

- 체내 비타민D 수치를 검사해보자. 몇몇 연구들은 우리 몸을 보호하려면 **25-하이드록시 비타민D[25-hydroxy(OH) vitamin D test**. 신체 내 비타민D의 양을 측정하는 가장 정확한 검사법-옮긴이]의 혈중 수치가 **37ng/ml**를 넘어야 한다고 제시한다.
- 하루에 약 **10분간** 햇빛을 쬐자. 이 정도로도 피부암의 위험성을 현저하게 높이지 않으면서 몸의 비타민D 요구량을 충족시킬 수 있다.
- 만약 체내 비타민D 수치가 낮다면 규칙적으로 비타민D 보충제를 섭취하자. 하루에 최소한 **1000IU**를 섭취해야 할 수도 있고, 최근에 실시한 일부 연구 결과를 따르면 더 높은 수치를 섭취해야 할 수도 있다.

염증

암의
위험요인
15

어떤 암은 염증 표지자인 CRP의 높은 수치와 관련이 있다. 한 예가 대장암이다.[541] 비스테로이드성 항염증 약을 쓰면 폐암 발병률이 낮아진다는 재미있는 연구 결과가 발표되었다.[542] 염증은 또한 전립선암,[543] 간암, 췌장암[544]뿐만 아니라 소화기계 암[545, 546, 547, 548, 549]의 진행을 돕는다는 사실이 밝혀졌다. 오메가-3지방산과 같은 천연 항염증 영양소는 대장암[550]과 기타 다른 암들[551]의 위험을 줄여주는 것으로 나타났다. 사실 연구자들은 이미 수많은 암을 유발할 수 있는 염증 입자를 식별했다.[552]

위험요인 극복 전략

- 염증의 척도인 **hs-CRP** 수치를 측정하는 검사를 받아볼 필요가 있는지 주치의에게 물어보라.
- **2**장에서 제시한 권고 사항과 책의 나머지 부분에 나오는 염증을 줄이는 방법을 실천하라.

인슐린저항성과 당뇨병

이제 많은 사람들이 다소 놀랄 만한 내용으로 암 이야기를 끝맺으려고 한다. 인슐린저항성과 당뇨병은 심혈관질환의 위험요인일 뿐만 아니라 암의 위험요인이기도 하다.

인슐린저항성은 심장병, 당뇨병, 기타 다른 건강 문제의 위험을 증가시키는 몇 가지 심혈관 위험요인을 나타내는 증후군이다.[553] 인슐린저항성이 영향을 미치는 건강 문제로는 간암과 대장암이 있다[554, 555](자세한 내용은 11장에서 설명할 것이다).

당뇨병 역시 결장암, 자궁(내막)암, 신장암, 췌장암, 간암의 발병 위험성 증가와 관련이 있다.[556] 당뇨병과 간암은 여러 나라에서 빠르게 증가하고 있는데, 어쩌면 당뇨병이 간암 발병에 기여하고 있을 수도 있다.

인슐린저항성과 당뇨병이 암 발병의 위험성을 증가시키는 이유는 아직 충분히 알려지지 않았다. 현재 연구가 진행되고 있지만, 마냥 결과를 기다리고 있을 수는 없다. 만일 집에 불이 났다면 소화기를 붙잡고 불을 끄는 것이 우선이지, 어떻게 불이 시작됐는지 파악하는 것은 차후에 할 일이다.

물론 첫 번째 할 일은 당신에게 이 위험요인이 있는지 알아내는 것이다.

 위험요인 극복 전략

- 11장을 읽고 주치의에게 진찰을 받아 인슐린저항성이나 당뇨병에 해당하는지를 알아봐라.
- 만일 인슐린저항성이거나 당뇨병이라면 주치의의 지시를 잘 따르고 11장에 있는 '인슐린저항성을 감소시키는 권고 사항'을 따라도 되는지 상담해보라.

이기는
경기 하기

암은 체스판에서 16개의 말을 모두 가지고 게임을 시작한다. 참 교활한 놈이다. 게임의 전략은 간단치 않다. 여러 말을 이동시키고, 전술을 펼치고, 방어해야 한다.

그러나 당신은 자신의 말에 대한 지휘권을 가지고 있다. 당신은 모든 위험요인에 대응할 수 있으며, 유전적 요인을 제외하고 암의 말들이 이동할 때마다 당신에게 불리하게 작용할 수 있다. 그렇다 해도 당신은 올바른 생활 방식으로 유전자가 발현되는 것을 조절할 수 있다. 당신은 죽는 날까지 이 게임을 계속해야 할 것이다.

나는 당신이 단지 한두 가지의 습관이 아닌 생활방식 자체를 바꾸길 원한다. 어쩌면 그것은 더 쉬운 방법이다. 한순간 유행하는 건강관리 방식을 취했다가 바로 버리는 대신, 살아가는 방식을 점진적으로 변화시킨다면 그 변화는 당신의 제2의 천성이 될 것이기 때문이다.

당신은 담배를 피우거나, 채소 먹는 것을 거부하거나, 온종일 TV 앞에서 여가시간을 보내기 위해 태어나지 않았다. 이런 습관은 당신의 유전자에는 없다. 건강한 음식을 먹고, 규칙적으로 운동하고, 매년 건강검진을 받는 것은 당장은 재미없고 지겨운 일처럼 느껴질지 모른다. 하지만 일단 변화를 시작하면 그런 습관들은 학수고대하게 될 당신 삶의 일부가 될 것이다.

다음 장으로 넘어가기 전에 다시 한 번 암 위험요인들을 훑어보자. 어떤 위험요인이 당신의 손 안에 있지 않은가? 바로 하나, 유전이다! 그러나 유전적 요인은 다른 위험요인을 극복함으로써 코너로 몰 수 있다. 오로지 킹과 또 다른 말 하나밖에 남지 않은 적은 당신을 이길 수 없을 것이다. 우리가 알려준 생활방식대로 사는 것은 암의 다른 말을 잡거나 확실하게 수적 우세를 점하는 것과 같다. 그러므로 암으로 진단받기 전에 지금 당장 생활방식을 바꾸는 것이 훨씬 낫다.

제10장

비만,
건강하면 살이 빠진다!

비만은 염증을 증가시키는 원인일 뿐만 아니라
염증이 증가해서 나타나는 결과이기도 하다.
이것이 의미하는 바는 무엇일까?
당신이 중점을 두어야 하는 것은 체중 감량이 아니라
염증을 줄이는 방식으로 생활하는 것이라는 사실이다.
그러다 보면 자연히 체중도 줄어든다.

비만을 대하는
올바른 자세

비만을 소재로 사업을 하는 사람들은 자신만의 이론을 펼치며 해결책을 제시한다. 수천 개의 회사들은 식사요법, 약물요법(처방 약과 일반 약), 운동 프로그램과 운동기구, 식음료 제품, 책, 동영상, 강좌, 수술요법, 그리고 마법의 부적 등이 체중 조절을 위한 진정한 길이라며 사람들을 현혹하고 있다. 실제로 많은 사람들이 날씬해지는 것에 집착해 이런 유혹에 넘어가지만, 어찌 된 일인지 비만율은 계속해서 높아지고 있다.

사람들이 무엇이 문제인지조차 인식하지 못한 채 잘못된 판단을 하고 있는 것도 비만의 추세가 꺾이지 않는 이유다. 예를 들어 "몇 kg의 과체중"은 인정하면서 "비만"이라는 진단은 받아들이려고 하지 않는다. 그러한 경향은 현대사회에서 비만이라는 말에 따라다니는 사회적인 오명을 고려하면 충분히 이해가 간다. 이러한 사회 현상은 부끄러운 일이다. 우리는 당뇨병 환자나 심장병 환자, 혹은 암 환자를 비웃거나 경멸하지 않는다. 그 환자들의 생활습관이 그 병을 만들고 키웠더라도 말이다. 그런데 병적으로 비만인 사람들을 바라볼 때는 "자신이 초래한 일"이라며 매정하게 단정 짓고는 "케이크 바나 탄산음료 섭취를 자제하는 것만으로도 수십 kg을 금세 뺄 수 있다"고 쉽게 내뱉는다. 그러나 실상은 어떤가? 그렇게 쉽게 살을 뺄 수 있다면, 누가 비만한 채로 살겠는가?

우리 대부분은 "비만은 극단적으로 살이 찐 것"이라고 생각한다. 그것은 또 다른 오해다. 비만에 대한 의학적 정의는 그보다 훨씬 더 복잡하다. 곧 그 이유를 설명할 것이다.

비만율이 줄어들지 않는 또 다른 이유는 너무나 많은 사람들이, 살이 찐 사람이든 마른 사람이든 비만을 미용의 문제로 생각하기 때문이다. 사람들은 날씬해지기 위해서 말 그대로 '말라 죽어간다'. 그들은 사회가 규정하는 아름다움의 기준에 부합하기 위해서 단일 다이어트법이나 약물 '치료'를 시행한다. 그리고 그 방법들은 영양부족을 야기해 건강에 해를 입히고, 그로 인해 비만이 악화되는 악순환이 반복된다.

단언하건대, **비만은 건강 문제다!** 비만이 만성질환의 위험성을 높인다는 많은 보고서가 있다. 그렇기에 우리는 비만 문제를 다룰 때 건강해지는 데 역점을 두어야 한다. 비만을 둘러싼 부끄러움, 선입관, 오해를 버리고 이 문제를 다룰 실질적인 방법을 찾아야 한다. 살을 빼는 데 들이는 돈이 엄청나지만 비만율이 계속 증가하는 현상을 똑바로 봐야 한다.

말장난 같지만 비만을 다루는 이 장이 이 책에서 가장 '뚱뚱하다'! 이는 비만에 대한 모든 오해들을 반박하기 위한 필연적 선택이었다. 그 어떤 분야보다 체중 감량과 관련된 거짓말들이 전 세계 곳곳에 많이 퍼져 있다.

최고의 삶을 성취하기 위한 전략에서 정보는 핵심 요소다. 이 장을 읽음으로써 당신은 다음과 같은 것을 알게 될 것이다.

- 비만, 과체중, BMI의 정의
- 과체중과 비만의 판단 기준
- 만성염증과 비만의 연관성
- 성인비만과 소아비만의 급속한 확산과 놀랄 만한 통계
- 비만과 관련된 여러 건강 문제의 원인과 결과, 그리고 가역성
- 인기 있는 다이어트 방법 중에서 몇몇 유행하는 다이어트 방법의 문제점
- 최적 건강과 성공적인 체중 감량을 위한 초석

비만을 정의하는
합리적인 공식

비만과 과체중을 정의해봄으로써 잘못된 생각을 바로잡아보자.

우선 당신이 비만과 과체중 중 어느 범주에 속하는지 아는 것이 중요하다. 왜냐하면 비만과 과체중은 만성질환의 위험성 측면에서 큰 차이가 있기 때문이다.

비만을 정의하는 가장 일반적인 방법은 BMI(체질량지수, 부록 A-3 참조)다. BMI는 체중(kg 단위)을 키(m 단위)의 제곱으로 나누어 계산한다.

BMI = 체중(kg) ÷ {신장(m) × 신장(m)}

예를 들어 체중이 90kg이고, 신장이 175cm(1.75m)인 사람의 BMI를 계산해보자. 90÷(1.75×1.75) = 29.41로, 이 사람의 체질량지수는 29다.

BMI는 체중을 4개의 일반 범주로 구분하기 위해 사용한다. 다음 표를 보자.

	유럽계 성인	아시아계 성인
저체중	**BMI 19** 미만	**BMI 19** 미만
정상	**BMI 19~24.9**	**BMI 19~22.9**
과체중	**BMI 25~29.9**	**BMI 23~24.9**
정상	**BMI 30** 이상	**BMI 25** 이상

아시아인의 과체중은 유럽인의 과체중에 비해서 건강 위험이 더욱 높기 때문에[557] 아시아인에 대한 BMI 범주는 유럽인과 약간 다르다.

그중에서 '비만'은 더 자세히 분류된다.

:: BMI로 나눈 비만의 범주(유럽계 성인의 경우)

단계	범주
1단계 비만	**BMI 30~34.9**
2단계 비만	**BMI 35~39.9**
3단계 비만	**BMI 40**이상[558, 559, 560]

3단계 비만은 '병적 비만' 또는 '초고도 비만'이라 불린다. 이러한 호칭은 의학적으로 중요하다. 왜냐하면 3단계 비만인 사람은 BMI 30~31.9인 사람보다 조기사망의 위험성이 2배나 높기 때문이다.[561]

BMI는 소아와 청소년의 비만 여부를 측정할 때도 사용된다.[562] 미국 질병관리본부는 나이와 성별에 따라 적당한 체중 범위를 결정하는 데 도움이 되는 소아성장표를 발표했다(한국의 남아와 여아에 대한 BMI 권장 수치는 부록 A-4와 A-5 참조). 아동의 BMI가 95분위 이상이라면 확실히 비만이다. BMI가 85와 95분위 사이에 있다면 비만의 위험성이 증가하고 있다는 의미이며, 이 아동들은 비만과 관련된 다른 합병증이 있는지 검사를 받아봐야 한다. 1년에 BMI가 3~4단위 높아지는 것은 심각하게 받아들여야 할 문제다. 정상적인 아동은 1년에 BMI가 오직 1단위씩만 높아지기 때문이다.[563]

BMI만으로는 비만 여부를 정확히 알지 못한다

BMI는 과체중과 비만을 측정하는 가장 흔한 방식이지만 키와 체중만 고려하기 때문에 단독으로 사용할 경우 진단에 오류가 있을 수 있다.

예를 들면 골격이 가늘고, 상대적으로 근육조직이 얼마 없고, 체지방 비율이 높은 사람의 경우 BMI만 봐서는 정상으로 진단될 수 있지만 실제로는 '마른 비만(체중과 체형은 정상이거나 마른 편이지만 체지방 비율이 높은 상태)'의 위험성을 갖고 있을 수 있다.[564, 565] 이와 반대로 체지방 비율이 매우 낮은 근육질의 운동선수는 비만이라는 잘못된 진단을 받을 수 있다. 만약 스테로이드제를 복용해 근육을 키운 것이 아니라면, 미식축구 선수와 같은 몸매를 갖는 것이 만성질환의 위험요인이 되지는 않는다. 그러므로 체지방률은 비만을 정의할 때 공식에 포함시켜야 할 하나의 요소다.

그러니 당신은 건강관리 전담자에게 필히 늘리거나 줄여야 할 체지방량에 대해서 조언을 구해야 한다(체지방률을 측정하는 방법도 함께 물어보라). 체지방률의 범주는 다음과 같다.

	남성의 경우	여성의 경우
이상적	12~20%	15~22%
과체중	20~25%	22~30%
비만	25% 이상	25% 이상

BMI의 또 다른 문제는 신체의 어느 부위가 살이 쪘는지를 고려하지 않는다는 것이다. 믿기 힘들겠지만, 지방이 신체에 자리 잡은 위치 또한 매우 중요하다. 남성은 주요 내부 장기(내장)와 가까운 허리 주변에 지방이 쌓이는 경향이 있다. 여성은 주로 엉덩이와 허벅지 주변에 지방이 많다. 복부 및 내장 주변의 지방세포는 유별난 경향이 있는데, 신체의 다른 부위의 지방과 비교해서 건강 위험도를 더욱 증가시킨다. 다시 말해서 BMI가 정상이라 하더라도 체지방률과 지방 분포 부위에 따라서 건강상의 위험성이 증가할 수도 있다는 것이다. 그러므로 건강상의 위험성을 계산할 때는 신체의 어느 부위에 지방이 분포되어 있는지를 고려할 필요가 있다.

지방 분포를 알아보는 가장 좋으면서도 비용이 적게 드는 방법은 WHR(waist-to-hip ratio, 허리엉덩이비율)을 계산하는 것이다. 줄자와 초등학교 3학년 수준의 계산 실력만 있으면 된다. 배꼽을 기준으로 허리둘레를, 고관절 부분에서 엉덩이둘레를 측정한다. 그리고 허리둘레를 엉덩이둘레로 나눈다. 그러면 비율이 나온다. 센티미터든, 인치이든 단위는 상관없다. WHR의 이상적인 비율은 남성은 0.95 이하, 여성은 0.88 이하다.

:: 이상적인 지방 분포

남성	**WHR**(허리엉덩이비율)이 **0.95** 이하
여성	**WHR**(허리엉덩이비율)이 **0.88** 이하

WHR의 중요성은 12년 넘게 1400명의 여성을 대상으로 실시한 스웨덴의 연구 결과에서 검증되었다.[566] 이 연구 결과는 WHR이 실제로 BMI나 피하지방 두께보다 심장병, 뇌졸중, 사망의 위험성을 더 잘 예측해낼 수 있다는 것을 보여준다.

비만을 진단하는 가장 정확한 방법, BCoR 점수

BMI와 체지방률과 WHR, 이 3가지 방법 중 그 어떤 것도 비만을 진단하는 완벽한 방법이 아니지만 모두 유용하게 쓰이고 있다. 이 외에 오래된 방법들도 몇 가지 있지만 모두 유용성이 떨어진다. 예를 들면 보험회사들이 사용하는 비만 판단 방법은 부정확하다. 왜냐하면 너무나 간단하며 저체중 쪽으로 편중되어 있기 때문이다. 이러한 편중은 보험회사가 더 쉽게 더 많은 사람들을 비만으로 분류하도록 만든다. 하지만 보험회사들은 현재 이용이 가능한, 조금 복잡하지만 더 확실한 방법을 사용하는 것을 달가워하지 않는다.

비만을 진단하려면 정확한 시스템이 필요하다. 그래야만 어떤 사람이 만성질환의 위험성이 높은지를 판단할 수 있다. 가장 정확한 방법은 BMI와 체지방률, WHR을 조합해서 사용하는 것이다.

내가 상담진료를 하고 있는 연구소에서는 이 3가지 방법 모두를 결합한 공식을 개발했다. BCoR 점수라고 부르는 체성분 건강위험점수(Body Composition Health Risk Score)가 그것인데, 아시아인에 대한 공식은 다음과 같다(비아시아인 성인의 경우 BMI를 24가 아닌 25로 나누어야 한다).

$$남성 : \{(BMI/24) + (체지방률(\%)/21) + (WHR/1)\} / 3$$

$$여성 : \{(BMI/24) + (체지방률(\%)/27) + (WHR/0.85)\} / 3$$

예를 들어 BMI가 23, 체지방률 29%, WHR이 0.85인 여성의 BCoR 점수는 다음과 같이 계산할 수 있다.

$$\{(23÷24) + (29÷27) + (0.85÷0.85)\} / 3 = 1.01$$

비록 이 여성이 건강해 보이고, 체지방률만 '과체중'으로 나오고 BMI나 WHR은 정상으로 평가되었지만, 이 여성은 '위험 증가' 범위에 속해 있다. 그녀는 골격이 가늘어서 BMI나 WHR이 정상임에도 체지방률이 높아 이러한 결과가 나타난 것이다.

▗▖ BCoR 점수의 분류

	남성	여성
저체중	< 0.64	< 0.74
이상적(저위험)	0.64~0.84	0.74~0.87
정상	0.85~1.0	0.88~1.0
위험도 증가	1.0~1.13	1.0~1.13
매우 위험	> 1.13	> 1.13

위에 제시된 BCoR 점수의 분류표를 잠시 보자. 남성은 0.64 미만, 여성은 0.74 미만이 나와서는 안 된다. 그리고 1.0~1.13은 남성과 여성 모두에게 만성질환의 위험이 증가하고 있음을 의미한다. 1.13이 넘으면 위험도가 상당히 증가했음을 가리킨다. 우리 연구소는 계속해서 이 가이드라인을 확실히 하기 위한 연구 데이터를 축적하고 있다.

이 기준은 얼마나 체중을 감량해야 할지 목표를 설정하는 데 도움을 줄 것이다.

만약 비만 범주에 있다면 과체중 정도까지 살을 빼는 것을 목표로 체중 감량을 시작하라. 과체중이라면 정상 범위를 노리면 된다. 1.0 이하의 점수라면 체중 걱정은 그만두고 다른 위험요인을 제거하는 데 집중하라. 더 이상의 체중 감량은 만성질환의 위험성을 줄여주지 않기 때문이다.

 반짝유행 건강정보 바로잡기

체중이 아니라 '체지방 줄이기'가 진짜다!

다이어트와 관련된 대부분의 반짝유행 상품들은 체중이 줄어드는 것을 최종 결과물로 여긴다. 이것은 초점이 잘못된 것이다. 제대로 다이어트를 하면, 즉 영양을 골고루 섭취할 수 있는 식단과 규칙적인 운동을 포함하는 생활습관으로 바꾸면 서서히 지방이 줄어들면서 근육이 늘어 매주 더 건강해진다. 하지만 반짝유행하는 다이어트에서는 이것을 "체중 조절에 실패했다"고 단정한다.

제대로 된 목표는 실현 가능성이 있어야 하고 최적 건강에 기반을 두어야 한다. 그런데 체중에만 신경 쓰다 보면 무슨 일이 있어도 목표 체중에 도달해야 한다는 강박관념에 빠지기 쉽다. 그러니 한때 날씬했던 시절의 체중은 잊어라. "**3kg**만 더 빠지면!"이라는 다짐도 하지 마라. 그런 식으로 다이어트에 집중하면 당신은 분명 결과에 실망할 것이고, 생활방식을 건강하게 바꾸는 것을 포기하게 될 것이다. 하지만 체중이 아닌 최적 건강에 초점을 맞춰 생활한다면 당신도 모르게 체중이 엄청 줄어들 것이다! 체중 감량에 대한 집착은 지방이 아니라 근육을 잃어버리게 만든다. 근육은 좋은 것인데 말이다.

체중계는 제발 버려라. 대신 위에서 제시한 값들(**BMI**, 체지방률, **WHR**)에 초점을 둬라. 빠른 결과를 기대하며 저울 눈금에만 초점을 두는 것은 그릇된 다이어트 방법이다! 불행하게도 이런 방법으로 빠지는 **3~5kg**은 대개 수분의 중량이다. 오직 체중 감량에만 목표를 둔 다이어트 상품들은 체지방을 빼는 데 도움을 주기보다는 어떻게 수분이 줄어드는지를 보여주고 그 대가로 당신에게 돈을 청구한다.

지방조직을 안전하게 빼는 것은 하룻밤 만에 할 수 없는 일이다. 그것은 시간이 걸리는 일이다. 그렇다면 지방을 줄이거나 없애는 생활방식으로 사는 것이 훨씬 낫지 않을까?

비만과 만성염증 사이엔
무슨 일이 있나?

만성질환의 근본 원인인 염증은 체중 증가나 비만과는 관련이 없을까? 나는 관련이 있다고 생각한다. 체중 증가와 더불어 염증 수치가 증가하는 것을 목격했기 때문이다. 그럼에도 많은 연구자와 의사들은 그 둘 사이에 상관관계가 없으며, 염증은 비만의 원인이라기보다는 오히려 결과라고 판단한다.

염증과 비만의 상관관계는 매우 중요하다. 왜냐하면 현재 전 세계적으로 비만이 확산되고 있으며, 그 어떤 건강보건 체계도 비만의 확산을 막는 데 효과가 없었기 때문이다. 우리가 비만의 진짜 원인을 찾지 못한다면 앞으로도 비만은 계속 확산될 수밖에 없다. 누가 진짜 적인지 모르는 전투에서 어떻게 승리할 수 있겠는가!

나는 아주 우연한 일을 계기로 비만과 염증의 관계에 주목하기 시작했다. 한 연구센터에서 새로 공개할 프로그램에 대해 의학 자문을 하려고 세계보건기구로부터 다양한 통계자료를 살펴본 적이 있는데, 비만이 증가하기 시작한 시기와 산업화가 시작된 시기가 완벽하게 일치한다는 사실을 발견했다. 국민들 대다수가 배불리 먹을 돈을 가지지 못한 브라질 같은 나라(많은 사람들이 하루치 음식 값으로 미화 1달러를 사용)에서조차 비만율이 빠르게 증가하고 있었다.

이 통계에 내가 연구를 통해 발견한 사실들을 엮기 시작했다. 병적으로 비만한 사람들이 생각만큼 엄청나게 많이 먹지는 않는 것으로 보아 분명 세포 단위에서 무슨 일이 일어나고 있음이 틀림없었다. 칼로리 섭취를 제한하고 운동을 하면 비만 해소에 도움이 될 것이지만, 대다수 사람들이 디이이트 후에 요요현상을 겪는 것으로 봐서 그것은 일시적인 수단에 불과해 보였다. 나는 관련 연구를 심층적으로 해나갔다.

염증이 비만 확산의 원인이라고 생각하는 데 도움을 준 첫 번째 연구는 인슐린 저항성과 제2형 당뇨병에서 염증의 역할을 알아보는 연구였다(11장 참조). 연구 결과 비만과 당뇨병은 거의 동시에 일어나고 있었으며, 염증이 정상적인 당 대사를 방해해 종종 제2형 당뇨병을 유발하는 것이 관찰됐다.

염증, 제2형 당뇨병, 그리고 비만이 서로 연결되어 있음을 보여주는 연구는 몇 가지 더 있다.[567, 568] 그리고 과체중과 비만이 염증과 절대적인 관계에 있는지는 계속 연구 중이다. 그러나 나는 그것이 아디포넥틴(adiponectin)이라는 단백질과 관련이 있는 것이 아닌가 하고 짐작하고 있다. 아디포넥틴은 지방세포에 의해 만들어지며 정상적인 대사를 조절한다. 과체중이 아닌 사람조차 만성염증이 있으면 아디포넥틴의 수치가 낮아지고 곧 과체중 문제가 시작된다.[569, 570, 571, 572] 그러므로 비만은 염증을 증가시키는 원인일 뿐만 아니라 염증이 증가해서 나타나는 결과이기도 한 것이다. 악순환의 증거다.

이런 이해를 바탕으로 나는 염증을 줄이는 것에 초점을 맞춘 체중 감량 프로그램을 고안해낼 수 있었다. 또한 우리 연구소에서는 좋은 식습관과 운동(모두 염증을 감소시킨다)을 통합해 프로그램을 실행했으며, 그 성과는 매우 훌륭했다.

이것이 의미하는 바는 무엇일까? **과체중이나 비만을 해소하기 위해 당신이 해야 할 일은 염증을 줄이는 데 초점을 두고 생활하는 것이며, 그러면 자연히 체중도 줄어든다는 것**이다. 많은 사람들이 체중 감량에 실패하는 이유는 염증을 증가시키는 체중 감량 프로그램을 추천받았기 때문이다.

당신은 정말 운이 좋다. 내가 여기서 일관되게 알려주려는 것은 염증을 감소시키는 생활방식이며, 그것은 진정 효과가 있기 때문이다!

전 세계적인
비만의 압박

비만과 과체중은 이제 전 세계적인 유행병이 되었다. 그리고 상황은 계속해서 악화되고 있다.[573, 574] 다음 표(296쪽)는 북미 비만연구회에서 발표한 '전 세계 11개국의 과체중이거나 비만인 사람들의 비율'이다.[575]

2006년에 보고된 중국 건강영양조사(China Health and Nutrition Survey)에 따르면 중국 인구 중 26%가 과체중이며, 멕시코를 제외한 개발도상국 중에서 과체중 비율이 가장 빠르게 증가하고 있는 나라는 중국이다.[577]

미국인의 평균 체중 역시 1년에 약 1kg씩 증가하고 있다.[578] 3단계 비만(BMI 40 이상)은 1990년과 2000년 사이에 300% 증가했다.[579] 3단계 비만은 1단계 비만(BMI 30~34.9)과 비교했을 때 어떤 사망 원인이든 사망률을 2배 높인다.[580] 미국에서는 흑인 여성과 히스패닉계 여성의 비만율이 훨씬 심각한데 백인 여성에 비해 각각 2.1배, 1.5배 높다.[581]

	남성	여성
호주	63%	46.8%
캐나다	71%	56%
중국	16%	23%
이탈리아	47%	35%
일본	26%	22.6%
멕시코	56.3%	60.7%
루마니아	60%	59%
러시아	45.3%	56.4%
사모아	58%	77%
영국	62.8%	53.3%
미국	60%	50%

그림(297~298쪽)은 1990년부터 2010년까지의 지역별 성인의 비만 동향을 보여주고 있다. 최근의 연구 결과는 어린이·청소년·남성은 지속적으로 체중이 증가하고 있으나, 여성의 체중은 안정화되고 있음을 보여준다.[582]

세계보건기구가 추정한 바에 따르면 전 세계적으로 12억 명에 달하는 사람들이 과체중이나 비만의 영향을 받고 있으며 이 숫자는 전례가 없을 정도로 빠르게 증가하고 있다.[583] 이에 대해 세계보건기구는 다음과 같이 언급했다. "비만은 다양하고 극단적인 방식으로 삶에 영향을 끼치고 있다. 그런데 그동안 비만 문제를 간과해온 것이 사실이다. 이제 우리는 비만을 공공보건 문제의 하나로 인식해야 한다. 비만이 건강에 끼치는 영향은 흡연만큼이나 큰 것으로 증명될 것이다."[584]

그런가 하면 미국의 질병관리본부장은 "비만은 급속히 확산되고 있으며, 감염병

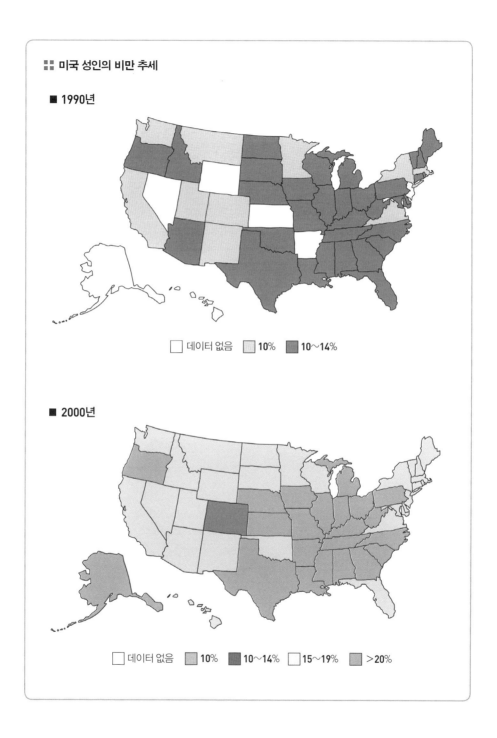

:: 미국 성인의 비만 추세

■ 1990년

데이터 없음　10%　10〜14%

■ 2000년

데이터 없음　10%　10〜14%　15〜19%　>20%

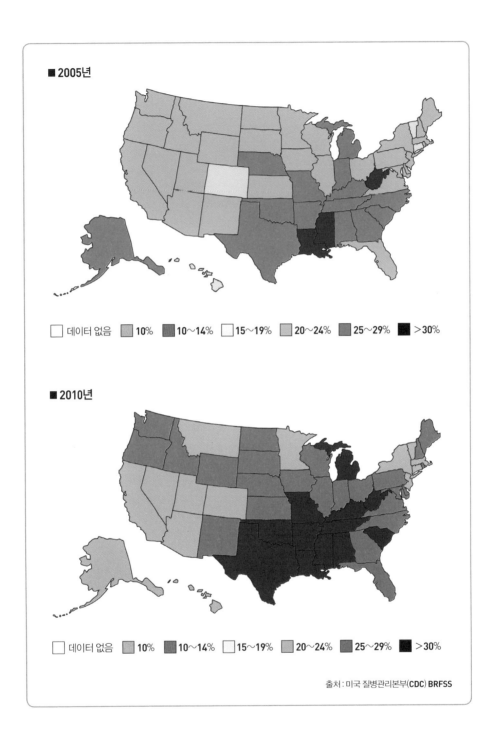

■ 2005년

□ 데이터 없음 ■ 10% ■ 10~14% □ 15~19% ■ 20~24% ■ 25~29% ■ >30%

■ 2010년

□ 데이터 없음 ■ 10% ■ 10~14% □ 15~19% ■ 20~24% ■ 25~29% ■ >30%

출처 : 미국 질병관리본부(CDC) BRFSS

298

을 다루듯 심각하게 다뤄야 한다"고 말했다.[585] 미국의 민간 환경연구기관인 WWI (Worldwatch Institute)는 과체중인 사람들의 수가 역사상 처음으로 영양부족 인구 수와 같아졌다고 주장하는 보고서를 발표했다.[586]

선진국뿐만 아니라 많은 가난한 나라에서도 비만율은 상당히 높고, 또한 계속 해서 증가하고 있다. 그런데 안타깝게도 사람들은 비만 문제를 여전히 과소평가하고 있다. 조사 데이터 대부분은 전화로 응답자의 신장과 체중을 물어보는 방식으로 얻은 것인데, 이에 대해 과학자들이 타당성 검증 조사를 해보니 과체중인 사람들은 자신의 체중을 줄여서 대답하고, 모든 응답자들이 신장을 늘려서 대답하는 경향이 있었다. 그러니 조사 데이터의 BMI가 왜곡되었다고 할 수 있다.[587, 588, 589] 최근 한 출처에 따르면, 미국 성인의 비만율은 7%가 높아져서 국가 평균 비만율이 25.6%가 되었다고 미국 질병관리본부가 발표했다고 한다.[590]

비만은 성인만의 문제가 아니다. 현재 전 세계적으로 소아·청소년의 비만율이 유례 없는 수치를 기록하고 있다. 이것은 우리가 미래에는 훨씬 더 거대한 문제에 봉착하게 되리라는 것을 의미한다. 왜냐하면 어린 나이의 비만은 성인이 되어서도 과체중과 비만을 겪을 것임을 예고하기 때문이다.[591, 592, 593, 594]

이러한 사실을 듣고도 당신이 비만을 간과할 경우를 대비해 여러 나라의 최근 몇 년간 비만율의 변화를 제시한다.

● 미국 : 지난 25년간 230~333% 증가[595, 596]

● 영국 : 지난 17년간 200~280% 증가[597]

● 스코틀랜드 : 지난 17년간 180~230% 증가[598]

● 중국 : 지난 6년간 140% 증가[599]

- 일본 : 지난 26년간 250% 증가[600]

- 이집트 : 지난 18년간 390% 증가[601]

- 호주 : 지난 10년간 342~460% 증가[602]

- 가나 : 지난 6년간 380% 증가[603]

- 브라질 : 지난 17년간 360% 증가[604]

- 코스타리카 : 지난 14년간 270% 증가[605]

그 비율이 다를 수 있지만, 소아비만은 폭넓은 연령대와 대다수 인종, 모든 사회경제적 계층과 관련이 있다.[606, 607] 사회경제적으로 취약한 계층의 아이들은 칼로리는 높지만 영양소가 적은 음식을 섭취할 가능성이 더 높다.[608] 비록 미국의 소아비만 증가율이 안정화되었으나,[609] 미국 소아학회는 여덟 살이 된 아동들 중 일부는 콜레스테롤을 낮추는 약물치료를 받아야 한다고 권고한다.[610] 또한 사회경제적 수준이 낮은 계층의 자녀일수록 신체적으로 건강할 기회가 제한되는 경향이 많다.[611] 개발도상국에서 소아비만은 부유한 계층일수록 더 흔하다. 이는 분명 이 계층의 사람들이 서양의 문화와 함께 식습관, 생활방식 역시 받아들였기 때문이다.[612, 613]

1998년, 미국 심장학회는 '미국 내의 급속한 비만 증가에 대응하기 위한 촉구서'를 발표했다.[614] 10년이 넘게 흐른 지금, 그들이 주장한 내용은 현재의 상황과도 딱 들어맞는다. 그 내용은 이러하다.

"슬픈 현실은 그 촉구서가 쇠귀에 경 읽기나 마찬가지였다는 것이다. 비만 문제를 언급하고 해소하는 데 있어 거의 진전이 없었을 뿐만 아니라, 그 유행병에 맞설 근거조차 잃어버린 것이 분명하다."[615]

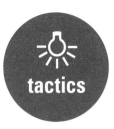

비만 증가의
원인

나는 다음과 같은 이유 때문에 비만율이 계속해서 증가한다고 생각한다.

무지

많은 사람들이 비만이 심각한 건강 문제라는 사실을 이해하지 못하고 있다.

다이어트 산업의 그릇된 열풍

체중 감량과 관련한 잘못된 정보와 비효율적인 접근 방식이 40년 넘게 시행되고 있다. 그동안 사람들의 허리둘레보다 더 빠르게 비대해진 것은 다이어트 업계가 거둬들이는 이윤밖에 없다.

포기

다이어트 방법이 범람하면서 사람들을 혼란에 빠뜨렸다. "그중에 '모든' 사람에게 효과가 있는 제품은 없다"는 사실은 누구나 안다. 그래서 이제 많은 사람들은 시도하는 것조차 포기했다.

식품 산업

식품 산업 중에서 특히 음식 서비스 분야는 비만의 확산에 기여해왔다. 그런데 정작 그들은 그 사실을 부정한다. 그들은 비만의 확산을 늦출 수 있게끔 식품의 성분이나 제조 방식을 바꿀 수 있었음에도 그렇게 하지 않았다. 심지어 광고와 판촉 활동을 통해 비민이 급속히 퍼지는 사실을 부정하는 통계자료를 내보냈다.[616] 많은 연구들의 관점에서 본다면 식품 산업의 이러한 행태는 괘씸하고 부도덕한 것이다. 그것은 예전에 담배 제조회사들이 흡연이 건강에 해롭다는 사실을 부정했던 태도와 다를 바 없다.

생활습관

사람들은 바쁘게 살고 있다. 그리고 스트레스를 받는다. 사람들은 잘 먹을 시간도, 운동할 시간도 없다고 말한다. 그 말에 자신을 구속시키지 마라. 건강한 생활습관으로 살아가는 것은 결코 어려운 일이 아니다.

진정, 비만은
질병이다

나는 당신의 옷맵시가 어떤지, 수영복이 잘 맞는지 상관하지 않는다. 식스팩 복근이나 조각과 같은 허벅지에도 관심이 없다. 내가 관심 있는 것은 오직 당신이 얼마나 오랫동안 그리고 얼마나 잘 사는지다. 비만은 미용의 문제가 아니다. 사회적인 문제도 아니다. 바보들이 그렇게까지 만들어놓은 점만 제외하면 말이다. 이 문제는 당신이 동창회에서 어떻게 잘 보여야 하는 것과 아무 상관이 없다. 당신이 살아서 동창회에 몇 번 참석할 수 있는지와 관련이 있다. 간단히 말해서, 비만을 질병으로 봐야 한다!

진정, 비만은 질병이다. 미국의 사망자 중 매년 30만 명의 사망과 관련 있고,[617] 예방할 수 있는 주요 사망원인 중에서 아마 흡연을 뛰어넘을 것이다. 사스(SARS), 웨스트나일(뇌염모기) 바이러스, 조류독감과 같은 감염병으로 죽어간 사람들의 숫자는 전 세계에서 비만이 원인이 되어 죽어간 사람들의 숫자에 비하면 아주 소소하다.

사망의 원인이 비만이 아닌 다른 것이라면 어땠을까? 30만 명이 매년 바이러스, 제품이나 약물의 부작용, 잔혹한 독재자, 전쟁 때문에 사망한다면? 아마 폭력이 난무하고 공황 상태에 빠질 것이다. 그러나 우리는 비만을 그런 시각으로 보지 않으며, 별다른 조치 없이 평소와 똑같이 생활한다. 미국 아이들은 총기 사고보다도 비만으로 더 많이 죽지만,[618] 어떻게 된 일인지 우리는 그것을 아무렇지 않게 받아들인다. 그 결과 우리는 건강이 쇠약해지고 기대수명 이전에 죽을 확률이 높아지고 있다.

1997년 세계보건기구는 "비만은 만성질환이고, 선진국과 개발도상국 모두에 퍼져 있다. 게다가 성인뿐만 아니라 어린이에게도 영향을 끼친다"라고 선언했다.[619] 미국 과학원 산하 의학연구소는 "비만의 확산과 관련된 이런 수치들은 비만이 미국에서 가장 만연하는 공공보건 문제이며 유전학, 생리학, 생화학, 신경과학뿐만 아니라 환경적·심리학적·문화적 요인과 결부된 식욕 조절과 에너지 대사의 복잡하고 다원적인 질병이라는 사실을 지적한다"라고 기술한 보고서를 발표했다.[620] 미국 심장학회 영양분과 부회장은 "비만은 그 자체가 일생 동안 겪는 질병이 되어버렸다. 미용의 문제도 아니며 사회적 문제도 아니다. 위험한 유행병이 되고 있다"라고 선언했다.[621]

이제 심각한 질병에 직면했다는 사실을 알게 되었으니 비만이 건강에 미치는 영향을 좀 더 자세히 알아보자.

비만과 과체중이 건강에 미치는 영향

기겁하겠지만, 당신이 비만 상태라면 충분히 겪을 수 있는 장애와 질병을 모두 나열하겠다.

우선, 과체중과 비만은 사망률의 증가와 관련이 있다.[622] BMI가 클수록 사망률은 엄청 커진다(아래 도표 참조).

비만한 사람은 비만하지 않은 사람들보다 사망률이 50~100% 증가한다.[623, 624] 과체중인 사람은 사망률이 10~25% 정도 더 높다.[625] 비만과 사망률의 추세는 중국에서도 같은 양상을 보이는 것으로 보아 인종이나 민족과 상관없이 동일하게 적용된다고 할 수 있다.[626]

8장에서 언급했듯이, 비만은 현재 산업국가에서 조기 사망의 주요 요인인 심장

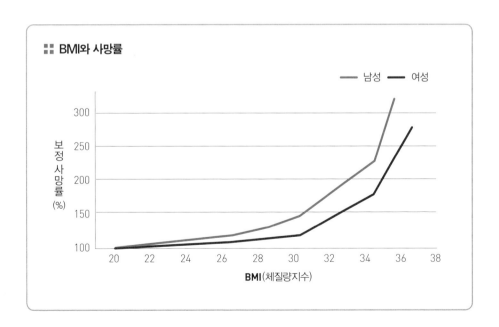

병의 위험도를 높인다.[627, 628, 629] 한 연구에 따르면, 비만한 데다 건강까지 좋지 못하다면 심장병으로 인한 사망 위험성은 5배나 높아진다.[630] 그래서 체중이 줄지 않더라도 규칙적인 운동과 건강한 식사를 하는 것이 중요하다. 비만은 관상동맥 혈관의 비정상적 기능과도 연관이 있다.[631] 비만은 심장마비[632]의 위험성을 높이고 심장 구조,[633] 심장 기능,[634] 심장박동[635]에 영향을 미친다.

비만은 또한 심장병의 여러 위험요인을 증가시킨다. 고혈압 유병률을 300% 높이고,[636] 당뇨병의 유병률도 300% 높이며,[637, 638, 639] 대사증후군(인슐린저항성),[640] 이상지질혈증,[641] 신장 이상,[642, 643] 혈소판 활성화(혈액을 응고시켜서 급속히 심장마비를 야기함),[644] CRP와 인터루킨6[645, 646, 647]와 같은 염증 지표를 상승시킨다.

비만은 소아심장병을 증가시키는 것으로도 알려졌다.[648] 또한 젊은 사람들에게서 고혈압,[649] 이상지질혈증,[650] 인슐린저항성[651]과 같은 심장병 관련 위험요인을 증가시킨다. 실제 미국 당뇨병학회의 전임 회장은, 20년 전에는 제2형 당뇨병으로 진단된 어린이가 2%에 불과했지만 오늘날에는 신규로 진단되는 9~19세 청소년의 수가 30~50%에 달한다고 밝혔다.[652] 비만은 아이들의 삶의 질(QOL)에도 영향을 미친다. 한 연구에 따르면 심각한 비만 상태의 아동은 건강한 아동에 비해 삶의 질 점수가 엄청 낮으며, 비만 아동의 QOL 점수는 암으로 진단받은 아동의 점수와 비슷했다.[653] 또한 비만은 사춘기를 앞당겨 겨우 여덟 살 정도의 어린이가 사춘기를 겪기도 한다.[654] 비만은 수면무호흡[655]과 골격발달장애[656]를 일으키기도 한다.

비만은 여러 암의 위험성도 높인다.[657] 특히 유방암 유발 위험성을 2배로 높인다.[658] 〈미 역학 저널(American Journal of Epidemiology)〉[659]에 소개된 한 연구에 따르면, 비만은 여성의 경우 5.9%, 남성의 경우 9.7%까지 암으로 사망할 위험성을 높인다. 국제암연구소(IARC)는 "비만과 운동 부족은 유방암, 대장암, 자궁내막암, 신장암, 식도암의 원인 중 33%를 차지한다"라고 보고했다.[660] 게다가 미국 남성들의 두 번째 암 사망원인인 전립선암 발병률을 39%나 높이고[661], 미국에서 다섯 번째 암 사망원인인 췌장암의 위험성도 현저히 높인다.

잠깐, 더 있다! 비만은 담석증,[662] 골관절염,[663] 비알콜성 지방간,[664] 발기부전[665]의 위험성도 높인다. 비만과 당뇨병이 급속히 확산되면서 비아그라와 같은 성기능 개선 약물의 수요가 엄청나게 증가한 것은 우연이 아니다.

이처럼 비만은 비웃음거리의 대상이 아니다. 이제는 비만을 심각하게 받아들여야 한다.

지금 당장 변화해야 한다

유행하는 다이어트 방법이나 패스트푸드만큼 생활습관도 큰 문젯거리임을 인정하자. 여가 시간을 TV나 컴퓨터 모니터 앞에서 지내는 대신 이제는 운동을 하고, 건강에 좋은 음식을 먹고, 자녀를 위해 최적 건강의 모범이 되는 선택을 하자. 부모는 자식들의 생활방식을 결정짓는 사람이다. 당신의 선택에 따라 자녀의 수명 역시 연장되거나 단축될 수 있다.

내 표현이 거칠다는 걸 안다. 사랑하는 마음에서 그렇게 말했다. 나는 당신이 "지금 변해야 한다"는 말을 이해하고 적극적으로 받아들이길 바란다. 당신, 혹은 당신이 사랑하는 누군가가 응급실에서 목숨을 연명하는 상황에 처할 때가 아닌 '바로 지금' 말이다!

비만으로 인한
경제적 부담

비만이 당신이나 가족에게 얼마나 위협적인 존재인지를 알면서도 변화할 마음이 생기지 않는다면, 경제적 비용을 대략 살펴본다고 해서 마음이 변할 것 같지는 않다. 그러나 어쨌든, 산업국가에서 비만으로 인한 경제적 비용이 얼마나 큰지를 알면 좋겠다.

35~84세의 성인 100만 명이 비만 때문에 쓴 비용을 추정한 연구가 있다. 그 결과를 보면 비만으로 인한 고혈압이 13만 2900건(전체 대비 45%), 제2형 당뇨병이 5만 8500건(전체 대비 85%), 고지혈증이 5만 1500건(전체 대비 18%), 심장병이 1만 6500건(전체 대비 35%)이나 되며, 비만 관련 8가지 질환(관상동맥질환·고혈압·고지혈증·담석증·뇌졸중·제2형 당뇨병·무릎관절염·자궁내막암)을 관리하는 데 쓴 비용은 1년에 3억 4590만 달러(약 4000억 원)라고 한다. 이것은 100만 명에 대한 결과임을 명심하라! 비만으로 인해 이 8가지 질환에 부과되는 추가 비용은 전체 비용의 41%에 육박했다.[666]

또 다른 연구에 따르면 고혈압, 고지혈증, 제2형 당뇨병, 심장병의 의학적 치료를 위해 일생 동안 지불하는 평균비용이 비만한 사람의 경우 1만 7000만 달러(약 2000만 원)가 넘는다고 한다.[667] 따라서 만일 당신이 건강한 생활방식으로 살던 때를 기억하지 못하는 사람이라면 아마도 의학적 치료도 받지 못할 때를 대비해 돈을 많이 저축해야 할 것이다. 건강하다면 건강보험과 생명보험에 들 수도 있다. 비만하다면 일평생 동안의 총 의료비는 부록 A-6에 제시한 연구 결과에 따르면 거의 2배가 된다.[668]

중국에서 비만과 관련해 지출되는 의료비는 211억 위안(약 3조 5000억 원)으로 추정되고, 만일 비만이 계속 확산된다면 370억 위안(약 6조 원)으로 증가할 것이다.[669]

"왜 뚱뚱해질까?"
비만을 부르는 위험요인들

비만이라는 공공보건 문제가 전 세계적으로 왜 이렇게 빠르게 확산되었는지 살펴볼 필요가 있다. 비만과 관련한 해결책이라는 것이 수천 가지가 넘게 제시되고 있지만 진짜 해결책은 간단하지가 않다. 그것보다 우선, 쉬워 보이지 않는다.

비만의 생리학적 원인을 알아보는 것은 아주 복잡한 일이다. 어쩌면 당신을 지방 대사에 영향을 끼치는 생화학적 요인과 호르몬을 논의하는 장으로 이끌어 뉴로펩티드 Y, 멜라닌 응집 호르몬(MCH; melanin concentrating hormone), rhvCNTF(recombinant human variant ciliary neurotrophic factor) , 아디포넥틴, 렙틴, 그렐린, 인터루킨6, 인터루킨18, TNF-α(종양괴사인자-알파), 기타 등등에 대한 골치 아픈 설명을 할 수도 있다. 그러면 당신은 내 의도와 달리 이 책을 내려놓고 TV를 켜고 과자에 손을 뻗칠 것이다. 어떻든 생화학적 접근은 이 책의 취지를 벗어난다. 우리의 DNA가 급속히 변하거나 생화학적으로 빠르게 변화해 전 세계적으로 비만이 증가한 것은 아니기 때문이다. 유전적 특성은 그렇게 빨리 몸을 비만하게 변화시키지 않는다.

그렇기에 우리는 사는 방식에 변화를 줌으로써 비만 문제에서 빠져나올 필요가 있다. 그 변화가 당신에게 엄청난 노력을 요구한다면 분명히 당신은 저항할 것이다. 그러나 내 전략은 한 번에 한 걸음씩 내딛는 것이라서 그렇게 험악한 일은 아니다. 많은 시간이나 에너지를 요구하는 일도 아니다. 그리고 일단 변화를 시작하면 자연스럽게 습관이 되고, 심지어 하고 싶어지는 활동이 된다. 그렇게 변화는 당신의 건강을 증진하고 체중을 줄이는 데 도움을 줄 것이다.

이런 이유 때문에 나는 비만을 부른 행동습관과 생활방식의 특징을 논의하는 데 집중할 것이다. 비만을 일으키는 주된 행태적 원인은 다음과 같다.

무지

'모르는 것'이 비만의 중요한 원인이다. 비만이 무엇인지 정확히 모르면 만성질환의 위험요인을 통제할 수 없다. 8장과 9장에서 각각 심장질환과 암의 위험요인을 제시했다. 나중에 위험요인을 억제하는 건강 전략을 나열하고 제시할 것이다. 내가 제시하는 전략에서 당신의 생활습관을 언급하는 이유는, 만성질환의 위험요인들이 무리를 지어 염증 반응을 유도하기 때문이다. 이 반응은 당신의 몸을 만성질환에 이르게 할 뿐만 아니라 인슐린저항성에도 영향을 미친다.

인슐린저항성에 대해서는 11장에서 살펴볼 것이다. 지금은 인슐린저항성으로 인해 살이 찌고, 살이 찌면 인슐린저항성이 생긴다는 정도만 알아두면 좋겠다. 생화학적 악순환이다. 그 악순환의 고리를 끊기 위해서는 모든 위험요인을 다뤄야 한다. 체중을 줄이는 데만 초점을 맞춘 다이어트가 실패할 수밖에 없는 이유다.

칼로리 과잉 섭취

칼로리는 물질이 아니라 에너지의 단위다. 연소되는 것보다 더 많은 칼로리를 섭취하면 몸은 나중에 사용할 용도로 여분의 칼로리를 지방의 형태로 저장한다. 몸속에 쌓인 지방을 줄이고자 한다면 섭취하는 것보다 더 많은 칼로리를 태울 필요가 있다.

당대 유행하던 다이어트법을 비교한 미 농무부의 한 연구에서는[670] 사람들이 먹었다고 말하는 음식이 아닌 실제로 먹은 양을 기록했는데, "체중 감량의 핵심은 열량(칼로리)을 제한하는 것이다"라는 결론을 내렸다. 안타깝게도 우리는 하루 열량 섭취량을 500kcal 오차 내에서 추측하지 못한다. 왜냐하면 어느 누구도 하루에 먹은 양을 정확히 계산하지 못하기 때문이다.

사람은 하루에 대략 1800~2500kcal를 필요로 하는데 실제로는 3100~3700kcal를 섭취한다. 하루 필요열량보다 100kcal를 초과해 섭취하면 1년에 약 5kg이 늘어난다. 따라서 당신에게 하루에 필요한 칼로리는 얼마이며, 손익분기점이 얼마인지를 알아야 한다. 이를 알아내는 방법이 두 가지 있다. 한 가지 방법은 다음의 공식을 사용하는 것이다.

2단계에 걸친 곱셈을 하면 당신의 건강과 현 체중을 유지하기 위해 하루에 필요한 대략의 칼로리 수치가 나온다. 체중을 줄이려면 그 숫자에서 500~1000kcal를 빼면 되는데, 그 정도 열량을 섭취하면 일주일에 500g~1kg 정도 체중을 감량할 수 있다(보통 체중을 1kg 줄이려면 7000kcal를 소모해야 하므로 하루에 1000kcal씩 줄인다면 일주일에 체중이 1kg 감소한다).

● 단계 1 : 체중(kg)에 남성은 24.2, 여성은 22를 곱한다

● 단계 2 : 위의 계산 결과에 일상의 활동 정도에 따라 다음의 숫자를 곱한다

늘 앉아서 활동 ⇒ 1.25   가벼운 활동 ⇒ 1.5

보통 활동 ⇒ 1.65   심한 활동 ⇒ 2.0

초강도 활동(예: 훈련 중인 운동선수) ⇒ 2.3

"일주일에 500g 감량이라고? 어, 이거 TV에 나오는 사람들이 하는 감량 약속에 비하면 약하지 않은가?"라고 묻는다면 난 이렇게 대꾸하겠다. 미안하다. 하지만 나는 당신이 건강해지기를 바란다. '몸짱'이 되는 것이 당신의 목적이라면 나는 당신의 코치가 될 수 없다. 나는 비키니 체형을 만드는 방법이 아니라 당신의 건강을 개선하고 수명을 늘리는 방법을 알려주기 때문이다. 즉 일주일에 5kg씩 감량하면서 건강을 해치는 방법이 아니라 영원히 생활습관을 바꿈으로써 최적 건강에 도달하는 방법이다.

하루 필요열량을 계산하는 또 다른 방법은 나이, 성별, 활동 강도에 따른 필요한 칼로리를 살펴보는 것으로,[671] 부록 A-7에 실었다.

우리는 돈을 관리하듯이 칼로리를 관리해야 한다. 오로지 신경증적 강박관념에 사로잡힌 사람이 그날 쓴 돈을 10원 단위까지 일일이 계산한다. 우리 역시 얼마나 벌고, 저축하고, 지출을 계획하고, 예산을 짜고, 계획과 예산대로 실행되고 있는지를 신경 써서 파악해야 한다. 그래야 부도수표, 신용카드의 한도 초과, 파산을 막을 수 있다. 만일 우리가 칼로리 수치를 모니터링하지 않고 충동적으로 또는 억지로 먹는다면 체중 관리를 기대할 수 없다.

지방과 탄수화물에 대한 강박관념

한 세대 동안 우리는 지방을 섭취하면 뚱뚱해진다고 배웠다. 그래서 식단에서 지방량을 측정하는 데 도움을 주는 책과 도구를 구입하고, 저지방 또는 무지방 제품을 구입하는 데 많은 돈을 썼다. 심지어 감자칩을 살 때도 제품에 "변실금(anal leakage)을 유발할 수 있다"는 경고 문구가 있음에도 소화되지 않는 시방대제물질로 만든 제품을 골랐다.

그 뒤에는 식이지방이 우리의 '진짜 친구'이고, 되도록 탄수화물 섭취를 줄여야 한다고 배웠다. 그래서 저지방 쿠키로 배를 채우고, 무지방의 설탕물인 음료수를 벌컥벌컥 들이켜는 것을 멈췄다. 그리고 우리에게 정말로 필요한 과일과 채소, 통곡물을 먹는 것도 그만두었다. 이렇게 다이어트 산업은 우리를 잘못된 방향으로 이끌었다.

미 농무부의 연구는[672] "체중 감량은 식사로 섭취하는 다량영양소의 구성과는 무관하다"는 점을 밝혀냈다. 이것은 탄수화물, 지방, 단백질을 특정 비율로 섭취할 것을 권장한 책들이 완전히 잘못되었음을 이야기한다. 미 농무부 연구를 실행한 E. M. 케네디와 연구팀은 "비만한 사람들은 탄수화물을 적게 섭취하고 있었다"는 사실을 발견했다. 적당한 양의 지방과 좀 더 많은 탄수화물을 섭취하는 것이 지속적인 체중 감량과 관련이 있었으며, 실험 대상자는 전체적으로 칼로리를 더 적게 소비하고 있었다. 하지만 이런 다이어트는 그들이 주장하는 신진대사상의 장점은 없다.

많은 사람들의 주목을 받았던 다이어트 방법들을 비교한 최근의 연구에서는 이들 다이어트 방법 간에 체중 감소량의 차이가 거의 없음이 밝혀졌다.[673] 이런 방법들로 체중을 감량한 사람에게는 아마도 놀라운 연구 결과일 것이다. 대부분의 사람들이 장기간의 다이어트에 실패하는 이유는 나중에 논의할 것이다. 여기서는 "단기간의 체중 감량은 영구적인 체중 감량과는 다르다"는 점만 말해두겠다.

탄수화물, 지방, 단백질의 비율을 걱정할 필요는 없다. 대신 올바른 탄수화물, 지방, 단백질을 먹어야 한다. 비율은 조금 의미가 있지만(나중에 합리적인 범위를 알려주겠다) **탄수화물, 지방, 단백질의 '종류'가 훨씬 더 중요하다**는 의미다. 예를 들어, 탄수화물에도 좋은 것이 있고 나쁜 것이 있다. 나쁜 것은 단순당, 정제당, 액상과당 등이다. 몸에 좋은 일부 탄수화물은 당지수가 낮은 채소와 통곡물에 풍부하다. 간단히 설명하면, 당지수란 음식에 함유된 탄수화물이 혈당을 올리는 수준을 말한다(부록 C에 있는 당지수와 당부하에 대한 전반적인 설명을 참고하라).

이제는 '탄수화물 공포증'에서 벗어나야 한다. 좋은 지방과 나쁜 지방이 있고, 좋은 단백질과 나쁜 단백질이 있고, 탄수화물도 좋은 것과 나쁜 것이 있다. 엄선한 연구 결과는 우리가 통상적으로 섭취하는 것보다 단백질을 좀 더 많이 섭취해야 한다는 사실을 시사한다.

운동 부족

비만의
위험요인
04

모든 변화가 진보는 아니다. 지난 50년 동안 기술은 변화했지만, 우리 몸에서 매일매일 연소되는 열량은 약 700kcal 정도 낮아진 것으로 추정된다. 그것은 우리 할아버지 할머니 시절에는 일상에서 태웠던 칼로리를 지금은 헬스클럽에서 하루에 한 시간 정도를 투자해야 태울 수 있다는 것을 의미한다.

지난 50년 동안 무엇이 달라졌기에 이런 결과가 나왔을까? 기술이 발달하면서 우리가 일상에서 몸을 움직이는 일이 점점 사라졌기 때문이다.[674] 공항에는 무빙 워크가 설치되었으며, 골프장에서는 골프 카트가 이동 수단으로 제공된다. 가방에도 바퀴가 달려 있다. 자전거를 타거나 걸어 다니는 대신 차로 이동한다. 책상이나 컴퓨터에 오랫동안 앉아서 아래층에 있거나 위층에 있는 친구에게 이메일을 보낸다. 이웃을 만나러 거리로 나가 문을 두드리는 대신 전화를 한다.

우리 아이들도 똑같다. 아이들은 가까운 거리도 걷거나 자전거를 타고 가지 않는다. 부모들이 아이들을 축구장, 야구장, 소프트볼장으로 운전해서 데려가고, 데리러 갈 때까지 벤치에 앉아 기다리게 하고, 집에서는 공부나 컴퓨터게임을 하게 한다. 학교에서도 체육 프로그램이 축소되거나 없어졌다(미국 고등학생 중에서 매일 체육 프로그램에 참가하는 학생의 비율이 1991년 42%에서 1995년 25%로 줄어들었다).[675] 이전 세대들이 밖에서 뛰놀던 시간에 요즘 아이들은 전자오락과 방송매체에 넋을 놓고 빠져 있다(그리고 아이들 대부분은 안경을 쓰고 있다).

나는 당신이 무슨 생각을 하는지 안다. '또 일상에서의 운동을 얘기하려고 하는 군'이라고 생각하고 있겠지? 그래 맞다!

헬스클럽은 훌륭하다. 그러나 그것이 있든 없든 우리는 몸을 충분히 움직이지 않는다. 한편으론 평상시 반복되는 생활에서 활동을 좀 더 늘린다면 체중을 조절하는 것이 훨씬 더 쉽다는 것을 알면서도 그렇게 하지 않는다. 이제는 변해보자. 에스컬레이터나 엘리베이터 대신 계단을 이용하자. 상점에서 멀리 떨어진 곳에 주차하자. 하루에 30분씩 TV를 보는 대신 여유롭게 산책해보자. 휴일에는 가족과 야외에서 시간을 보내자. 아이들과 단순히 손가락만 움직이는 컴퓨터게임이 아닌 몸 전체를 움직이는 게임을 함께하자. 이런 일들은 당신의 시간을 많이 뺏지 않으면서 하루에 수백 칼로리의 활동량을 추가하는 결과를 낳는다.

비만의 위험요인 05

좁은 시야, 군맹무상(群盲撫象)

반짝유행의 선봉자들은 체중 관리에 접근할 때 한 가지 해결책에 집중하는 경향이 있다. 그것은 놀랄 일이 아니다. 왜냐하면 생활습관 전체를 변화시키는 마케팅으로는 돈을 벌기가 힘들기 때문이다. 그래서 체중 감량으로 수익을 내는 사람들은 팔기 쉬운 것을 판다. 헬스클럽 회원권, 운동기구, 다이어트 음식, 다이어트 메뉴, 알약 등. 그리고 다이어트를 원하는 사람들은 마법의 탄환(신속한 효과를 내는 특효약. 예를 들면 간단하면서도 쉽게 지방을 녹여내는 방법)을 구입한다. 그러나 한 가지 해결책에 초점을 두는, 간단하면서도 기적적인 치료법은 이 세상에 없다! 만일 그런 것이 존재한다면 우리 모두 이미 '몸짱'이 되었을 것이다.

삶의 한 측면만을 변화시켜서는 여분의 지방을 뺄 수 없다. 성공적으로 건강하게 평생 체중을 관리하기 위해서는 당신의 생활습관을 바꿔야 한다!

만일 당신이 삶에서 유일하게 변화시킨 것이 운동을 하기로 한 것이라면 당신은 더 잘 살 것이다. 그러나 극단적인 운동요법만으로는 최적 건강에 이를 수 없다. 앞에서도 언급했지만 짐 픽스는 마라토너였음에도 그가 갖고 있던 다른 위험요인 때문에 오래 살 수 없었다.

당신은 아마 운동만으로는 건강한 체중을 유지할 수 없다는 사실을 이미 알고 있을 것이다. 당신만 알고 있는 것이 아니다. 미국 체중조절등록청(NWCR, National Weight Control Registry)이 피츠버그대학을 통해서 상당한 체중을 감량한 다음 5년 이상 유지한 사람들을 추적한 결과, 그 후로도 체중을 유지한 사람 중 90%는 3가지 공통점이 있었다.[676]

- 칼로리의 20~30%를 지방으로 섭취했다.
- 총 섭취열량을 제한했다.
- 신체활동을 규칙적으로 했다.

미 농무부 전 차관보의 연구에 따르면[677] NWCR에 등록된 사람 중 9%만이 식사요법만으로 감량한 체중을 유지할 수 있었다고 한다. 그리고 규칙적인 운동요법만으로 체중을 유지한 사람은 단 1%에 불과했다. 이렇듯 최적 건강은 한 가지 방법으로 관리하는 것이 아니라 생활습관을 총체적으로 관리해야 이룰 수 있다.

TV, 컴퓨터, 인터넷

TV 앞에 앉아 리모컨을 집어 들 때 잠깐 생각해보라. 누가 TV 시청을 컨트롤하는 것일까? 당신인가, 아니면 TV인가?

TV는 우리의 여가 시간을 너무나 많이 잡아먹는다. 지난 50년 동안 기술의 발전과 더불어 TV 시청 시간이 늘어났고, 이는 전 세계적 비만 확산에 기여해왔다. 1997년 조사 결과, 미국의 성인 남성은 일주일에 평균 29시간 동안 TV를 시청하고, 성인 여성은 34시간을 시청한다.[678] 그리고 비만은 TV 보유 대수뿐만 아니라 TV 시청 시간에 비례해서도 증가했다.[679] 많은 다른 연구에서는 비만을 성인의 TV 시청 시간은 물론[680, 681, 682] 소아의 TV 시청 시간과도[683, 684] 연결시켰다. 멕시코시티의 아동을 대상으로 실시한 연구에 따르면, TV를 하루 평균 1시간씩 시청하는 경우 비만아동 비율이 12%나 증가했다.[685]

TV 시청이 사람들을 비만하게 만드는 이유는 무엇일까?

첫째, TV 시청은 바느질, 보드게임, 책 읽기, 글쓰기와 같은 앉아서 하는 활동들보다도 더 신진대사 속도를 낮추는 듯 보인다.[686] 어떤 연구에서는 다음과 같이 결론을 내렸다. "TV 시청은 앉아서 하는 여러 가지 활동 중에서 비만과 당뇨에 가장 큰 위험요소다."[687] 그리고 "TV 시청을 일주일에 10시간 줄이고, 그 시간을 하루에 30분씩 힘차게 걷는 데 사용한다면 비만은 30% 줄고, 당뇨는 43% 줄어들 것"으로 추정했다. 하루에 TV 시청 시간이 2시간 늘어나면 비만 위험도는 23%, 당뇨 위험도는 14% 증가한다는 점도 밝혔다.

둘째, 많은 사람들이 신체활동을 하는 대신 TV를 본다.[688]

셋째, 대부분의 사람들은 TV를 시청하면서 무언가를 먹는 경향이 있다. 이것은 에너지 섭취 대비 에너지 소비의 측면에서 엄청난 불균형을 야기한다.[689]

넷째, 식품회사 마케팅 담당자는 사람들이 TV를 보는 시간이 자신의 제품을 홍보할 절호의 기회임을 알고 있다. 실제로 TV를 보면서 우리가 먹는 음식은 대체로 TV에서 본 제품일 경우가 많다.[690, 691] 영국과 미국의 경우 1시간 동안 TV에 등장하는 식품 광고는 대략 10가지 정도라고 한다. 그런데 이 식품들은 주로 설탕으로 달콤한 맛을 낸 시리얼, 청량음료, 패스트푸드다.[692, 693] 더구나 식사 시간에 TV를 보는 것은 결코 광고에 나오지 않을 과일, 채소 같은 건강 식품을 섭취하는 일과는 배치되는 행태다.[694]

우리가 이토록 TV(최근에는 전자오락이나 인터넷 서핑까지)에 중독된 이유는 아마도 일상에 대한 중압감과 스트레스에서 도피하고 싶은 심리와 관계있는 것 같다. TV를 보면서(tune in) 우리는 그 밖의 다른 것은 귀담아듣지 않는다(tune out). 그것의 편리함이 우리를 중독의 지경까지 내몰고 있는 것이다.

이렇듯 TV를 시청하는 것은 대기오염보다 더 우리 몸에 해롭다. 이와 관련된 연구가 있지만, 불행하게도 그 연구는 사람들의 행동 변화에 영향을 끼치지 못했다. 세상의 수많은 사람들은 그들이 믿는 종교보다도 TV에 더 큰 애착을 보이기 때문이다.

어떤 사람들은 TV 시청이 가족과 함께 시간을 보내는 좋은 수단이 된다고 말한다. 그러나 단지 한 공간에 모여 있다고 해서 '함께' 지내고 있다고 말할 수는 없다! 보드게임, 카드게임, 배드민턴 경기, 산책 등의 활동을 하며 서로 소통하는 것이 진정 함께하는 것이다. TV 시청은 다른 사람이 방에 있든 없든 '외톨이 활동'인 것이다.

비만 및 만성질환이 TV 시청과 관련 있다는 통계를 접한 당신은 당장 TV를 치우고 신체활동을 늘려 기초대사량을 높여야겠다고 생각할지 모르겠다. 하지만 나는 TV를 당장 내다 버리라고 말하는 것이 아니다. 만일 TV 시청을 금지한다면 어떤 사람들은 그 금단증상으로 자신에게 해를 끼칠지도 모른다.

TV 시청 시간을 반드시 제한해야 하는 것은 맞다. 그러니 잠시라도 TV를 끄고 몸을 움직이자.

먹는 것으로 스트레스 풀기

어느 나라에 살든, 어떤 일을 하든 사람은 스트레스와 함께 살아간다. 누구에게는 스트레스가 생존을 위한 매일매일의 고단한 싸움과 관계가 있고, 또 다른 누구에게는 더 나은 생활을 추구하고픈 욕구와 관련이 있다.

우리 연구소에서는 그 문제에 대해 전 세계를 아우르는 연구를 해왔다. 인도, 태국, 말레이시아, 인도네시아, 한국, 중국, 일본, 브라질, 멕시코, 호주, 유럽 등지에서 연구소를 찾아오는 고객들을 통해 그들이 겪는 스트레스가 건강에 엄청난 영향을 미친다는 사실을 발견하고 스트레스 감소 프로그램을 개발하게 되었다. 그 프로그램은 수천 명에게 매우 효과적이었다.

스트레스가 커지면 우리는 당연히 스트레스를 풀거나 도피하는 방법을 찾는다. 문제는 그런 스트레스 해소법은 건강을 해칠 확률이 높다는 점이다. 예전에는 일을 하다가 스트레스가 쌓이면 담배를 피우며 스트레스를 풀곤 했다. 그러나 지금은 금연 규정이 강화되어 그렇게도 하지 못하고, 그로 인해 흡연자들의 짜증은 더 늘었다. 일부 사람들은 스트레스에 대처하는 방법으로 술이나 약물에 의존한다. 그러나 알코올은 영양가는 없고 칼로리만 있는, 이른바 '깡통' 칼로리의 대표 주자이며, 알코올과 약물은 사람을 비참하게 만드는 주원인이 될 수 있다.

스트레스를 다루는 방법 중 인기 있는 한 가지는 먹는 것이다. 우리는 어릴 때부터 기분이 좋지 않을 때는 뭔가 맛있는 것을 먹음으로써 자신을 기쁘게 하라고 배웠다. 예를 들어 할머니는 "기분이 안 좋니? 네가 기운 없이 있으니 할머니 마음이 아프네. 도넛 하나 먹어보렴. 기분이 좋아질 거야"라고 말하면서 우리의 기분을 풀어주려고 노력하셨다. 달콤하고 고소한 간식거리는 항상 손이 닿는 곳에 있어 공부를 하면서도 일을 하면서도 수시로 먹을 수 있었다. 문제는 그러한 간식거리가 우리를 살찌게 만든다는 데 있다.

배고플 때 영양을 위해 먹는 것과 스트레스를 받았을 때 음식을 찾는 것은 차이가 있음을 이해해야 한다. 그 차이점은 인체생리학적인 면과 심리적인 면 양쪽 모두에서 찾을 수 있다. 먹고 싶은 충동은 여러 원인에 의해 생기지만, 먹는 행위는 불안에서 벗어나는 효과를 안겨준다. 또한 즐거워지고 싶은 욕구를 즉각적으로 충족시켜준다('초콜릿광'은 주목하자! 초콜릿에는 신경계에 영향을 미치는 성분이 있다. 그것은 단지 혀뿐만 아니라 대개 기분까지 즐겁게 한다). 더구나 스트레스는 종종 배고프지 않은데도 배고프다고 생각하게끔 만든다. 스트레스를 받으면 위산 분비가 촉진되고 불편감이 뒤따르는데, 그것을 허기진 고통으로 오해할 수 있기 때문이다.

또한 불안과 우울은 밀접하게 관련되어 있다. 우울증을 진단하는 기준 한 가지는 식습관의 변화다. 우울증을 가진 성인과 청소년이 보통 사람들보다 비만으로 발전할 확률이 거의 2배 가까이 높다는 것은 더 이상 놀라운 사실이 아니다.[095] 그러므로 지금까지 스트레스를 먹는 것으로 풀어왔다면 스트레스를 줄이는 다른 방법을 찾는 식으로 대응책을 바꿀 필요가 있다.

전문가나 종교 상담사를 찾아가 상담을 받아보는 것도 도움이 된다. 그리고 6장을 읽어보라. 만일 지속적으로 허기를 느낀다면 의사에게 위산과 관련이 있는지를 물어보라(경우에 따라 약물치료가 뒤따를 수도 있다). 나는 공복통과 위산 과다 분비의 차이점을 알고 나서 체중을 줄인 환자들을 많이 봐왔다.

마지막으로, 스트레스를 건강하게 풀 방안을 모색해보라. 점심시간이나 업무 후에 30분 정도 힘차게 걷는 것은 스트레스를 푸는 데 도움이 된다. 그것은 짧은 시간이나마 스트레스를 멈추게 하고, 상황을 새로운 관점으로 보게 하고, 전체적으로 정돈하게 해준다. 운동은 또한 엔돌핀의 분비를 촉진해서 기분이 좋아지게 만든다. 힘차게 걷는 것은 초콜릿 바나 맥주 1캔을 먹는 것과 비슷한 효과를 낸다. 물론 건강과 몸매에 좋은 것은 말할 것도 없다.

비만의 위험요인 08 **간식**

간식은 스트레스를 풀기 위해 먹는 음식과는 완전히 다른 것으로, 여기서는 주로 가공식품 형태의 간식과 설탕으로 단맛을 낸 음료수 얘기를 할 것이다.

영양가가 풍부하고, 자연에서 자라고(가능하면 유기농으로), 가공하지 않은 식품을 간식으로 먹는 것은 아무런 문제가 없다. 과일과 채소는 양껏 많이 먹어도 좋다. 왜냐하면 칼로리는 많지 않지만 포만감을 주기 때문이다. 하지만 가공식품은 다르다. 작은 막대사탕이 채소 한 접시보다 칼로리는 더 많지만 포만감은 적다. 즉 채소는 다음 식사 시간까지 포만감을 느끼게 하는 데 반해, 막대사탕을 먹고 나서는 금방 다시 배고픔을 느낀다.

단지 열량만의 문제가 아니다. 열량만 문제라면 얼마나 좋겠는가. 가공식품이 해롭다고 말하는 많은 다른 생리학적·생화학적 이유가 있다. 실제로 모든 가공 스낵과 단맛 나는 음료에는 호르몬 분비와 심지어 DNA 발현에 해로운 영향을 주는 화학물질이 들어 있다. 불행히도 이 문제는 돈과 관련 있다. 가공식품 산업의 시장 규모는 전 세계적으로 수십조 달러에 달한다. 가공식품 제조업체는 값싸지만 건강에 좋지 않은 화학물질과 변질된 기름을 사용해서 제품 가격을 낮게 유지하려 한다. 대규모 연구 결과, 이런 첨가물이 만성질환에 심각한 영향을 끼치는 것으로 나타났다.

값싼 기름과 트랜스지방

옥수수기름이 대표적인 예다(여기서 예로 든 것은 북미 옥수수, 즉 메이즈다). 1950년 이전에는 옥수수기름으로 요리를 하거나, 그것을 대량생산 식품에 사용하는 일이 흔하지 않았다. 옥수수에서 충분한 양의 기름을 얻기가 너무 어려웠기 때문이다. 하지만 산업 기술의 발달로 유압 프레스, 열 추출 및 신형 솔벤트(다른 물질을 용해시키기 위해 사용하는 액체나 가스)가 등장하면서 옥수수를 값싼 요리 기름의 원료로 사용하기 시작했다.

옥수수기름에는 질감을 변형시키고 유통기한을 늘리기 위해 대개 수소이온을 첨가한다. 이 과정에서 트랜스지방이 생성되는데, 트랜스지방은 심장병,[696] 제2형 당뇨병[697] 및 기타 만성질환을 증가시키는 것으로 알려져 있다. 그럼에도 대다수 가공식품의 성분표를 읽어보면 '부분적으로 수소화된' 옥수수기름 또는 콩기름이 들어 있음을 확인할 수 있다. 다행히도 미국과 전 세계의 새 법령에서는 트랜스지방의 함량을 성분표에 반드시 표기하도록 하고 있어 트랜스지방의 사용이 점차 줄어들기 시작했다.

많은 가공식품의 문제점은 단순히 기름을 포함하고 있다는 데 있는 것이 아니라 제일 값싸고 위험한 종류의 기름을 포함하고 있다는 데 있다. 가공하지 않은 카놀라유나 엑스트라 버진 올리브유는 우리 몸에 무척 이롭다. 그러나 가공식품 제조업자들은 이 오일들을 사용하면 비용을 감당하지 못할 것이라고 주장한다.

배고픔을 자극하는 단순당

가공식품 중 특히 스낵류에는 단순당도 들어 있다. 단순당은 고당지수 탄수화물로, 혈당 수치를 급격하게 올린다. 이런 음식들은 배부름보다는 배고픔을 자극하는 경향이 있어서 과식하게 만든다.[698, 699] 당지수가 높은 탄수화물은 심장질환,[700]

당뇨병,[701] 만성질환의 위험,[702] 염증[703]과 연관이 있다. [부록 C에는 상당히 종합적인 음식 목록과 음식 각각의 당지수와 당부하치를 파악할 수 있는 내용을 실었다. 탄수화물에 한해서만 주의 깊게 살펴보아라. 체중 관리와 최적 건강을 위해서는 당지수가 높은 음식은 적게 섭취하는 것이 좋다. 또한 당지수와 당부하가 낮은 탄수화물을 추천하지만, 현격하게 당지수가 낮은 식단이나 메뉴는 추천하지 않는 이유도 주의 깊게 설명했다.]

포만감이 느껴지지 않는 단맛 성분

가공식품에 들어 있는 또 다른 유해 성분은 액상과당이다. 액상과당은 1970년 대쯤 식품 업계에 도입되었는데, 정확히 그 시기에 미국에서 비만이 엄청나게 증가했다.[704] 거의 모든 달콤한 음료에는 액상과당이 들어 있다. 건강 명약인 양 비싸게 팔아먹는 음료조차도 마찬가지다. 액상과당은 인슐린저항성, 염증, 중성지방, 비만, 그리고 해로운 LDL콜레스테롤을 증가시킨다.[705, 706, 707]

설탕으로 단맛을 낸 음료는 아마도 '깡통 칼로리'(영양가가 없는 잉여 칼로리)의 가장 좋은 예일 것이다. 그 음료를 마실 바엔 한 숟가락 가득 백설탕을 입에 넣고 물과 함께 꿀꺽 삼키는 것이 나을지 모르겠다. 그렇게 하면 적어도 대부분의 정크푸드에 들어 있는 과도한 나트륨과 인은 피할 수 있기 때문이다.

미 농무부에 따르면, 청량음료 소비량은 지난 50년 동안 거의 500%나 증가했다.[708] 전체 미국인의 절반 이상과 대부분의 청소년(남아 74%, 여아 65%)은 청량음료를 매일 마신다.[709] 그런데 그 청량음료는 대부분 설탕을 넣어 단맛을 낸 것이다.[710] 청량음료는 식단에 설탕을 추가하는 주공급원이라 할 수 있다.[711, 712] 설탕으로 단맛을 낸 모든 음료(단지 청량음료만이 아닌)는 비만의 위험을 증가시킨다.

19개월 동안 548명에 이르는 다양한 인종의 학생들에게 설탕으로 단맛을 낸 음료를 섭취하게 하고 모니터링한 연구가 있다. 그 연구에서는 설탕으로 단맛을 낸 음료를 하루에 1캔 더 먹을 때마다 비만 위험도가 160%나 증가하는 것으로 나타났다. 이 연구에서 인공적으로 감미한 '다이어트' 청량음료를 마신 어린이는 몸무게가 추가로 늘지는 않았다. 그러나 다이어트 청량음료조차 대사증후군과 당뇨병의 위험을 증가시킨다.[713, 714]

설탕으로 단맛을 낸 음료수가 인스턴트 지방과 흡사한 작용을 하는 한 가지 이유는 배고픔을 해결해주는 고형식과는 달리 포만감을 주지 않는다는 데 있다. 고형식으로 간식을 먹는 대부분의 사람들은 그다음 식사에서는 좀 덜 먹는다.[715] 하지만 배고픔이 전혀 충족되지 않는 액체 형태로 하루에 영양가 없는 수백 칼로리를 섭취하는 것은 정말 쉬운 일이다. 이것이 바로 세계적으로 많은 수의 비만한 사람들이 많이는 먹는데 여전히 영양이 충분치 않은 이유다. 흥미롭게도, 음료 형태로 칼로리를 초과 섭취하는 미취학 아동은 다음 식사 때는 음식을 적게 먹는다.[716] 그러나 9세, 10세가 되면 아이들은 이 능력을 잃어버리는 듯하다.[717]

그렇다면 인공감미료는 어떠한가?

과체중자에게 설탕(수크로스) 혹은 인공감미료를 원하는 대로 10주간 제공한 연구[718]에서 다량의 설탕을 섭취한 사람들은 칼로리, 체중, 지방량, 혈압이 올라갔다. 이런 결과는 인공감미료를 섭취한 그룹에서는 나타나지 않았다. 액상과당이나 설탕과 같이 칼로리를 포함하는 감미료는 되도록 피해야 할 것이다(부록 B-1 참조).

청량음료 대신 다이어트 소다를 마시면 하루 섭취량 중에서 수백 칼로리가 낮아져 확실한 체중 감량의 결과로 나타날 것이다. 그렇지만 인공감미료는 분명 가공식품이다. 그래서 지나치게 사용하는 것은 좋지 않다. 그러나 설탕보다는 인공감미료가 훨씬 낫다(비록 인공감미료가 식욕을 자극할 수 있다는 일부 연구 결과가 있지만[719, 720, 721] 다른 연구에서는 그렇지 않다는 결론이 나왔다.[722, 723] 그러나 전자의 연구는 단기간의 연구 결과로 보인다. 그것은 아마 감미료가 체중에 미치는 장기간의 영향은 반영하지 않았을지도 모른다).

일부 가공식품이 좋지 않다는 점은 대중매체의 관심을 끌지 못했다. 치즈가 들어간 많은 가공식품에는 뇌에서 오피오이드(기쁨) 수용체를 자극하는 식단백에서 유래된 물질이 들어 있다. 이것은 알파카제인, 베타카제인, 카파카제인, 베타락토글로불린, 락토트랜스페린으로 불린다.[724] 주로 동물을 대상으로 한 임상연구에서 이 물질들은 면역체계를 자극해[725] 염증을 유발하고, 지방질 섭취 욕구를 증가시키고,[726] 식후에 인슐린 분비를 촉진하는 것으로 나타났다.[727] 이런 물질만으로도 잠재적 손상이 생길 수 있음은 분명하다. 마지막 항목은 다소 애매한 것 같지만 간식거리의 문제점을 밝힌 과학적 정보로서 부족함이 없다. 그런데 아직도 많은 사람들이 귀를 기울이지 않는다.

내가 지금 말하는 것을 잘 들어보라!

최근 연구에 따르면, 사람들은 평균적으로 필요열량의 거의 3분의 1을 '정크푸드(칼로리는 높지만 영양가는 낮은 음식)'를 통해 얻는다. 이 연구는 미국에서 진행된 것이지만[728] 전국적 조사 내용을 활용해볼 때[729, 730] 칼로리는 더 높고 영양은 더 낮은 음식을 먹는 경향은 전 세계적으로 증가하고 있다고 볼 수 있다. 가공식품 형태의 간식을 먹는 어린이는 1977년 77%에서 1996년 91%로 증가했다.[731] 오늘날 청소년들의 우유 섭취량은 1960년대보다 40%나 줄어들었다. 반면 단맛 나는 주스나 청량음료의 섭취량은 거의 3배로 늘어났다.[732]

간식거리의 한 가지 맹점은 설탕이나 탄수화물의 함유량은 높은 반면 식이섬유의 함유량이 적다는 것이다. 이것은 "간식거리는 애당초 배고프지 않을 때도 종종 주전부리로 먹기 때문에 배를 채워주지 않아도 된다"는 의도가 담겨 있다. 그래서 많은 양을 게걸스럽게 먹어도 포만감을 느끼지 못해 곧바로 다시 배고픈 것이다.[733]

필요열량의 3분의 1까지 제공하는 단것(캔디), 디저트, 짭조름한 과자, 알코올음료, 청량음료, 과일향 음료 때문에 전 세계적으로 비만이 감염병처럼 증가했다는 사실이 정말 놀랍지 않은가! 이 시점에서 우리가 할 수 있는 가장 중요하고 효과적인 일은 정크푸드를 건강에 좋은 대체식으로 바꾸는 것이다.

나는 간식을 먹지 말라고 말하는 게 아니다. 만일 모든 주전부리를 없애라고 강요한다면 당신은 나를 무시하며 위선자라고 욕할 것이다. 설탕 범벅이고 고칼로리인 가공식품 간식을 건강식 주전부리로 바꾸면 큰 혜택을 볼 수 있을 것이라고 말하는 것이다.

먹는 것으로 마음 달래기

우리는 종종 왜 먹는지를 잊고 산다. 또한 많은 이들은 음식과 관련된 생물학적 요구를 심리학적 요구로 발전시킨다.

먹는 것은 우리에게 큰 기쁨을 주는 일 중 하나다. 그리고 사람들은 그것을 즐긴다. 세상의 다른 즐거움과 마찬가지로 음식으로 보상받고, 편안함을 얻고, 위안을 삼는 것은 흔한 일이다. 그것은 이해할 만하지만 통제 불능으로 빠질 수도 있다.

이런 경향은 종종 어릴 때의 습관에서 비롯된다. 어떤 부모는 병원에 가기 싫다던 아이가 의사의 진료를 받고 나면 햄버거와 밀크셰이크로 아이의 마음을 달랜다. 그리고 집안일을 도와준 아이에겐 케이크 한 조각이나 아이스크림을 준다. 그렇게 공포와 슬픔을 먹는 것으로 해결하는 것이 마음 한구석에 깊이 뿌리내리면 아이가 음식과 맺는 심리적 관계는 복잡해지고 건강에 악영향을 끼치게 된다.

식습관과 관련된 부모의 또 다른 나쁜 행동은 식사 때마다 아이들이 그릇을 싹싹 비우도록 강제함으로써 '음식을 남기는 것은 죄악'이라고 느끼게 하는 것이다. 위가 차면 우리 뇌는 배가 부르다고 알려준다. 그 신호를 받아들여야 한다. 물론 세상 저편에는 굶어 죽는 아이들이 있지만, 그 사실이 '배불러도 음식을 모두 먹어야 한다'는 타당한 이유는 되지 못한다. 어릴 적 습관 때문에 배가 부름에도 그릇에 있는 음식을 모두 먹어치우는 과체중의 성인들이 많다. 그들은 자라면서 음식을 버리는 것은 잘못이라는 생각을 갖게 되었다.

아이들은 음식물 쓰레기통이 아니다. 일단 아이들이 배불리 먹고 나면 그릇에 남은 음식은 '낭비'가 아니다. 그 음식은 보관하든지, 아니면 버리면 된다. 아이들에게는 균형 잡힌 식사가 필요하다. 그리고 식탁에 있는 음식을 조금씩 골고루 먹어보도록 요청하는 것이 좋다. 그러나 아이들에게 매번 다 먹도록 강요하는 것은 아이들이 음식과 맺는 심리적 관계를 건강에 해를 끼치는 방향으로 왜곡시킬 것이다.

음식과의 심리적 연관성은 아주 강해서 우리는 어지간해서는 그것을 포기하지 않으려 한다. 한 연구에서는 비만한 사람들에게 먹는 것을 제한하지 않은 채 먹은 음식을 기록하도록 했다. 그 결과 사람들은 연구 이전보다 칼로리를 26%나 적게 섭취했다. 하지만 그들은 실제로 먹은 양보다 12%를 적게 기록했다. 그들은 어떻게 먹어야 하는지 알고 있었지만, 실제로 먹은 것에 대해서는 거짓말을 한 것이다.[734]

만일 음식에 대한 심리적 또는 감정적인 관계가 신체를 병들게 한다면 그 문제에 솔직하게 대처할 필요가 있다. 전문적인 상담을 받는 것을 주저하지 마라!

생활습관 바꾸기를 포기

사람들은 종종 그릇된 이유로 생활습관 바꾸기를 포기한다. 그러나 생활습관 바꾸기를 포기한다면 최적 건강관리 전략은 무용지물이 될 것이다.

예를 들어보자. 당신은 잘 먹기 시작했고 운동을 시작한다. 체중이 얼마간 줄어든다. 그러더니 어느 순산부터 더는 체중이 줄어들지 않는다. 그러면 당신은 포기하고 다시 콘칩을 먹고 TV를 보는 것으로 자신의 최적 건강 자격을 박탈한다. 왜 그러는가? 아마 다음과 같은 사실을 간과하기 때문일 것이다.

운동을 시작하면 우리 몸은 더 많은 일을 처리하도록 근육을 만들기 시작한다. 근육은 지방보다 무게가 더 나간다. 이것이 바로 다이어트를 시도하는 수많은 사람들이 정체기를 맞게 되는 이유다. 즉 근육량 증가가 지방량 감소를 상쇄한다. 그것은 좋은 일이다. 근육량이 증가할수록 신체대사율 역시 커지며, 이는 체중을 더 빨리 감량하는 데 도움이 된다. 그 상태를 유지하라, 그러면 근육량 증가는 변동이 없겠지만 체중은 다시 빠질 것이다.

다시 강조한다. 이 전략은 체중을 줄이는 것이 아니라 체내 지방과 염증을 줄이는 것에 초점을 맞추고 있다. 모든 전략을 수행하면 체중이 감량될 것이다(아마 당신이 가장 바라는 일일 것이다). 근육량 증가로 지방량 감소가 일시적으로 상쇄되는 것에 실망할 필요가 없다. 이 현상으로 수백만 명이 좌절해 너무나 일찍 포기했다.

쉬운 방법은 없다!

건강한 식단과 운동 계획으로도 다이어트에 실패해 실망한 많은 사람들은 '쉬운' 방법으로 알약을 찾는다. 하지만 그런 사람들은 대부분 병이 나고, 일부는 죽는다. 한때 엄청 인기 있었던 펜펜(**Phen-fen**) 알약은 심장판막 이상의 위험성을 증가시킨다는 사실이 널리 알려졌지만, 그 후에도 많은 사람들이 그 알약으로 다이어트를 했다. 브라질 다이어트 알약에는 미국에서는 처방받아야 하거나, 규제약물 대상으로 분류된 물질이 함유된 것으로 밝혀졌다.[735]

패스트푸드 중심의 외식 문화

오늘날에는 직장, 학교, 도심, 쇼핑몰, 공항, 지하철역에서, 심지어 고속도로를 달리면서도 마음만 먹으면 음식을 쉽게 구할 수 있다. 주변엔 자동판매기, 길거리 음식, 편의점, 모든 종류의 식당이 널려 있다. 그런 음식은 말 그대로 '손을 뻗치면' 닿는 곳에 있다. 이것은 현대를 사는 우리에게 축복이지만, 한편으로 그 음식들 대부분이 패스트푸드라는 점은 저주다.

패스트푸드에는 일반적으로 유해한 식품 성분이나 첨가물, 즉 포화지방 또는 트랜스지방, 당지수가 높은 것, 영양가는 낮고 고열량인 것, 식이섬유가 적은 것, 액상과당, 설탕 등이 많이 들어 있다. 전 세계적으로 패스트푸드점이 증가하면 비만율도 올라가는데 특히 어린이의 경우에는 더 그러하다.

일주일에 네 번이나 패스트푸드를 먹는 청소년은 패스트푸드를 먹지 않는 다른 청소년보다 하루에 260kcal를 추가로 섭취했다.[736] 집에서 먹을 때보다 외식할 때 한 끼 식사에서 더 많은 양의 칼로리를 섭취한다.[737] 미국에서는 성인 거의 절반이 식당에서 식사를 하며, 21%의 가구가 테이크아웃이나 배달 음식으로 식사를 한다.[738] 맞벌이 가구가 많아지면서 패스트푸드에 의존하는 비율이 높아졌고, 그로 인해 지난 30년 동안 식당도 늘어났다. 한부모가정은 더더욱 집에서 음식을 준비할 시간이 적어 패스트푸드에 대한 의존도가 높다.

패스트푸드 프랜차이즈를 비롯해 많은 식당에서는 가격경쟁력을 고수하기 위해 값싼 재료를 사용한다. 불행하게도 가장 저렴한 재료, 이를테면 라드(돼지비계를 정제해 하얗게 굳힌 것)나 옥수수기름은 건강에 엄청 해롭다. 설탕, 전분, 트랜스지방이 많으면 많을수록 영양가는 훨씬 더 떨어진다. 패스트푸드점의 마케팅 전략 역시 문제점 중 하나다. 그들은 단 몇 푼을 더 지출하면 감자튀김이나 청량음료의 용량을 늘릴 수 있게 하는 마케팅 전략을 구사한다. 누군들 돈을 더 벌고 싶지 않겠는가?

좋은 영양소, 즉 비타민, 미네랄, 식물영양소, 식이섬유, 단백질이 풍부한 음식에 돈을 지불하는 것이 진정 가치 있는 소비다. 특히 식이섬유와 단백질은 영양과 열량을 모두 충족하면서도 포만감을 느끼게 도와준다. 패스트푸드는 대체로 식이섬유와 단백질 함량이 낮다. 그래서 허기를 달래기 위해 고열량 정크푸드를 더 먹게 된다.

패스트푸드는 빨리 제공될 뿐만 아니라, 시간에 쫓겨 스트레스를 받는 사람들은 서둘러 먹는 경향이 있어 '패스트(fast)'라는 말이 붙었다. 그 속도는 그만 먹으라고 명령하는 우리 몸의 피드백 메커니즘이 작동할 시간조차 허용하지 않을 만큼 빠르다.

그런데 좋은 소식이 있다. 외식을 해도 잘 먹을 수 있다! 패스트푸드 식당에서도 그렇다! 우리 가족은 샐러드 바가 있거나 샌드위치를 파는 식당을 선택한다. 단, 접시에 담는 음식은 조절한다. 우리 부부는 아이들에게 건강식의 중요성을 가르쳐왔으며, 건강식 메뉴 중 하나를 고르도록 지도해왔다. 그랬더니 이제 엄마 아빠의 가이드(또는 잔소리, 협박, 꼬드김) 없이도 아이들 스스로 건강에 좋은 메뉴를 선택한다. 믿거나 말거나, 우리 가족은 음식을 고를 때 더 이상 다투지 않는다.

부록 B-1에는 당신의 현명한 선택을 도와줄 지침이 있다. 그것을 읽어봐서 최선의 선택을 하라. 그러면 영양과 열량 그리고 식욕과 미각을 모두 충족하는 식사를 식당이나 패스트푸드점에서도 할 수 있다. 우리가 할 일은 '오늘의 특별 요리'라는 말에 판단력이 무너져 그냥 사 먹는 것이 아닌, 당신의 건강을 최우선으로 고려해서 음식을 주문하는 것이다. 패스트푸드 업체들은 지난 50여 년 동안 건강이 자신들의 최우선 목표가 아님을 손수 증명해왔다.

〈뉴잉글랜드 의학 저널〉에 실린 한 논문에 따르면[739], 미국에서 파는 맥도널드의 감자튀김은 다른 나라에서 파는 제품에 비해 트랜스지방이 총 지방량에서 23% 또는 10.2g이나 더 들어 있다고 한다. 예를 들어 덴마크에서 파는 감자튀김에는 트랜스지방이 총 지방량의 겨우 1%만 들어 있다. 하루에 5g의 트랜스지방을 섭취해도 심장질환의 위험도가 25%나 증가한다는 연구 결과를 생각하면 이는 충격적인 사실이다. 다행히, 2002년 9월에 맥도널드는 트랜스지방을 절반으로 줄이기로 약속했다.

패스트푸드 업계는 담배 업계와 별반 다른 것 같지 않다. 담배 업계는 담배가 중독성이 있고 건강에 유해하다는 사실을 수년 동안 부정했다. 오랜 세월 동안 담배 제조회사는 어린이의 건강을 해치면서 수십조 달러를 벌어들였다.

우리가 꼼꼼히 따져서 몸에 좋은 음식을 주문할 때만이 패스트푸드 회사의 변화를 이끌어낼 수 있다. 우리가 믿을 수 있는 한 가지는 이들 기업이 시장의 수요에 반응을 보인다는 것이다.

유전적 소인

유전은 비만에도 영향을 미칠 수 있다. 지방세포에서 분비되는 호르몬인 렙틴은 식욕을 억제하는 신호를 뇌에 보낸다. 비만한 사람은 렙틴에 민감하지 않다. 이런 성향은 환경적인 요인의 영향일 수 있으나 선천적으로 타고난 것일 수도 있다.

그 두려운 '**스위트 투스(sweet tooth,** 비정상적인 단맛 욕구)' 역시 타고나는 것인지도 모른다. 설탕은 엔돌핀의 분출을 자극한다. 엔돌핀은 고통을 줄이고 좋은 느낌을 주는 뇌의 물질이다. 심지어 설탕은 신생아의 고통을 덜어주는 것으로 여러 연구에서 보고되고 있다.[740] 단맛을 느끼는 정도는 사람마다 제각각이다. 이 편차는 태생적으로 유전에 기인하며, 최근 그 역할을 담당하는 유전자의 위치를 발견했다.[741]

과학자들은 쉽게 살이 찌도록 만드는 다른 많은 유전적인 요인이 있을 거라고 추측한다. 그러나 어느 누구도 어떤 요인이 어떻게 비만에 기여하는지는 확실히 알지 못한다. 이것은 굉장히 흥미롭고 새로운 연구 영역으로서 언젠가 비만 치료의 진일보한 결과를 낳을 것이다.

그러나 유전적 소인이 비만 증가율이 팽창하는 주요 원인은 아닌 것 같다. 사람에게서 유전적 변화는 아주 천천히, 수천 년 동안 일어난다. 비만이 급속도로 퍼진 것은 지난 30년 사이에 일어난 일이다. 인간의 행태, 즉 경제적인 면과 생활습관과 관련된 문제인 것이다.

유전자는 유전과 환경 또는 개인력의 조합에 의해서 발현된다. 분명한 점은 우리의 환경과 생활방식이 최근 변화했다는 것이다. 그런 점 때문에 이 책에서 생활습관의 변화를 가장 크게 강조하는 것이다.

충분한 수면의 부족

5장에서 살펴봤듯이 충분한 수면의 중요성을 간과하지 말아야 한다. 하룻밤 7~8시간의 수면을 취해서 얻는 많은 장점 중 하나가 체중 감소다. 불충분한 수면은 비만의 위험요인이다.[7,12] 나는 수면장애를 겪은 비만 환자를 많이 보았다. 그들에게 좀 더 잠을 잘 잘 수 있도록 호흡을 돕는 기구를 장착했더니 체중이 빠지기 시작했다. 맹세컨대, 오직 수면을 개선한 것만으로도 체중이 빠지기 시작했다.

이 13가지 위험요인들 외에 비만을 유발하는 다른 요인들도 있을 것이다. 그러나 여기서 설명한 이 요인들은 먹고 마시면서 섭취하는 에너지와 태우는 에너지 간의 불균형을 거의 다 설명해준다. 가장 중요한 점은 이 목록이 다른 다이어트 방법들이 실패한 이유를 명확히 설명해준다는 것이다. 그 다이어트 방법들은 전체적인 생활방식은 무시하면서 '저탄수화물' 또는 '저지방' 등 오직 한 이슈에만 초점을 두었기에 실패할 수밖에 없었다.

이것을 게임 전략에 빗대보자. 만약 당신이 실력이 형편없는 축구팀의 구단주라고 하자. 새 감독을 고용해 물갈이를 하려고 하는데, 한 감독 후보가 골키퍼의 기량을 엄청나게 향상시켜 승리 팀으로 만들 수 있다고 자신 있게 말한다. 실제로 그는 자타가 인정하는 골키퍼 코치다. 그렇다면 그 사람을 고용해야 할까? 아니다! 당신은 오직 한 포지션의 플레이만 향상시켜서는 행운을 당신 편으로 돌려세울 수 없다. 당신은 11명의 선수를 축구 경기장으로 내보내야 한다. 각 포지션별로 최고 기량을 갖춘 선수가 필요하다. 그들 모두 적임자여야 한다. 필요한 기량은 포지션별로 다르다. 그래서 팀의 강점을 최적화하고 약점을 보완하는 전략은 물론, 상대하는 팀에 맞는 맞춤 게임 전략이 필요하다.

나는 내용이 방대한 이 장에서 상당히 잔인한 그림을 그렸다. 그러나 대다수의 결과는 가역적이라는 것을 기억하라. 기꺼이 변화한다면 이 유행병을 잠재울 수 있다. 그리고 비만의 위험요인들을 원래 상태로 되돌릴 수 있다!

당신에게 필요한 것은 한 걸음씩 자기 것으로 만드는 혁명을 시작하는 것이다.

살 빼면 좋다,
그 비법은?

진실로, 비만의 여러 부작용은 되돌릴 수 있다.

한 연구에서는 약 500g~8.6kg의 체중 감량은 사망률을 20% 줄인다는 결론을 얻었다.[743] 또 다른 주목할 만한 연구는 체지방의 감소가 사망률의 감소와 관련 있음을 밝혔다.[744] 당뇨병 환자가 체중을 9~13kg(원래 체중의 10~15%) 감량하면 조기 사망의 위험성을 33% 줄일 수 있다.[745] 또한 체중을 지속적으로 알맞게 감량하면 (10%) 비만한 사람이 고혈압, 제2형 당뇨병, 또는 고지혈증을 앓는 햇수가 현저히 줄어든다.[746, 747]

어떤 연구에서는 비만을 줄이는 동일한 생활습관의 변화가 CRP를 줄이고 인슐린감수성을 향상시키는 것으로도 나타났다.[748] 긍정적인 생활습관으로의 변화도 다른 염증 지표를 감소시켰다.[749] 3~4개월 동안 매달 1kg씩 체중을 감량했더니 제2형 당뇨병 환자의 생존율이 증가했다.[750] 미국 소화기내과학회에 따르면 체중의 5% 정도를 감량하는 적당한 다이어트는 비만과 연관된 수많은 질환을 개선할 수

있으며[751], 고혈압을 낮춘다.[752]

이는 과체중자이거나 체지방을 줄이려고 노력하다 좌절한 모든 이들에게 좋은 소식이다. 건강을 증진하기에 늦은 때란 결코 없다. 최적 건강으로 내딛는 어떠한 걸음도 도움이 될 것이다.

만일 당신이 비만하다면 "하룻밤 사이에 방법을 구할 수도 없을뿐더러 하룻밤 사이에 초과 지방이 없어지지도 않을 것이다!"라는 말을 명심하자. 그리고 변화를 시작하자. 생활습관을 건강하게 바꾸는 것만이 체지방을 줄이고 다시 붙지 않게 하는 유일한 방법이다.

제11장

치명적인
전 세계적 유행병!
인슐린저항성과
제2형 당뇨병

전 세계적으로 유행하고 있는 당뇨병 역시
우리가 꼭 알아야 하는 만성질환이다.
당뇨병은 발병하기 전에 차단하는 것이 좋다.
대개 당뇨병으로 발전하기 전에 어느 정도 인슐린저항성이 있다.
그때가 당뇨병으로의 진행을 차단할 수 있는 최고의 시기다.

빠르게, 폭넓게
퍼져가고 있다

모든 직업에는 좋은 면과 나쁜 면이 있다. 옛날 왕실에서 음식을 시식하는 직업은 매우 특별했다. 이 직업의 장점은 왕이 누리는 최고급 음식을 맛볼 수 있다는 것이다. 단점은 누군가 국왕을 살해하려고 음식에 독을 넣는다면 주군을 대신해서 죽어야 한다는 것이다. 은퇴 계획을 세울 수 없다는 점과 함께 그 직업의 숨은 문제점이었다.

오늘날 우리가 먹는 대부분의 위험한 음식은 시식가가 필요하지 않을 만큼 효과가 빨리 나타나지는 않는다. 이는 모두에게 불행한 일이다. 현대사회에서 나쁜 식습관은 기하급수적으로 증가하는 아주 밀접한 두 가지 질병, 당뇨병과 인슐린저항성의 핵심 위험요인 중 하나인데, 그 사실을 사람들에게 보여줄 수 없으니 말이다.

당뇨병과 인슐린저항성은 혈중 당 수치를 높이는 것과 관련된 질병이다. 당(糖), 즉 설탕이라고 하니 달콤하게 들릴지 모르겠으나 사실 이 두 질병은 사망 위험의 증가와 관련이 있다. 더 뼈아픈 사실은 이 질병이 전 세계적으로 급속히 늘고 있다

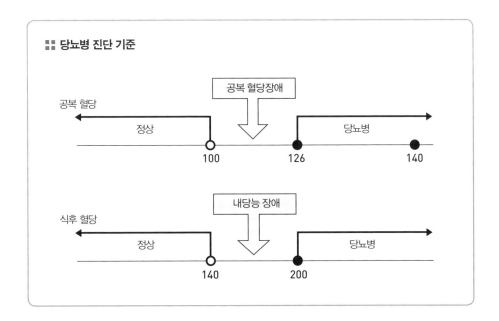

당뇨병 진단 기준

공복 혈당장애

공복 혈당

정상 ─ 100 ─ 126 당뇨병 ─ 140

내당능 장애

식후 혈당

정상 ─ 140 ─ 200 당뇨병

는 것이다.

당뇨병은 신체에서 만들어내는 인슐린이 선천적 또는 후천적으로 부족해서 생기는 만성질환이다. 제1형 당뇨병은 신체에서 인슐린을 생성하지 못하는 것이고, 제2형 당뇨병은 인슐린은 생성되지만 우리 몸이 인슐린에 올바로 반응하지 못하는 것이다.[753]

당뇨병의 급속한 확산 추세

세계보건기구에 따르면 제2형 당뇨병은 지난 20년 동안 급속히 증가했다. 이 세계적인 재앙으로 인한 인적·경제적 손실은 충격적일 만큼 막대하다. 당뇨병이 왜 이렇게 확산되었을까? 그것은 생활습관의 변화 때문이다. 그렇기에 당뇨병 역시 비만처럼 상황을 원상태로 되돌릴 수 있다. 사실, 당뇨병은 비만과 밀접한 관련이 있다.

세계보건기구의 〈당뇨병에 관한 비감염성 질병 예방 현황 보고서〉에 따르면[754] 현재 전 세계적으로 적어도 1억 8000만 명의 인구가 당뇨병을 앓고 있다. 이 숫자는 2030년이 되면 3억 6000만 명으로 늘어날 것으로 예측된다. 세계적으로 약 400만 명이 매년 당뇨병에서 기인한 합병증으로 사망한다. 10대 당뇨병 국가는 인도, 중국, 미국, 인도네시아, 러시아, 일본, 방글라데시, 파키스탄, 브라질, 이탈리아다.[755] 세계보건기구에 따르면 인도의 당뇨병 환자 수는 세계 당뇨병 환자의 약 4분의 1이나 된다.[756] 동부 지중해 지역에서는 당뇨병이 네 번째 사망원인으로, 2억 2000만 명의 인구 중에서 1700만 명 정도가 당뇨병으로 고생하고 있다. 이곳의 당뇨병 유병률은 성인들의 경우 7~25%에 달한다.

당뇨병은 급속히 증가하고 있다. 1985년에는 전 세계에 약 3000만 명의 당뇨병 환자가 있었다. 2008년에는 전 세계에서 제2형 당뇨병을 가진 사람이 1억 8000만 명에 이르렀으며, 당뇨병의 90%가 제2형 당뇨병으로 분류된다.

선진국에서는 당뇨병 환자의 약 절반이 심혈관질환으로 사망한다. 당뇨병은 또 다른 질병의 원인이 되기도 한다. 대혈관·미세혈관 등 온몸의 혈관을 손상시키는 것은 물론, 당뇨병성 신경장애(신경 손상)는 당뇨병 환자의 절반이 영향을 받는 가장 흔한 합병증이다. 신경장애는 감각기능 상실, 호흡·소화·심장박동과 같은 기능을 조절하는 자율신경계의 손상, 남성 당뇨병 환자의 발기부전(임포텐스)의 주요 원인이 된다. 눈의 망막에 손상을 입히는 당뇨병성 망막증은 실명의 가장 큰 원인이며, 비외상성 하지 절단의 가장 흔한 원인이기도 하다.

미국 역시 상황이 심각한데, 충격적이게도 전 인구의 6.3%, 대략 1900만 명이

제2형 당뇨병 환자다. 문제는 이 수치가 단지 '당뇨병으로 진단된 환자들의 수'라는 것이다. 즉 500만 명 정도의 미국인은 본인이 당뇨병 환자인지도 모른 채 살아가는 것으로 알려져 있다. 이들은 당뇨병 치료를 받지 않기 때문에 실명, 하지 절단, 사망 등의 심각한 합병증 위험에 노출되어 있다. 미국 당뇨병학회에 따르면 당뇨병 치료를 받은 사람 중 63%는 미국 당뇨병학회의 표준에 부합하는 치료를 받지 않는 것으로 나타났다.[757]

미국 내분비학회는 최근 HbA1c(헤모글로빈 A1C, 당화혈색소라고 부르는 장기간에 걸친 당뇨병 조절 여부를 검사하는 항목) 지표를 낮출 것을 권고했다. 이는 의료계에서는 치료가 필요함에도 치료를 받지 않는 미국인이 매우 많다고 여기고 있음을 의미한다.

제2형 당뇨병은 한동안 어른에게만 나타나는 병으로 여겨졌지만 최근에는 어린이들 사이에도 급속히 증가하고 있다. 한 연구에 따르면[758] 일본 학생들 사이에서 제2형 당뇨병이 지난 20년 동안 30배나 늘었다고 한다. 미국 9~20세의 청소년에서 제2형 당뇨병으로 진단을 받는 환자는 20%에 육박한다. 국제당뇨병연맹은[759] 오늘날 미국에서 태어나는 아이 세 명 중 한 명은 과체중과 비만이 되며, 결국 제2형 당뇨병 환자가 될 것으로 보고 있다.

당뇨병으로 인한 재정 비용 지출은 엄청나다. 미국에서 2002년 한 해 동안에 당뇨병에서 기인한 직간접적인 비용이 총 1320억 달러(약 140조 원)에 이르는 것으로 추정된다. 당뇨병 환자의 입원 비용과 합병증을 치료하는 데 들어간 비용이 국가의 의료비 지출에서 상당한 몫을 차지한다. 직접적 의료비용은 920억 달러(약 100조 원)에 달했으며, 휴직·활동 제한·신체장애 등과 같은 간접비용은 총 400억 달러(약 44조 원)에 달했다. 당뇨병 환자 1인당 의료비는 1만 3243달러(약 1400만 원)로,

당뇨병에 걸리지 않은 사람들의 2500달러(약 270만 원)에 비해 5배나 높았다.[760]

당뇨병 예방은 건강한 생활습관

그러나 좋은 소식이 있다. 당뇨병의 전 세계적인 확산을 늦출 수 있고 심지어 되돌릴 수도 있다는 것이다. 세계보건기구에서 일찍이 거론된 당뇨병 보고서에 따르면 중국, 캐나다, 미국, 여러 유럽 국가에서 시행된 대규모 역학조사 결과 적당한 체중 감량과 매일 30분 정도의 걷기만으로도 약간의 내당능 장애(IGT, impaired glucose tolerance)를 가진 과체중 대상자에게서 당뇨병 발생률이 절반 이상 줄었다고 한다.

이 연구 중 하나는 〈뉴잉글랜드 의학 저널〉에 발표된 것으로[761] 내당능 장애가 있는 중년의 과체중 대상자 522명을 무작위로 실험군 또는 대조군에 할당했다. 실험군에 속한 대상자에게는 3.2년 동안 체중을 줄이고, 지방과 포화지방의 총 섭취량을 줄이고, 식이섬유 섭취를 늘리고, 신체활동을 늘리도록 개별 상담을 제공했다. 그 결과 임상시험 기간에 실험군의 당뇨병 위험도는 58%로 줄었다. 이는 "건강을 증진하고 체중을 줄이고 심장질환, 암, 당뇨병의 위험도를 줄이는 가장 좋은 방법은 생활습관을 변화시키는 것"임을 보여주는 또 다른 예다.

빠른 해결책, 상술, '기적'을 일으킨다고 선전하는 제품이나 음식만으로는 안 된다. 나는 계속 이 점을 강조해왔다. 일시적으로 유행하는 다이어트 방법이나 편협한 체중 감량 프로그램은 결국에는 반드시 실패하며 다른 만성질환의 위험도를 증가시키기도 한다는 점을! 최적 건강관리 혁명은 일시적 유행도 빠른 해결책도 아니다. 나는 당신을 그것들로부터 보호하고자 한다.

제2형 당뇨병의 급속한 확산을 늦출 가장 좋은 방법은 아예 그 싹을 잘라버리는 것이다. 즉 당뇨병이 시작되기 전에 차단하는 것이다. 대개 사람들에게는 제2형 당뇨병으로 발전하기 전에 어느 정도의 인슐린저항성이 있다. 그때가 질병의 진행을 차단할 수 있는 최고의 시기다.

인슐린은 포도당이 세포 내부로 들어가는 문을 열어주는 열쇠와 같다. 전에는 제2형 당뇨병의 유일한 문제점을 '췌장이 인슐린을 충분히 만들지 못하기 때문'이라고 생각했다. 하지만 최근에는 당뇨병이 진행되는 초기에 인슐린이라는 '열쇠'를 생성하는 데 문제가 있는 것이 아니라 '자물쇠', 즉 세포막의 수용체에 문제가 있다는 것을 알게 되었다. 즉 이 수용체가 인슐린에 저항하는 바람에 포도당이 세포 내로 충분히 들어가지 못한다. 몸은 이를 인지해 췌장에게 더 많은 인슐린을 생산하도록 명령하는 것으로 반응하며, 결국 혈액 내에 인슐린이 너무 많아지는 안 좋은 일이 발생한다.

앞에서 언급했듯이, 지난 수십 년 동안 인슐린저항성이 급속히 증가한 데는 여러 원인이 있으며, 그것은 모두 생활습관의 변화와 관련이 있다.

자, 이제 나는 당신과 당신의 가족이 제2형 당뇨병의 위험성을 줄이는 데 도움이 될 이야기를 할 것이다. 우선 제1형 당뇨병과 제2형 당뇨병의 차이점을 포함해 약간의 의학 지식을 알려주겠다. 쉽게 설명할 것이다. 당뇨병에 걸릴 확률을 줄이려면 왜 생활습관을 변화시켜야 하는지 이해하는 것은 매우 중요하다.

제1형
당뇨병

제1형 당뇨병은 췌장이 인슐린을 생성하는 능력을 부분적으로 또는 모두 잃은 상태다. 제1형 당뇨병의 일반적인 원인은 신체 면역체계가 항체를 형성해 췌장을 공격하는 것이다. 제1형 당뇨병은 보통 환자가 어릴 때부터 발병한다(그래서 소아당뇨병이라 불린다). 그러나 췌장이 일종의 손상을 입어 생길 수도 있다. 제1형 당뇨병의 발병 빈도는 안정화되어 현재 전체 당뇨병의 약 5~10%에 달한다.

앞에서 설명했듯이, 인슐린의 역할은 소화되어 혈액에 흡수된 포도당을 우리 몸의 세포 속으로 들어갈 수 있도록 도와주는 것이다. 우리가 식사를 할 때마다 췌장은 인슐린을 혈액으로 내보내서 세포가 포도당을 에너지로 사용할 수 있도록 한다. 그렇지 않으면 전해질의 균형이 깨져 혼수상태나 사망에 이를 수도 있다.

혈중 당 수치가 증가하는 현상은 갈증과 다뇨의 형태로 나타난다. 왜냐하면 우리 몸은 과도한 포도당을 신장을 통해서 제거하려고 하기 때문이다. 제1형 당뇨병의 증상은 매우 두드러지게 나타나고 쉽게 진단할 수 있기 때문에 통상 사전 검사를 권하지 않는다. 가장 흔한 치료법은 평생 인슐린 주사를 맞는 것이다. 최근에도 체내로 인슐린을 투여하는 새로운 방법이 꾸준히 연구 및 구현되고 있다.

제2형
당뇨병

제2형 당뇨병은 제1형 당뇨병과 확연히 다른 질병으로, 성인 시기에 발병하는 당뇨병, 즉 성인당뇨병이라고 알려져 있다. 하지만 이 명칭은 더는 유효하지 않아 보인다. 안타깝게도 상당수의 어린이에게서도 제2형 당뇨병이 발병하기 때문이다. 이 질병이 성인에게서 주로 발병했던 이유는 좋지 않은 생활습관 때문인데, 어린이에게서도 흔해졌다는 것은 심히 우려되는 일이다.

전에는 제2형 당뇨병을 단순히 제1형 당뇨병이 지연된 형태라고 생각했다. 그래서 제2형 당뇨병의 치료에는 항상 췌장을 자극해서 인슐린을 더 만들어내도록 하는 것이 포함되어 있다. 지금은 제2형 당뇨병이 그보다 더 복잡하다는 것을 알게 되었다. 앞에서 설명했듯이 제2형 당뇨병 환자의 세포는 인슐린에 저항성을 갖기 때문에 초기에는 혈액 내 인슐린 수치가 증가하다가 점차 감소한다. 이러한 사실은 제럴드 리븐(Gerald Reaven) 박사와 그의 동료가 시행한 연구에서 밝혀졌다.[762]

제2형 당뇨병은 세계적으로 엄청나게 증가하고 있다. 이는 우리의 생활습관과 관련이 있다. 제2형 당뇨병의 초기 증상은 제1형 당뇨병의 증상보다 훨씬 모호하다. 이 질병에 걸렸는지 알지 못하는 사람들이 너무 많기 때문에(미국에만 약 500만명!) 검사를 받아보는 것이 좋다. 그렇다면 제2형 당뇨병이 있는지는 어떻게 알 수 있을까? 미국 당뇨병학회에 따르면 제2형 당뇨병은 다음 기준 가운데 어느 하나에 기초해서 진단한다.

- 공복 혈낭이 126mg/dl 이상인 경우
- 당뇨병 증상이 있으면서 무작위 혈당이 200mg/dl 이상인 경우
- 경구 당부하 검사에서 2시간 혈당이 200mg/dl 이상인 경우

만약 최근에 당뇨 검사를 받지 못했다면 지체하지 말고 예약을 하라. 당신은 어쩌면 오랫동안 제2형 당뇨병을 앓아왔을 수도 있고, 그동안 상당한 수준으로 영구 손상을 입었을 수도 있다.

미국 당뇨병학회는 특별히 BMI가 25를 초과하는 45세 이상의 모든 사람은 당뇨병 검사를 받아보도록 권고하고 있다. 혈당검사 결과가 정상이면 3년마다 검사를 받아야 한다. 그러나 다음의 위험요인을 갖고 있다면 좀 더 자주, 그리고 좀 더 일찍 검사를 받아야 한다.

- 과체중인 경우(한국인은 BMI가 23을 초과하는 경우)
- 직계가족 중에 당뇨병 환자가 있는 경우
- 고위험 민족인 경우(미국에서는 아프리카 계열, 히스패닉 계열, 인디언 계열, 아시아 계열, 태평양제도족 계열)
- 거대아(4kg 이상)를 낳았거나 임신성 당뇨병을 앓은 경우

- HDL콜레스테롤이 35mg/dl 이하이고 중성지방 수치가 250을 넘는 경우
- 고혈압이 있는 경우
- 내당능 장애(IGT)가 있는 경우

만약 당신이 제2형 당뇨병 환자라면 주치의의 관리 지침을 잘 따르기 바란다. 그러나 거기서 멈추지 마라. 설령 이미 제2형 당뇨병 환자라 하더라도 당신의 건강을 증진하는 데 너무 늦지 않았다. 몇 가지 권고 사항을 따르면 혈당약의 복용량을 줄이거나 질병의 진행을 중단시킬 수도 있다. 드물지만 제2형 당뇨병으로 진단받은 사람이 완전히 약을 끊는 사례도 있다. 그러나 그런 경우에도 반드시 의사의 지시 하에 약을 끊어야 한다. 의사의 지시나 권고 없이는 절대 혈당약을 끊지 마라!

오늘날 제2형 당뇨병을 치료하는 데 쓰이는 약은 다양하다. 메트포민(Metformin)은 간에서 생성되는 포도당의 양을 줄인다. 티아졸리딘디온(TZD)은 인슐린 증감제로서 지방과 근육세포에서 포도당을 더 많이 흡수하도록 돕는다. 현재까지도 췌장을 자극해서 인슐린 생성을 늘리는 약을 사용하지만, 이는 더 이상 주된 치료법이 아니다.

다른 약들도 있지만 나의 목표는 당신이 제2형 당뇨병으로 진단받기 이전의 건강 수준을 회복함으로써 약에 전적으로 의존하는 것을 막는 것이다. 만일 대사증후군이나 인슐린저항성을 조기에 진단하고 생활습관을 바꾼다면 그렇게 할 수 있다.

대사증후군 또는
인슐린저항성

제2형 당뇨병으로 완전히 진행되기 전에 거의 모든 환자에게서 나타나는 증상과 증후가 있다. 이 증후들은 1960년대와 1970년대에 처음 언급되었는데 몇 가지 심혈관 위험요소(고혈압, 고혈당, 이상지질혈증, 비만)를 포함했다.[763] 리븐 박사는 인슐린저항성이 그 원인일 것이라고 제안하면서 그 증후군을 '신드롬-X'로 일컬었다. 그러나 오늘날에는 '대사증후군'이라는 표현이 더 흔히 쓰인다.

[대사증후군의 개념과 관련해서 일부 논쟁이 있다. 리븐 박사는 인슐린저항성의 진단과 관련된 요소들은 단순히 인슐린저항성이 진행되기 때문에 생기는 것이므로 각각을 개별적인 질환으로 보기보다는 하나의 증후군으로 보았다.[764] 미국 당뇨병학회는 당뇨병, 심장병, 뇌졸중 간의 연관성을 강조하기 위해서 '대사증후군'이라는 용어보다 '심장대사위험'이라는 용어를 더 선호한다.[765] 하지만 여기서는 '대사증후군'이라는 명칭을 사용할 것이다. 왜냐하면 그 용어가 널리 알려져 있기 때문이다.]

현재 대사증후군의 원인을 밝히려는 수많은 연구가 진행되고 있다. 일부 연구에서는 인슐린저항성을 대사증후군의 원인으로 보는 것 같다. 하지만 인슐린저항성이 대사증후군을 이루는 심혈관 위험요인의 완전한 근본 원인이 아닐 수도 있다는 것을 제시하는 연구논문이 최소한 두 가지나 있다.[766, 767] 나는 대사증후군이 인슐린저항성 외에도 제2의 원인을 가지고 있다고 믿는 이유를 뒤에서 설명할 것이다. 사실 이 요인은 인슐린저항성 자신의 원인일 수 있다. 그리고 바로 그 인슐린저항성 원인이 중요하다. 그것을 알면 제2형 당뇨병과 다른 만성질환을 예방 혹은 개선하기 위해 어떻게 살아야 하는지 알 수 있다.

더구나 대사증후군과 인슐린저항성은 제2형 당뇨병으로 발전하지 않더라도 매우 심각한 결과를 초래할 수 있다. 이 둘은 심장질환의 위험성을 현저히 증가시킨다. 그리고 전립선암,[768, 769] 간암,[770] 자궁암,[771] 대장암,[772] 유방암,[773] 췌장암[774] 등과 다른 건강상의 위험성 증가와 관련이 있다. 이러한 암 중 일부가 인슐린저항성의 확산과 함께 줄곧 증가하는 것은 우연이 아니다.

그렇다면 이것은 당신에게 어떤 의미가 있는 것일까?

당신은 바로 지금 자신에게 대사증후군이 있는지 여부를 알아볼 필요가 있다. 대사증후군이 있다면 생활습관을 적극적으로 바꾸는 것을 매우 진지하게 고려해 봐야 할 것이다. 대사증후군의 진행을 되돌리거나 지연시키기 위해서 한두 가지 이상의 요소를 바꿀 필요가 있다. 만일 당신이 제2형 당뇨병을 가진 누군가를 알고 있다면 가볍게 생각할 문제가 아니라는 것을 잘 알 것이다. 또한 만일 당신이 체중을 감량하는 데 상당한 어려움에 처해 있다면 대사증후군이 그 원인일지도 모른다. 즉 살을 뺄 수 없는 것은, 당신이 인지하지 못한 건강 이상과 관련이 있을 수 있다.

이것이 내가 인슐린저항성과 대사증후군을 설명하는 데 그토록 많은 시간을 할애한 한 가지 이유다. 우리가 살을 빼고, 더욱 중요하게는 최적 건강을 성취하고자 한다면 이 점을 알아야 한다.

보통의 다이어트 프로그램에는 없는 것

대부분의 상용 다이어트 프로그램에서는 대사증후군을 다루지 않거나 또는 그릇된 방법으로 접근한다. 심지어 일부는 대사증후군이 더 악화되도록 조장해 결국 체중 감량을 더 어렵게 만든다. 그래서 많은 사람들이 체중 감량에 성공하지 못하고 크게 실망하는 것이다.

나는 20여 년 동안 예방의학 분야에서 전 세계적인 임상연구를 실행했으며, 많은 과학 문헌과 연구에서 이를 인용하고 있다. 이는 이 책에서 내가 제시하는 견해가 폭넓은 지지를 받고 있음을 의미한다. 물론 새로운 연구들은 다른 의견을 제시할 수도 있겠지만, 내가 제시할 의견은 당신에게 올바른 길을 알려주기에 충분하며 당신이 앞으로 걸어가야 할 방향을 확실히 제시해줄 것이라 확신한다.

대사증후군 진단하기

대사증후군을 진단하는 방법은 네 가지다.

1. NCEP ATP-III의 진단 기준

대사증후군을 진단하는 가장 흔한 기준은 NCEP ATP-III(미국 콜레스테롤 교육 프로그램의 성인 치료 부분)[775]에서 나온 것이다. 이 프로그램에 따르면 다음의 위험요인 중 3가지 이상에 해당된다면 대사증후군으로 진단할 수 있다.

● **복부비만** : 허리둘레가 남성은 102cm 또는 40인치 초과, 여성는 88cm 또는 35 인치 초과

- **중성지방** : 150mg/dl 초과
- **HDL콜레스테롤** : 남성은 40mg/dl 미만, 여성는 50mg/dl 미만
- **혈압** : 130/85mmHg 초과, 또는 고혈압 치료를 받고 있는 중
- **공복 혈당** : 110mg/dl 초과

2. 세계보건기구의 진단 기준

대사증후군의 또 다른 진단법은 세계보건기구에서 나온 것이다.[776] 세계보건기구 보고서에서는 아래 목록에서 최소한 두 가지 이상의 항목에 해당하면 인슐린저항성이나 내당능 장애로 정의한다. 이 정의도 심혈관질환에서는 정확하고 예측적이다. 그러나 당부하 검사와 미세알부민뇨증 검사가 필요하기 때문에 임상적으로 쓰기에는 힘들다.

- **혈압** : 고혈압(140/90mmHg 초과) 또는 현재 항고혈압 약을 복용하는 경우
- **이상지질혈증** : 중성지방이 150mg/dl를 초과, HDL콜레스테롤이 낮은 경우(남성은 35mg/dl 미만, 여성은 40mg/dl 미만)
- **복부비만 또는 일반 비만** : 허리엉덩이둘레비(WHR)가 남성은 0.9 초과, 여성은 0.85 초과하거나 체질량지수가 30을 초과
- **미세알부민뇨증** : 소변의 알부민 배출 속도가 20mcg/min를 초과, 또는 알부민 대 크레아티닌 비율이 30mg/g 초과

3. 미국 심장학회와 미국 심장폐혈액연구소의 진단 기준

미국 심장학회와 미국 심장폐혈액연구소(National Heart, Lung, and Blood Institute)[777]에서는 다음 항목 중에서 3가지를 충족하면 대사증후군 환자로 간주

한다.

- **허리둘레** : 남성 102cm(40인치), 여성 88cm(35인치)를 넘는 경우 [아시아계는 남성 90cm(35인치), 여성 80cm(31인치)를 넘는 경우]
- **중성지방** : 150mg/dl를 넘는 경우, 또는 고중성지질혈증을 치료 중인 경우
- **HDL콜레스테롤** : 남성은 40mg/dl, 여성은 50mg/dl 미만인 경우, 또는 저 HDL콜레스테롤혈증을 치료 중인 경우
- **혈압** : 135/85mmHg를 넘는 경우, 또는 고혈압을 치료 중인 경우
- **공복 혈당** : 100mg/dl를 넘는 경우, 또는 당뇨병을 치료 중인 경우

4. 국제당뇨병연맹 진단 기준

국제당뇨병연맹[778]에서는 복부비만이 있고 다음 두 가지 기준을 만족하면 대사증후군으로 진단한다.

- **허리둘레** : 다음 수치를 초과할 때

민족	남성	여성
유럽인	94cm	80cm
남아시아인	90cm	80cm
중국인	90cm	80cm
한국인, 일본인	85cm	80cm
중남미인	90cm	80cm
사하라사막 남부 아프리카인	94cm	80cm
동부 지중해인, 중동인	94cm	80cm

- **중성지방** : 150mg/dl를 넘는 경우, 또는 고중성지질혈증을 치료 중인 경우
- **HDL콜레스테롤** : 남성은 40mg/dl, 여성은 50mg/dl 미만인 경우, 또는 저 HDL콜레스테롤혈증을 치료 중인 경우
- **혈압** : 135/85mmHg를 넘는 경우, 또는 고혈압을 치료 중인 경우
- **공복 혈당** : 100mg/dl를 넘는 경우, 또는 당뇨병으로 진단된 경우

일부 연구자들은 대사증후군의 정의에 염증도 포함시킨다.[779] 당신의 주치의가 대사증후군을 진단하는 데 어떤 방식을 사용하든지 간에 일찍 검사를 받는 것이 중요하다.

또한 인슐린저항성이 있는지 알 필요가 있다. 인슐린 감수성을 판단하는 여러 방법이 있다. 고인슐린혈증 클램프로 불리는 방법이 아주 정확한 측정 기준으로 여겨지지만, 안타깝게도 이 방법은 장시간(2~3시간) 인슐린 주입과 혈액 채취를 반복

▪▪ 한국의 대사증후군 기준

한국에서는 아래 다섯 가지 기준 중 **3**가지 이상이 기준치를 넘으면 대사증후군에 해당된다고 본다 -옮긴이.

기준	남성	여성
허리둘레	**90cm(35인치)** 이상	**85cm(33인치)** 이상
중성지방	**150mg/dl** 이상	
HDL콜레스테롤	**40mg/dl** 미만	**50mg/dl** 미만
혈압	**130/85mmHg** 이상	
공복 혈당	**100mg/dl** 이상	

해야 하는 단점이 있다.

우리 연구소에서는 인슐린 감수성을 측정하는 방법으로 HOMA(Homeostasis Model Assessment, 항상성 모델 평가)와 QUICKI(Quantitative Insulin Sensitivity Check Index, 정량적 인슐린 감수성 체크 지수)와 비슷한 방법을 사용해왔다. 이들 검사법에서는 공복 인슐린 수치와 혈당 수치만을 측정해서 대사증후군 여부를 판정한다. 단순히, 공복 인슐린 수치가 5보다 크게 측정되면 대사증후군이 시작될 수도 있다고 판단한다. 우리 연구소는 지난 10년 동안 이 방식을 써왔고, 나는 1만 5000명 이상을 상담해왔다. 그 결과 이 검사법은 상당히 신뢰할 만하고 제2형 당뇨병으로의 진행을 정확히 예측할 수 있는 방법이라는 것을 파악하게 되었다.

연구 결과, 이 검사법은 기준이 되는 직접 측정법과 상관성이 좋은 것으로 나타났고,[780] 대사증후군을 정의하고 심혈관질환과 제2형 당뇨병으로의 진행을 예측하는 데 유용하다.[781, 782] 이 방법과 우리 프로그램에 참여하는 환자와의 개별적인 연락을 통해서 우리는 생활습관이 대사증후군에 기여하는 방식을 통찰할 수 있었다.

우리 연구소는 8장에서 설명한 바 있는 특수한 콜레스테롤 검사를 이용해서 인슐린저항성을 진단하는 또 다른 방법을 추가했다. 높은 중성지방, 낮은 HDL−2콜레스테롤, 작고 밀도 있는 LDL콜레스테롤의 작은 입자의 조합을 관찰함으로써 공복 혈당과 혈당의 상승을 검사하기 이전에 인슐린저항성을 탐지했다. 스탠퍼드대학의 리븐 박사 팀은 이 검사법의 정확성을 입증해주었다.[783]

제3차 국민건강영양조사(NHNES) 결과, 20세 이상의 성인은 대사증후군의 유병률이 24%에 달했고 특정 연령대는 비율이 급속도로 증가했다. 50대는 30%, 60대는 40%에 달했다.[784] 이는 미국에서 조사한 결과이지만, 이미 모든 선진국에서 비숫한 비율로 나타나고 있거나 사람들이 생활습관을 빨리 뜯어고치지 않는다면 조만간 유사하게 나타날 것이다.

인슐린저항성과 대사증후군의 원인

통념상 높은 인슐린 수치가 대사증후군의 원인으로 알려져 있지만 나의 논문 연구와 임상 경험은 다른(또는 최소한 추가적인) 기여 요인이 있음을 시사한다.

고도로 숙련된 학자라 할지라도 질병과 건강 문제의 원인과 결과를 구별하는 것은 때로 어렵다. 그런 이유로 수많은 연구에서 두 요인이 결부되어 있는 것으로 보일 때 '관련 있다'는 표현을 쓰는 것이다. 언제나 어느 하나가 다른 것이 원인이 되는지, 또는 그 둘이 공통 원인이 되는지 아닌지는 분명하지 않다. 그러나 대사증후군의 인과관계를 바르게 이해하는 것은 중요하다. 원인을 정확히 알아야만 대사증후군과 그것이 유발할 수 있는 만성질환의 가능성을 줄이는 생활습관을 알 수 있고, 또 그렇게 바꿀 수 있기 때문이다.

그리고 놀라운 이야기! 여기에 인슐린저항성을 증가시키는 요인들이 있다. 당신의 생활에서 이들을 모두 쫓아내라!

- 포화지방, 붉은 살코기, 트랜스지방이 많은 음식[785, 786, 787]
- 운동 부족[788]
- 복부비만[789]
- 흡연[790]
- 불충분한 채소와 과일 섭취[791]

● 높은 CRP 수치[792, 793, 794, 795, 796, 797]

● 청량음료(다이어트 탄산음료도 마찬가지)[798]

이 모든 요인들은 인슐린 수용체의 기능을 떨어뜨려서 혈중 인슐린 수치를 올린다. 혈액 속에 늘어난 인슐린은 대사증후군과 관련 있는 여러 건강 문제를 야기한다. 염증은 CRP, 종양괴사인자-알파(TNF-α), 인터루킨6와 같은 특정 혈액 표지자에서와 같이 이들 위험인자의 근본적 구성요소다. 사실 이 표지자들은 심지어 죽상동맥경화와 같은 건강 문제에 이르게 하는 매개자인 듯 보인다.[799]

1장과 2장에서 염증의 본질과 염증이 우리 몸에 미치는 영향을 자세히 설명한 바 있다. 원한다면 되돌아가서 다시 읽어라. 이제 나는 인슐린저항성의 원인과 더불어 염증을 줄이는 수칙을 제시할 것이다.

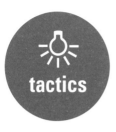

인슐린저항성을
줄이는 수칙

여기, 인슐린저항성을 줄이기 위한 수칙을 22가지로 제시했다. 이들 방법은 대부분 실천하기 쉽고, 일부는 연어와 잡곡을 먹는 것처럼 매우 즐겁게 할 수 있는 것들이다. 단, 이 수칙들을 실행하기 전에 주치의에게 조언을 구하라. 나는 일반적으로 작동하는 메커니즘을 알고 있는 것이고, 당신의 주치의는 당신을 개별적으로 더 잘 알고 있기 때문이다.

1. 포화지방, 트랜스지방, 오메가-6지방산의 섭취를 줄여라.[800, 801] 이러한 지방은 붉은 살코기[802, 803], 팜유, 코코넛유, 고지방 유제품, 옥수수기름이나 기타 부분경화유와 같은 값싼 기름에 많다.

2. 액상과당의 섭취를 줄여라.[804] 스포츠 음료와 가공식품에 그것이 엄청나게 많이 들어 있다.[805, 806] 성분표를 유심히 읽어보라!

3. 단순당과 같이 당지수가 높은 음식은 덜 먹어라[807](부록 C 참조).

4. 운동하라! 단, 의사의 허락을 받은 후 실행하라.[808, 809]

5. 비만이라면 건강한 체중 수준으로 감량하라.[810, 811] 지방세포는 인슐린저

항성을 증가시키는 물질을 만들어낸다. 이 점은 특히 복부(내장)지방은 지방세포의 수나 크기가 작아지면 해로운 물질 역시 줄어든다.

6. 지금 당장 금연하라. 금연할 수 없다면 흡연량을 최대한 줄여라.[812] 담배 속 화학물질은 인슐린저항성을 증가시킨다.

7. 음식이나 보충제를 통해서 오메가-3지방산을 더 많이 섭취하라.[813, 814] 연어, 아마씨, 아마씨유, 호두, 올리브유, 카놀라유 등에 많이 들어 있다.

8. 크롬을 충분히 섭취하라.[815] 이 필수미네랄은 당 대사를 안정화시킨다.

9. 잡곡을 더 많이 먹어라.[816] 다이어트를 지도하는 일부 의사들은 탄수화물이 상당히 많다는 이유로 잡곡 섭취를 줄이라고 권한다. 그러나 잡곡은 복합탄수화물이라 잡곡을 섭취하면 인슐린저항성이 줄어드는 효과가 있다

10. CRP의 수치를 낮춰라[817](1장과 2장 참조).

11. 식이섬유의 섭취를 늘려라.[818, 819] 식이섬유의 장점 중 하나는 당 대사를 안정화시킨다는 점이다. 식이섬유는 과일과 채소에 풍부하다.

12. 단일불포화지방을 더 많이 섭취하라.[820] 올리브유를 먹으면 된다.

13. 채식주의자가 돼라.[821] 일반적으로 채식주의자는 인슐린저항성이 낮다. 채식주의자의 식단에는 이 목록에서 섭취할 것을 권장하는 식품이 많이 포함되어 있다. 육식을 포기할 수 없다면 하루에 최소한 5~7분량(3~4컵)의 채소와 과일을 먹자.

14. 칼슘을 충분히 섭취하라.[822] 이것 역시 당 대사를 안정화시킨다. 칼슘보충제를 섭취하자(20번 항목을 보라).

15. 저지방, 유기농 유제품을 구입하라.[823, 824] 여기서의 이로운 점은 유제품에 포함된 단백질과 칼슘에서 온 것이다. [우유 단백질이 암을 촉발할 수 있다는 주장이 제기돼왔기 때문에 당신은 내가 유제품을 추천한 사실에 놀랐을 것이다. 사실, 우유를 섭취하면 전립선암의 발생 또는 재발 위험도가 약간 증가할 수도 있다.[825, 826] 하지만 심각한 위험은 아직 밝혀지지 않았으며,[827] 오히려 유제품 섭취가 대장암[828]과 유방암[829] 및 다른 암[830]의 발생을 예방한다는 연구 결과도 있다. 아마도 우유 속에 존재하는 전립선암과 관련된 나쁜 성분은 지방과 젖소에 투여된 호르몬일 것이다. 그래서 내가 유기농으로 키운 젖소에서 짜낸 저지방 우유를 추천하는 것이다.]

16. 마그네슘을 충분히 섭취하라.[831, 832]

17. 커피를 마셔라.[833] 커피 섭취와 인슐린저항성의 관련성을 알아보는 연구가 많이 진행되어왔다. 어떤 연구에서는 카페인 때문에 인슐린저항성이 줄어드는 것으로 나타난 반면, 다른 연구에서는 디카페인 커피에서도 효과가 나타났다. 그리고 카페인 단독보다는 레귤러커피(원두커피)에서 더욱 효과가 컸다.[834] 커피 속의 식물영양소는 분명히 인슐린저항성을 개선하는 데 부분적으로나마 역할을 할 것이다. 흥미롭게도, 카페인이 포함된 차(tea)에 대한 연구에서는 인슐린저항성이 줄어드는 효과가 나타나지 않았다. 커피로 효과를 보기 위해 필요한 양은 하루에 단 1~2잔이다.

18. 식단에서 단백질 구성을 27% 이상으로 높여라. 하지만 포화지방이나 트랜스지방이 많이 함유된 단백질은 피하라.[835]

19. 의사의 허락하에 계핏가루를 하루에 0.5~1티스푼씩 시리얼이나 다른 음식에 첨가해 먹어라. 한 연구에서는[836] 하루에 계핏가루를 1~6g씩 40일

동안 복용한 결과 공복 혈당은 18~29%, 중성지방은 23~30%, LDL콜레스테롤은 7~27%, 총콜레스테롤은 12~26% 낮아졌다.

20. 적절한 양의 비타민D를 섭취하라. 혈중 비타민D 수치가 높은 사람일수록 제2형 당뇨병의 위험도가 낮았다.[837] 비타민D 보충(하루 800IU 이상)은 제2형 당뇨병으로 진행될 위험도를 줄이는 것과 관련 있는 것으로 나타났다[838](하루에 칼슘을 1200mg 이상, 비타민D를 800IU 이상 섭취하면 제2형 당뇨병의 위험도가 33% 낮아진다). 비타민D와 칼슘을 함께 섭취하는 것 역시 인슐린저항성을 줄이는 것으로 나타났다.[839]

21. 수면을 충분히 취하라. 하루에 7~8시간이 적당하다.[840]

22. 청량음료를 피하라.[841, 842]

아는 것이
최선의 방어책이다

의사를 찾아가 당신이 제2형 당뇨병이나 인슐린저항성이 있는지를 확인하는 것이 매우 중요하다. 만약 당신에게 그러한 질병이 있다면 의사의 밀착 치료를 받으면서 건강관리에 최선을 다해야 한다. 이 질병들은 점진적으로 발전해서 증상이 발견되기도 전에 심각한 손상을 야기할 수 있다.

앞에서 제시한 22가지 수칙을 따른다면 인슐린저항성을 줄이는 데 도움이 될 것이며, 아마 혈당약을 줄이거나 끊을 수도 있을 것이다. 인슐린저항성을 줄이는 것이 체중 감량에서도 핵심이 된다는 점을 상기하기 바란다. 비만은 인슐린저항성을 악화시키고, 또한 인슐린저항성은 비만을 유발한다. 비만과 인슐린저항성의 악순환의 고리를 끊어야 한다.

다음 장에는 지금까지 언급한 모든 내용을 취합해놓았다. 당신이 즉시 시행할 수 있는 25가지 실행 수칙과, 최적 건강을 성취할 마스터플랜을 제시했다. 좋은 계획이 대부분 그렇듯이 이해하기 어렵거나 실천하기 어렵지 않다. 당신은 내 말을 곧 확인하게 될 것이다.

the
OPTIMAL
HEALTH
REVOLUTION

제4부

당신도 최적 건강 명예의 전당에 오를 수 있다!

제12장

최적 건강에 이르는
25가지
실천 수칙

이제까지 배운 것을 행동으로 옮길 때가 왔다.
다시 말해서 우리의 혁명 계획은 완벽하게 갖춰졌다.
지금이 바로 혁명에 참여해서 만성질환과 싸워 이길 때다.
당신은 이 혁명에 동참할 준비가 되었는가?

레너드에게
배운 교훈

역사를 통틀어 소수의 특별한 사람만이 영웅이 되었다. 영웅은 그들이 이룩한 성취 덕분에 널리 알려지고 칭송을 받았다. 그리고 용기, 능력, 지성 등의 덕목을 갖춘 모범이 되었다. 때때로 어떤 이는 아주 중요한 순간에 단 하나의 행동으로써 영웅의 위치에 오르기도 한다. 사람들은 그의 동상을 세우고, 초상화를 그리고, 전설을 만들고, 시를 짓고, 노래를 불러 영웅들을 기념한다. 그러나 대부분의 진정한 영웅들은 사람들의 생각과는 달리 눈에 잘 띄지 않는다. 다른 사람들의 주목을 받는 것을 꺼리기 때문이다.

레너드(김일두)는 내가 인정하는 진정한 영웅이다. 당신은 다른 곳에서는 레너드에 대한 이야기를 들어본 적이 없을 것이다. 왜냐하면 그가 이룩한 성취는 부, 명예, 노벨상, 골든 레코드, 아카데미상, 뉴스 헤드라인의 기준에 부합하는 것도, 국가적인 이슈가 되는 종류의 것도 아니기 때문이다.

레너드는 훌륭한 친구다. 그는 크게 성공한 60대의 한국인 사업가로, 수천 명의

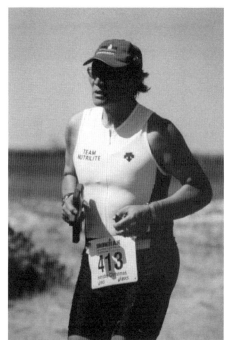
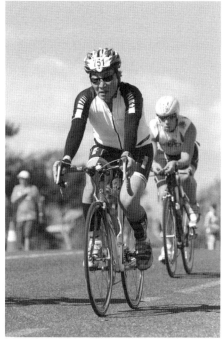

최적 건강관리 혁명을 몸소 실천한 레너드. 자신은 물론 수천 명의 지인들까지 최적 건강으로 이끌었다.

사람들과 함께하는 그룹의 리더이자 어린이 돕기 '사랑의본부' 홍보대사로서 사회에 큰 나눔을 실천하고 있다. 그가 사업에서 성공한 데에는 그의 따뜻함, 겸손함, 매력적인 성품, 그리고 높은 청렴도 등이 자양분이 되어주었다.

내가 처음 레너드를 만난 것은 1997년이었다. 당시 그는 과체중에다 3분 스텝 테스트(계단 하나를 오르고 내리는 것을 3분 동안 반복한 후 맥박의 변화를 측정해 심혈관의 상태를 평가하는 검사)를 제대로 끝마칠 수도 없을 만큼 건강이 형편없었다. 나는 레너드에게 그의 건강 상태를 이야기하면서 심장질환의 위험에 심각하게 노출되어 있다고 알렸다. 그러자 그는 나의 눈을 똑바로 쳐다보며 말했다. "박사님, 다음에 만날 때는 다른 사람이 되어 오겠습니다." 그리고 그는 정말 그렇게 했다!

변화의 비결을 물으니, 내 조언에 따라 생활습관을 '완전히' 바꾸고, 심장질환의 많은 위험요인들을 줄이는 데 중점을 두었다고 했다. 일례로 그는 달리기를 시작했다. 달리기라고 하면 대개 조깅을 꾸준히 하는 것을 의미한다. 그런데 레너드는 3분 스텝 테스트도 끝마치지 못하던 상태에서 1년에 몇 번은 마라톤 대회나 철인 3종 경기에 나갈 수 있을 정도까지 달리기의 수준을 높였다. 더 중요한 사실은, 레너드가 이전의 생활습관을 거의 모두 바꿈으로써 현재는 우리 연구소에서 시행하는 모든 건강검진에서 최고의 평가를 받고 있다는 점이다.

레너드는 자신의 몸 상태를 건강하게 회복하는 데서 멈추지 않고, 비즈니스를 함께하는 수천 명의 사람들을 최적 건강의 길로 이끌었다. 이와 관련해 그에게 찬사를 보낼 만한 사례가 하나 있다.

레너드의 마라톤 최고 기록은 3시간 39분이다. 그러나 호놀룰루에서 열린 한 마라톤 대회에서는 완주하는 데 11시간도 더 걸렸다. 그날 마라톤 경주를 끝내는 데 그렇게 오래 걸린 이유는 따로 있었다. 그와 사업을 함께하는 사람들도 그 대회에 참여했는데, 그들을 독려하기 위해 결승점까지 갔다가 돌아오기를 반복했기 때문이다. 레너드는 자신이 아는 사람들 모두가 경주를 마칠 때까지 뛰는 것을 멈추지 않았다. 그 결과 그날 그가 뛴 거리는 아마도 마라톤 풀코스를 두 번쯤 달린 것과 같을 것이다!

레너드는 최적 건강을 성취하기 위해 전략을 세우고 그것을 끝까지 수행한 훌륭한 본보기다. 그는 자신의 수명을 연장하기 위해 최선을 다했고, 수천 명의 지인들까지 스스로 건강을 증진하도록 이끌었다. **만약 내가 '최적 건강 명예의 전당'을 세운다면 그곳에 헌액될 첫 번째 인물은 레너드가 될 것이다.** 그것도 선수와 감독, 두 가지 자격을 모두 갖춘 사람으로서 말이다. 그는 대단한 것을 달성했으며, 수천 명을 최적 건강으로 이끄는 역할모델이 되었다. 당분간은 레너드보다 훌륭한 최적 건강의 모범 사례를 찾기는 힘들 것 같다.

차례대로
다 읽어왔는가?

나는 당신이 이 책을 읽으며 깊이 이해했기를 바란다. 일부 그릇된 개념들을 바로잡고 최적 건강을 성취하기 위해 갖춰야 할 새로운 통찰력과 더 넓고 더 명확한 시각을 가졌기를 바란다.

이제 배운 것을 행동으로 옮길 때가 왔다. 다시 말해서 우리의 혁명 계획은 완벽하게 갖춰졌다. 지금이 바로 혁명에 참여해서 만성질환과 싸워 이길 때다. 당신은 이 혁명에 동참할 준비가 되었는가?

내가 제시해온 전략은 최적 건강을 성취하기 위한 쉽고도 실용적인 지침이다. 그것은 복잡하지 않다. 일거일동하기 이전에 그것에 대해 일일이 생각할 필요가 없다. 또한 그것은 단 하나의 행동, 음식, 건강기능식품, 약물, 기계 또는 기구를 통한 건강을 약속하는 기적의 치료법도 아니다. 25가지 수칙을 행동으로 옮기면 우리 앞에는 새롭고 더 건강한 삶이 펼쳐질 것이다. 새롭고 건강한 삶은 바라기만 하면 이뤄지는 '기적'이 아니라 인체의 특성을 이해하고 그에 적절하게 인체를 다루고 행동함으로써 이뤄진다. 기분은 좋아질 것이며, 만성질환을 피해 갈 가능성도 상당히 증가할 것이다. 그리고 더 건강한 상태로 더 오래 살 가능성이 높아질 것이다.

그러나 먼저, 지름길로 가고 싶어 하는 사람에게 해줄 말이 있다.

"그만! 더 읽지 마라!"

어쩌면 당신은 앞의 장황한 내용들을 건너뛰고 곧바로 이 장으로 넘어왔을 수도 있다. 그 열의에 박수를 보낸다. 그러나 나는 당신이 생활습관을 더 나은 방향으로 바꾸기를 열망하기에 건너뛰어 읽는 것을 추천하지 않는다. 생활습관을 진실로 그리고 지속적으로 변화시키려면 우리가 하는 행동에 대한 굳센 믿음, 즉 신념이 있어야 한다. 그러한 신념은 학습과 깨달음을 통해 얻어진다. 이 책의 마지막 부분인 여기부터 시작하려는 것은 또 다른 말초적 건강 유행에 달려드는 불나방의 행태에 지나지 않을 것이며, 쉽게 포기하게 만들 것이다.

처음부터 제대로 읽어라! 그렇게 해야 현명하고 안전하고 효과적으로 25가지 수칙을 실행할 수 있다.

25가지 수칙을 실행하기에 앞서

만약 당신이 정신없이 바쁘게 살아가는 전형적인 현대인이라면 이렇게 생각할지도 모르겠다.

"25가지 수칙? 25가지?! 만약 각 단계를 실행하는 데 몇 분씩 걸린다면 난 아마도 전체 코스를 실행하는 데 일주일은 걸릴 거야. 어쩌면 한 달이 걸릴지도 몰라. 정말 시간이 엄청 걸리겠군."

우리는 너무나 바쁜 탓에 건강을 향상시키고, 살을 빼고, 더 매력적으로 가꾸고, 에너지를 충전하고, 암과 심장병의 위험을 낮추는 이 모든 일을 그때그때 봐가며 할 수 있다고 믿고 싶어한다. 우리는 알약 하나만 먹거나, 병 제품 하나만 마시면 되는 그런 간편한 처방으로 그 모든 것을 갖고 싶어 한다. 더 이상 시간을 낼 수 없기에 '그것 전체'를 추구하기 위해서 시간을 쓰려 하지는 않는다.

자, 잘 들어보라! 대다수는 최적 건강에 도달하기 위해 지금 내야만 하는 시간보다도 더 많은 시간을 들일 필요가 없다. 가장 시간이 많이 드는 부분은 이 책을 읽는 것이다. 그러면 거의 다 된 것이다. 배우자나 소중한 사람, 그리고 가족과 이 문제에 대해 며칠간 논의할 필요가 있다. 그러고 나서 한 번에 한 단계씩, 당신이 감내할 수 있는 속도로 더 건강한 생활습관에 친숙해져야 한다. 당신이 받아들이는 새로운 행동은 대부분 예전의 행동을 대체하는 것이어서 별도로 짬을 내지 않아도 된다.

만일 당신이 앞에서 다룬 위험요인을 많이 갖고 있다면 변화의 속도를 높여야 한다. 그러나 변화의 속도보다 더 중요한 것은 지금 즉시 시작하는 것이다! 변화의 일부라도 이끌어내고 오늘 할 수 있는 것은 무엇이라도 실행하자!

아마도 최적 건강의 생활습관으로 바꾸는 데 가장 큰 걸림돌은 '다 안다 병'일 것이다. 사람은 구시대적인 사고방식의 틀에 갇히기 쉽다. 그래서 '혁명'이 필요한 것이다. 모든 이들이 체중이 많이 나가는 것은 건강하지 않은 것이라고 말하며, 건강해지기 위한 유일한 방법은 체중을 줄이는 것이라고 배웠다. 그리고 체중을 줄이는 유일한 방법은 '금주의 다이어트 전문가'라는 사람들이 부추기듯이 ①단백질, 지방, 탄수화물을 정확한 비율에 맞추어 먹고, ②지칠 때까지 운동하는 것이라고 배웠다. 이것이 인기 있는 건강의 '과학적' 패러다임이었다. 하지만 이 패러다임으로 인해 우리는 어디로 가고 있는가? 우리는 점점 더 뚱뚱해지고, 심장병은 더욱 많아졌으며 당뇨와 암 발생률도 급속도로 높아졌다. 이런 상황에서 무엇이 잘못되었는지를 알아차릴 수 있겠는가?

한편에서는 소수의 정상적인 사람들이 최적 건강을 성취하는 올바른 방법을 찾아왔다. 우리 연구소에서는 그러한 사람들을 많이 볼 수 있다.

자! 시작하자. 내가 여기서 제시하는 권장 사항의 이면에 숨은 과학은 이 책 전반에 나와 있다. 이제 행동으로 보여줄 때다.

25가지 수칙을 통해 우리는 최적 건강에 이를 수 있다. 이 수칙은 중요도에 따라 나열한 것이 아니다. 25가지 수칙 모두 중요하다! 25가지 수칙 모두 염증을 줄인다! 우선해야 하는 순서는 가족력이나 현재의 건강상 문제, 증상 등 가장 큰 위험 요인이 무엇이냐에 따라 달라진다. 대부분은 일단 이 수칙 중 단지 몇 가지에만 집중하면 된다. 나머지 수칙은 조금씩 점진적으로 실천해도 된다.

무엇보다도 감내할 수 있는 속도로 새로운 생활습관을 받아들일 필요가 있다. 비현실적인 목표를 세우고 이를 달성하지 못했다고 해서 중도 포기하는 것을 원치 않는다. 이 방향으로의 변화는 무엇이든 훌륭하다. 목표는 단순히 진행하는 것이다. 어떤 조그마한 전진이든 그것은 자랑스러워할 만한 성취다. 그리고 그 자체로서 보상이다. 긍정적인 생활습관으로 바꾸면 최적의 건강 상태로 여생을 살아갈 수 있을 것이다.

어떠한 변화를 이루든지, 다른 변화를 시작하기 전에 그 변화된 상태를 몇 주 동안 유지하라. 그리하여 그 변화가 일상의 습관이 될 수 있도록 정착시켜라.

최적 건강을 위한
25가지 실천 수칙

25가지 수칙 중 몇 가지는 이미 실천하고 있을 것이다. 실천하고 있는 것과 실천이 필요한 항목을 선택해서 체크할 수 있게끔 만들었다.

변화가 필요함 / 이미 시행 중

1. 채소와 과일을 더 먹어라

하루에 적어도 7분량, 되도록 9분량은 먹는다. 이것은 생각보다 훨씬 쉽다. '분량'이라 함은 일반적으로 1/2컵 정도의 양이다. 큰 그릇에 담긴 껍질콩, 브로콜리, 포도는 2분량 이상으로 쳐준다. 그리고 한 가지 과일과 채소를 계속 먹는 것보다는 다양한 색깔의 과일과 채소를 골고루 먹고(부록 B-4 참조), 생으로 먹거나 신선하게 쪄서 먹거나 얼린 것을 먹는 것이 좋다. 다양한 종류의 채소와 과일을 먹을 때의 이점에 대해서는 8~11장을 살펴봐라.

2. 담배를 끊어라

아니면 최소한 흡연량을 줄이자. 담배를 끊는 것이 제일 좋
다. 그러나 흡연량을 줄이는 것도 건강에 이롭다. 간접흡연
도 역시 피한다. 도움이 필요하면 주치의를 만나라. 만일 끊
을 수 없다면 가족들을 보호하기 위해서 가족 근처에서는
담배를 피우지 말자.

3. 정제하지 않은 잡곡을 더 많이 먹어라

잡곡에는 식이섬유, 미네랄, 기타 유용한 영양 성분이 풍부하
다.

4. 우울증이 있거나 스트레스가 심하다면 전문가의 도움을 받아라

전문가나 종교 상담가를 만나 도움을 청하자. 도움을 받는
것은 나약하다는 의미가 아니다. 그것은 강함과 희망을 보여
주는 신호다. 삶에 대해 긍정적인 태도를 유지하도록 최선을
다하자(6, 8, 9장 참조)!

5. BMI, WHR, 체지방율을 확인하라

10장에서 언급했듯이 이들 수치가 높다면 이 25가지 수칙
중 다음부터 나오는 모든 것을 지켜 그 수치를 줄여야 한다.
비만을 해결하면 모든 만성질환의 위험요인이 줄어든다. 체

중을 줄이는 것은 최적 건강을 성취하는 전략이 될 수 없다. 그것은 결과일 따름이다.

6. 당신에게 필요한 하루 열량을 계산하라

10장과 부록 A-7에 하루에 필요한 섭취 열량을 결정하는 방법이 있다. '영양 병가'를 받아봐라. 과체중이거나 비만, 또는 체지방률이 높다면 10장에서 정한 수준보다 섭취 열량을 300~500kcal 정도 줄여야 한다. 그렇게 하면, 또한 이 책의 나머지 부분에서 가르쳐주는 내용을 따른다면 만성질환의 위험과 함께 체중을 줄일 수 있다.

7. 섭취하는 칼로리를 추정하는 방법을 알아둬라

대부분의 사람들은 하루에 섭취하는 칼로리가 어느 정도 되는지 어림짐작할 수 없다. 그러나 체중을 줄이는 데 성공한 사람은 대개 자신의 칼로리 섭취량을 상당히 정확히 알고 있다. 칼로리를 정확하게 추정하는 것은 어렵지 않다. 작은 계량저울, 계량컵, 중량별 음식 칼로리 표(인터넷에서 쉽게 검색할 수 있음)만 있으면 된다.

그리고 음식을 가지고 하루 놀면 된다. 이것을 일주일에 하루나 이틀만 실행해보라. 그러면 당신이 먹는 음식의 칼로리를 쉽고 정확하게 추정할 수 있을 것이다. 칼로리 수치의 끝자리까지 정확하게 계산할 필요는 없다. 하루에 몇백 칼로리 이내에서 적중하면 괜찮다.

이 정보는 아주 값진 것이다. 300kcal를 채소로 섭취하기 위해 먹어야 할 양을 보면 엄청 놀랄 것이다(예를 들어보자. 익히지 않은 잘게 썬 브로콜리 1/2컵은 12kcal다. 12.5컵이 되어야 브로콜리 300kcal에 해당한다. 그 양은 2.5리터에 해당한다). 채소는 항산화제를 많이 함유하고 있어서 만성질환의 위험도를 낮추는데 도움을 주며, 식이섬유를 많이 포함하고 있고 부피가 커서 칼로리를 과잉 섭취하지 않으면서도 마음껏 먹을 수 있다는 장점이 있다.

8. 선크림을 발라라

되도록이면 자외선 차단지수(SPF)가 30 이상인 것을 바르자. 또한 과도한 햇빛 노출은 피하고, 선탠베드에는 얼씬도 하지 마라.

9. 당지수가 낮은 탄수화물을 섭취하라

이 사항은 5장과 8~11장에 걸쳐서 설명했다. 여러 음식의 당지수(GI)를 확인하고 싶다면 부록 C를 참고하라. 당지수가 아주 낮은 음식만 골라서 먹을 필요는 없지만, 보통 높은 것보다는 낮은 것이 좋다. 그렇다고 당지수나 당부하가 낮은 메뉴만 선택하지는 마라(부록 C의 더 자세한 설명을 참조할 것).

10. 기초 건강기능식품을 섭취하라

7장에서 자세한 내용을 설명했다. 섭취를 시작하기 전에 주치의의 허락을 받도록 하자.

11. 그릇된 유행 습관은 걷어차버려라

단백질, 지방, 탄수화물의 중량과 비율에 집착하지 말자. 양질의 지방, 탄수화물, 지방을 먹는 데만 신경 쓰자. 그리고 제발 앞으로 나오게 될 다른 반짝유행에 편승하지 말자. '죄신의 무언가'가 여기서 제시한 과학적 내용과 일치하지 않는다면 그것은 그냥 무시해버려라. 이 책에서 제공한 과학적 내용은 오랜 세월을 걸쳐 확립된 것이다. 이 점을 기억하자. 새로운 것이라고 항상 더 좋은 것은 아니라는 사실을….

12. 신앙생활을 공고히 하라

어떤 종교를 믿든 깊은 신앙심을 가져라(8장 참조).

13. 액상과당의 섭취를 줄여라

액상과당은 청량음료를 비롯해 여러 음식에 포함되어 있다. 너무 많은 음식에 들어 있어서 액상과당을 완전히 안 먹기는 힘들지만 줄일 수는 있다. 초심자는 청량음료 대신에 녹차, 물, 커피, 저지방 유제품, 스플렌다(Splenda®)로 인공감미한 음료수(그닥 좋은 음식은 아니지만 당뇨나 비만처럼 우리의 건강을 빠르게 해치지는 않는다)로 바꾼다. 10장과 부록 B-1, B-2를 더 참고하라.

14. 충분한 휴식을 취하라

하룻밤에 7~8시간의 숙면이 필요하다(5장 참조).

15. 카놀라유나 엑스트라 버진 올리브유를 먹어라

대부분의 식용 기름, 특히 경화유를 이 두 가지 기름으로 대체하라. 그러면 오메가−6지방산과 트랜스지방 섭취량이 현저하게 줄어들 것이다(1~3, 5, 8~11장 참조).

16. 유기농을 먹어라

고기, 유제품, 과일, 곡물을 되도록 유기농 제품으로 먹자(2, 3, 5장 참조).

17. 음주량을 줄여라

가급적 금주하자. 술은 건강에 득이 되는 것보다는 해가 되는 것이 더 많다. 술을 너무 좋아해서 주량을 줄이는 것은 생각조차 할 수 없는 일이라고 해도, 그래도 절주하는 것에 대해 진중하게 생각해볼 필요가 있다.

18. 오메가−3지방산 섭취량을 더 늘려라

음식 또는 건강기능식품을 통해서 오메가−3지방산의 섭취량을 늘린다(2, 3, 7, 8장 참조). 건강기능식품을 섭취할 때는 반드시 주치의와 상의하라.

19. 접촉성 질환에 노출되지 않도록 주의하라

특히 성병사마귀, B형 간염, C형 간염, HIV 등이 성적 접촉으로 전달되지 않도록 주의하자(2, 5, 9장 참조).

20. 주치의를 만나 필요한 검사를 받아라

콜레스테롤, 호모시스테인, 혈압, 갑상선자극호르몬(TSH), 페리틴,* hs-CRP, PSA(전립선암에 걸릴 가능성을 알아보기 위한 선별검사), 공복 혈당, 공복 인슐린 등을 검사해보자(부록 A-1 참조).

21. 패스트푸드와 가공식품 섭취를 줄여라

이들 식품에는 오메가-6지방산, 트랜스지방, 화학첨가물, 액상과당, 기타 좋지 않은 것들이 들어 있다. 일부 패스트푸드 식당에 건강 메뉴가 있을 수 있지만 그것은 드문 일이다. 가공식품 대신 과일, 채소, 균형 잡힌 음식을 섭취하자.

22. 몸을 좀 더 움직여라

그것이 칼로리를 태우고 근육을 만드는 방법이다. 2장, 3장, 5장, 그리고 8~11장에서 설명했듯이 '일상에서의 운동'을 늘려나가자. 카우치 포테이트(소파에 앉아 감자칩을 먹으며 TV

*페리틴 검사 : 총철분량을 측정하는 것이다. 50~100 사이의 값이 좋다. 검사 수치가 이보다 더 높다면 철분이 과도하다는 의미인데, 과도한 철분은 산화에 의해 축적된 조직을 파괴한다. 잉여 철분을 줄이려면 헌혈을 하라. 그러고 나서 페리틴 수치를 다시 검사해보라. 만일 페리틴 수치가 20보다 훨씬 작다면 주치의에게 피가 어떤 과정을 통해 없어지고 있는 것인지 물어보고 단기간 철분제를 복용하는 것이 어떨지 물어보라.

만 보는 사람)가 갑자기 강도 높은 운동을 하려고 할 때는 의사와 상담하라. 시간이 없어 언제 운동해야 할지 모르겠다 면 TV 시청 시간을 움직이는 시간으로 바꾸는 것으로 시작 하라.

23. 화학물질에 노출되는 것을 줄여라

이것에 대해서는 2장, 3장, 5장, 9장, 10장, 그리고 부록 B-1 과 B-2에서 설명했다. 화학물질이 들어 있는 음식 섭취를 줄이는 것 외에도 공기청정기나 정수기 사용을 고려해보라.

24. 붉은 살코기 섭취를 줄여라

특히 소고기, 돼지고기, 가공육(박테리아조차 좋아하지 않는 것 이 설마 우리 몸에 좋겠는가!)을 피한다. 왜냐하면 붉은 살코기 에는 오메가-6지방산과 화학물질(예를 들면 살충제와 제초제) 이 들어 있기 때문이다. 대신 유기농으로 키운 닭이나 껍질 벗긴 오리 살코기 또는 생선을 섭취하자. 그리고 일주일에 며 칠은 채식주의자로 살아보자.

25. 유전자 검사를 받아라

의사와 상담해 상용화된 유전자 검사를 받아서 만성질환의 위험요인이 유전되고 있는지를 판별해보라.

꾸준히 전진하되
완벽을 추구하지는 말자

자, 이제 실천 목록을 살펴보았으니 실천으로 옮겨보자. 당신도 알다시피 이것은 전반적인 생활습관과 관련이 있다. 어떤 것이든 지금 할 수 있는 것을 선택하자.

최적 건강관리 혁명에 성공하려면 자신을 포함해 그 누구도 완벽하지 않다는 것을 깨달아야 한다. 완벽을 추구하면 실패할 수밖에 없다. 왜냐하면 어느 누구도 다 다를 수 없는 목표를 설정하기 때문이다. 완벽주의는 일종의 강박관념으로서 삶에 스트레스만 줄 뿐이며, 그것은 만성질환의 위험요인이 된다. 우리는 그것들을 없애려고 노력하는 것이지 새로운 것을 더 추가하려는 것이 아니다.

나 역시 생활습관이 완벽하지 않다. 나는 초코칩 쿠키에 집착한다. 내 삶에서 초코칩 쿠키를 완전히 없앨 수는 없다. 그럼에도 초코칩 쿠키가 나에게 해롭지 않은 이유는 내가 제시한 것의 대부분을 매일 몸소 실천하고 있기 때문이다. 그렇기 때문에 나는 죄책감이나 후회 없이 가끔 초코칩 쿠키를 먹을 수 있다.

쿠키 먹는 습관을 제외하고, 나는 생활습관을 점진적으로 바꾸었다. 그랬더니 새로운 생활방식은 일상적인 습관이 되었고, 그것을 실행하는 데 거의 노력이 필요하지 않게 되었다.

당신이 생활습관 전체를 점진적으로 교정한다면 실패는 없다. 원할 때 원하는 만큼 바꾸면 된다. 이것은 모 아니면 도 식의 게임이 아니다. 지금은 조금씩 실천해보고 나중에 조금씩 추가해보자. 당신이 이루어낸 변화는 어느 것이든 성공이자 승리이다!

당신과 당신의 가족과 함께 이 지식을 나눌 수 있어서 감사하다. 모두의 건승을 기원한다.

the

OPTIMAL
HEALTH
REVOLUTION

부록

부록 A-1 : 권장하는 성별 건강검진 항목

■ 18세 미만

번호	항목	주기	비고
1	의사 진찰	1년	
2	BMI 측정	1년	
3	고환 검사	1개월	15세 이상부터

■ 18~40세

번호	항목	주기	비고
1	신체 전체 검사	3년	소변검사, 혈액검사 포함
2	콜레스테롤 측정	3년	
3	혈압 측정	2년	
4	시력 측정	3년	
5	치과 검진	1년	치석 제거는 6개월마다
6	피부암	1년	자가검진 및 신체검사 중에
7	파상풍/디프테리아 예방접종	10년	
8	고환 자가검진	1개월	의사에게 받는 검진은 매년
9	체지방률	1년	

■ 40~50세

번호	항목	주기	비고
1	신체 전체 검사	1년	소변 및 혈액검사 포함 / CBC, 화학 검사, 공복 혈당, hs-CRP, 호모시 스테인, VAP 콜레스테롤, 간 기능, 공복 인슐린, 오메가-3 수치
2	디지털 직장 검사	1년	전립선 및 직장 이상
3	대변 잠혈 검사	1년	
4	안과 전체 검진		
5	PSA 검사	1년	전립선 특정 항원 검사
6	트레드밀 기초 운동부하 검사	3년	위험요인에 따라
7	골밀도 검사	3년	이미 문제가 있다면 좀 더 자주

■ 50세 초과

번호	항목	주기	비고
1	신체검사, 직장 검사, PSA, 대변 잠혈 검사	1년	매년 지속
2	S자결장경 검사 / 대장내시경 검사	3~5년 / 10년	고위험군이거나 이미 문제가 있다면 좀 더 자주
3	폐렴구균 접종(65세 이상)	평생 1회	고위험 조건이 있거나 65세 이전에 접종을 받았다면 의사와 상담
4	독감 접종 고려	1년	

여성

■ 18세 미만

번호	항목	주기	비고
1	의사 신찰	1년	
2	**PAP**(자궁경부세포진) 검사 및 골반 검사	1년	성적 행동이 시작될 때, 최소 **1**년에 **1**회
3	**BMI** 점검	1년	

■ 18~35세

번호	항목	주기	비고
1	신체 전체 검사	3년	소변검사, 혈액검사 포함
2	혈압 측정	2년	
3	임상 유방 검사	1년	
4	**PAP** 검사 및 골반 검사	1년	
5	자가 유방 검사	1개월	월경주기가 시작되면 **1**주일마다
6	**VAP** 콜레스테롤 측정	3~5년	심혈관 위험도 예측 등 정밀 검사
7	시력 측정	최소 3년	
8	치과 검진	1년	치석 제거는 **6**개월마다
9	피부암	1년	자가검진 및 신체검사 중에
10	파상풍/디프테리아 예방접종	10년	
11	체지방률	1년	

■ 36~39세

번호	항목	주기	비고
1	유방 조영검사		
2	**18~35**세 권장 검사		

■ 40~50세

번호	항목	주기	비고
1	신체 전체 검사	1년	소변 및 혈액검사 포함 / CBC, 화학검사, 공복 혈당, hs-CRP, 호모시스테인, VAP 콜레스테롤, 간 기능, 공복 인슐린, 오메가-3 수치
2	유방 조영검사	1년	
3	디지털 직장 검사 및 대변 잠혈 검사	1년	
4	안과 전체 검진		
5	골밀도 검사	3년	이미 문제가 있다면 좀 더 자주
6	트레드밀 기초 운동부하 검사	3년	위험요인에 따라
7	기타 18~39세 권장 검진 항목 계속		

■ 50세 초과

번호	항목	주기	비고
1	신체검사, 직장 검사, 대변 잠혈 검사	1년	매년 지속
2	PAP, 유방 조영검사, 유방 검사, 골반 검사	1년	의사가 검진 주기를 늘리기로 결정하지 않는 한 1년에 1회
3	S자결장경 검사 / 대장내시경 검사		고위험군이거나 이미 문제가 있다면 좀 더 자주
4	폐렴구균 접종(65세 이상)	평생 1회	고위험 조건이 있거나 65세 이전에 접종을 받았다면 의사와 상담
5	독감 접종 고려	1년	

부록 A-2 : 콜레스테롤 상태를 결정하는 최고의 방법

우리 연구소에서는 특수 콜레스테롤 검사를 한다. 그 검사는 일부 종류의 콜레스테롤 수치를 추정하는 것이 아니라 모든 종류의 콜레스테롤 수치를 실제로 측정한다. 콜레스테롤 범위를 좀 더 세분했는데, 그 점이 중요하다는 것은 잠시 후에 설명할 것이다.

우리 연구소에서는 콜레스테롤 수치에 따라 특화된 치료법도 추천한다. 하지만 콜레스테롤 수치가 높다면 '자가치료'를 하지 말고 여기서 제시하는 정보를 주치의와 상의해보기 바란다. 일부만 아는 것은 아무것도 모르는 것만큼 위험하기 때문이다.

우리는 계산된 값이 아닌 실제 LDL콜레스테롤 수치를 얻는다. 이것을 R(real)-LDL로 부른다. 추가로 지단백(a), IDL, VDL-3, HDL-2, HDL-3, LDL콜레스테롤의 크기와 패턴, 총콜레스테롤, 중성지방 수치를 구한다.

이 방법의 정확성과 추가 제공되는 값은 비정상을 탐지하는 능력을 극적으로 높였고 그 덕분에 정확한 치료를 할 수 있었다. 콜레스테롤 표준 치료제는 추가적인 콜레스테롤 수치에 대해서는 다루지 않는다.

●● 지단백(a) (Lp(a))

이것은 혈전의 분해를 가로막는 특수 단백질이 붙어 있다는 점만 제외하면 R-LDL과 아주 유사하다. 그것은 그 자체로서 심장질환의 위험요인이고 위험도를 2배 이상 높인다.[843] 이 값은 10mg/dl보다 작아야 한다. 만일 지단백(a) 수치가 높고 HDL이 낮다면 심장질환으로 발전할 가능성은 8.3배에 이를 것으로 연구 결과 나타났다.[844]

또한 이 선천적인 특성은 자식에게 이어질 가능성이 아주 높다. 그래서 지단백(a) 수치가 높다면 직계가족도 검사를 받아야 한다. 높은 Lp(a) 수치는 오메가-3지방산을 섭취함으로써 낮출 수 있다. 현재 추천되는 약물로는 나이아신과 스타틴이 있으며, 또는 페노피브레이트(fenofibrate)와 조합하여 치료하도록 되어 있다. 따라서 Lp(a) 수치가 높다면 의사와 상담해야 한다.

●● IDL 콜레스테롤

IDL은 R-LDL보다 심장질환을 더 빨리 유발한다. IDL 값은 20mg/dl보다 작아야 한다. 이 IDL 특성은 자식에게 이어질 가능성도 높기 때문에 수치가 높다면 직계가족도 검사를 받아야 한다. IDL은 보통 식단에서 포화지방을 줄이고 오메가-3지방산을 섭취함으로써 낮춘다. 만일 이것이 효과가 없다면 스타틴을 나이아신과 혼합 복용하는 것에 대해 의사와 상담해야 한다.

●● LDL 크기와 패턴

LDL 입자는 기본적으로 두 가지의 다른 크기와 해당 패턴을 갖고 있다. 작고 밀도 높은 패턴 B나 크고 가벼운 패턴 A 중 하나가 된다. 작고 밀도 높은 패턴 B는 심장마비의 위험도를 6.9배 높인다.[8,15] 따라서 과거에 콜레스테롤 수치가 정상이었더라도 심장마비의 위험성이 높은 상태에 처해 있을 수 있다. 오메가-3지방산을 섭취함으로써 패턴 B에서 패턴 A로 바꿀 수 있다. 만일 이것이 도움이 되지 않는다면 나이아신, 글루타티온, 또는 페노피브레이트를 섭취하는 것에 대해 의사와 상담할 필요가 있다.

●● VDL-3

이 값은 직접 측정되고, 10보다 작은 것이 가장 좋다. 이 작고 밀도 높은 입자는 심장질환의 위험을 증가시킨다.[846] 수치가 높다면 식단에서 다른 지방의 섭취는 줄이고 오메가−3지방산을 섭취함으로써 이 수치를 낮출 수 있다. 만일 이것이 도움이 안 된다면 나이아신이나 페노피브레이트를 복용하는 것에 대해 의사와 상담해야 한다.

●● HDL-2

HDL은 좋은 콜레스테롤로 여겨진다. HDL−2는 크고 가벼우며, 두 가지 HDL 중에서 더 예방적이다. HDL−2 수치가 낮으면 다른 콜레스테롤 수치가 정상이라고 해도 심장질환의 위험요인이 된다.[847] 남성은 10mg/dl, 여성은 25mg/dl보다 커야 좋다. 낮은 HDL−2 수치는 운동(의사의 승인을 전제로), 오메가−3지방산, 나이아신으로 높일 수 있다.

●● HDL-3

HDL−3는 HDL−2보다 더 작고 밀도가 높지만 예방적 지표는 아니다. 남성은 30mg/dl, 여성은 25mg/dl보다 커야 한다.

부록 A-3 : **BMI 차트** (한국 기준)

체중(kg)

키(cm) / BMI	저체중	저체중	저체중	저체중	정상	정상	정상	정상	정상	과체중	과체중	비만	비만	비만	비만	비만	고도 비만	고도 비만	고도 비만	고도 비만	고도 비만	초고도 비만	초고도 비만	초고도 비만	초고도 비만	초고도 비만
BMI	15	16	17	18	19	20	21	22	23	24	25	26	27	28	29	30	31	32	33	34	35	36	37	38	39	40
150	34	36	38	41	43	45	47	50	52	54	56	59	61	63	65	68	70	72	74	77	79	81	83	86	88	90
151	34	36	39	41	43	46	48	50	52	55	57	59	62	64	66	68	71	73	75	78	80	82	84	87	89	91
152	35	37	39	42	44	46	49	51	53	55	58	60	62	65	67	69	72	74	76	79	81	83	85	88	90	92
153	35	37	40	42	44	47	49	51	54	56	59	61	63	66	68	70	73	75	77	80	82	84	87	89	91	94
154	36	38	40	43	45	47	50	52	55	57	59	62	64	66	69	71	74	76	78	81	83	85	88	90	92	95
155	36	38	41	43	46	48	50	53	55	58	60	62	65	67	70	72	74	77	79	82	84	86	89	91	94	96
156	37	39	41	44	46	49	51	54	56	58	61	63	66	68	71	73	75	78	80	83	85	88	90	92	95	97
157	37	39	42	44	47	49	52	54	57	59	62	64	67	69	71	74	76	79	81	84	86	89	91	94	96	99
158	37	40	42	45	47	50	52	55	57	60	62	65	67	70	72	75	77	80	82	85	87	90	92	95	97	100
159	38	40	43	46	48	51	53	56	58	61	63	66	68	71	73	76	78	81	83	86	88	91	94	96	99	101
161	39	41	44	47	49	52	54	57	60	62	65	67	70	73	75	78	80	83	86	88	91	93	96	99	101	104
162	39	42	45	47	50	52	55	58	60	63	66	68	71	73	76	79	81	84	87	89	92	94	97	100	102	105
163	40	43	45	48	50	53	56	58	61	64	66	69	72	74	77	80	82	85	88	90	93	96	98	101	104	106
164	40	43	46	48	51	54	56	59	62	65	67	70	73	75	78	81	83	86	89	91	94	97	100	102	105	108
165	41	44	46	49	52	54	57	60	63	65	68	71	74	76	79	82	84	87	90	93	95	98	101	103	106	109
166	41	44	47	50	52	55	58	61	63	66	69	72	74	77	80	83	85	88	91	94	96	99	102	105	107	110
167	42	45	47	50	53	56	59	61	64	67	70	73	75	78	81	84	86	89	92	95	98	100	103	106	109	112
168	42	45	48	51	54	56	59	62	65	68	71	73	76	79	82	85	87	90	93	96	99	102	104	107	110	113
169	43	46	49	51	54	57	60	63	66	69	71	74	77	80	83	86	89	91	94	97	100	103	106	109	111	114
170	43	46	49	52	55	58	61	64	66	69	72	75	78	81	84	87	90	92	95	98	101	104	107	110	113	116
171	44	47	50	53	56	58	61	64	67	70	73	76	79	82	85	88	91	94	96	99	102	105	108	111	114	117
172	44	47	50	53	56	59	62	65	68	71	74	77	80	83	86	89	92	95	98	101	104	107	109	112	115	118
173	45	48	51	54	57	60	63	66	69	72	75	78	81	84	87	90	93	96	99	102	105	108	111	114	117	120
174	45	48	51	54	58	61	64	67	70	73	76	79	82	85	88	91	94	97	100	103	106	109	112	115	118	121
175	46	49	52	55	58	61	64	67	70	74	77	80	83	86	89	92	95	98	101	104	107	110	113	116	119	123
176	46	50	53	56	59	62	65	68	71	74	77	81	84	87	90	93	96	99	102	105	108	112	115	118	121	124
177	47	50	53	56	60	63	66	69	72	75	78	81	85	88	91	94	97	100	103	107	110	113	116	119	122	125
178	48	51	54	57	60	63	67	70	73	76	79	82	86	89	92	95	98	101	105	108	111	114	117	120	124	127
179	48	51	54	58	61	64	67	70	74	77	80	83	87	90	93	96	99	103	106	109	112	115	119	122	125	128
180	49	52	55	58	62	65	68	71	75	78	81	84	87	91	94	97	100	104	107	110	113	117	120	123	126	130
182	50	53	56	60	63	66	70	73	76	79	83	86	89	93	96	99	103	106	109	113	116	119	123	126	129	132
184	51	54	58	61	64	68	71	74	78	81	85	88	91	95	98	102	105	108	112	115	118	122	125	129	132	135
186	52	55	59	62	66	69	73	76	80	83	86	90	93	97	100	104	107	111	114	118	121	125	128	131	135	138
188	53	57	60	64	67	71	74	78	81	85	88	92	95	99	102	106	110	113	117	120	124	127	131	134	138	141
190	54	58	61	65	69	72	76	79	83	87	90	94	97	101	105	108	112	116	119	123	126	130	134	137	141	144

부록 A-4 : **연령별 BMI** (남아, 2~18세, 한국 기준)

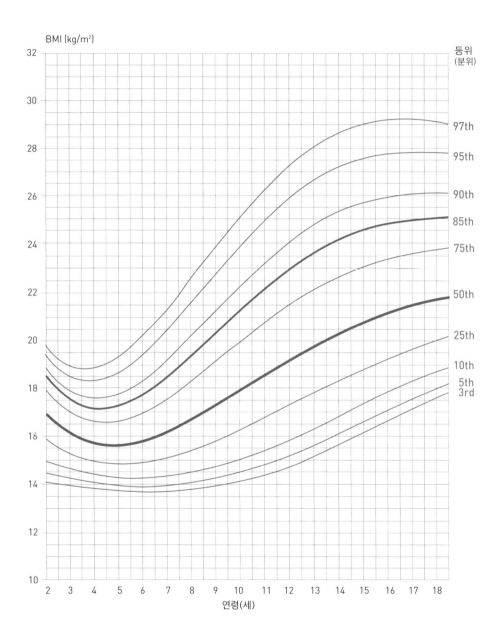

부록 A-5 : 연령별 BMI (여아, 2~18세, 한국 기준)

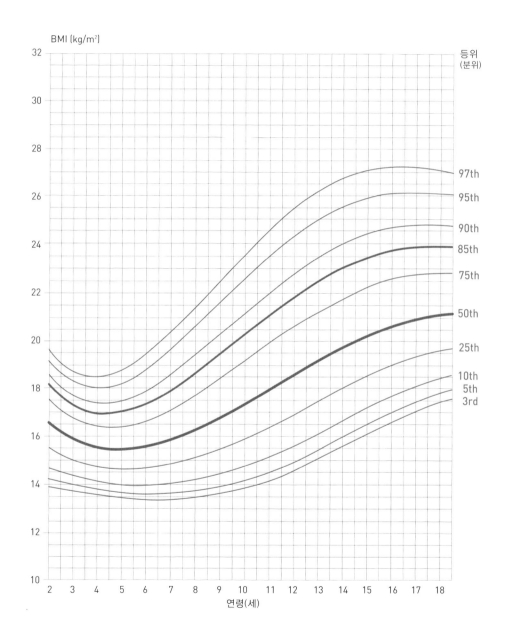

:: 비만 관련 선별질환에 대한 기대수명 의학적 관리 비용 (성별, 연령별, BMI별로 3% 줄여 조정한 비용임)

성별 및 연령		기대수명 비용(달러), BMI(kg/m2)			
		22.5	27.5	32.5	37.5
남성	35~44세	16,200	20,200	25,300	31,700
	45~54세	19,600	24,000	29,600	36,500
	55~64세	22,000	26,100	31,200	37,400
여성	35~44세	15,200	18,900	23,800	29,700
	45~54세	18,800	23,200	28,700	35,300
	55~64세	21,900	26,500	32,200	39,000

　　1997년 미국에서 한 해 동안 당뇨병(비만으로 인해 더욱 악화되는 질병)과 관련 있는 직간접 건강관리 비용으로 지출된 돈은 980억 달러, 한화 약 100조 원으로 추정된다.[848] 심한 과체중인 사람은 연간 진료 일수가 74%나 많았고, 보통의 과체중을 지닌 사람은 34% 많았다.[849] 청소년 비만과 관련된 진료 비용은 1981년 이후 3배 이상 높아지면서 1년에 1억 2700만 달러(한화 약 1300억 원)로 치솟았다.[850]

　　2001년 미국에서 비만 비용은 생산성 손실과 같은 직간접적 건강관리 비용을 포함해 1230억 달러(한화 약 130조 원)에 이르렀다.[851] 미국 질병관리본부에 따르면 정상 체중인 사람에 비해 비만인 사람의 연간 비용이 37.7% 이상(또는 732달러) 높다고 한다. 비만 환자가 지출하는 의료비는 1년에 1486달러가 넘는다.[852] 비만 관련 원인으로 손실되는 업무 일수가 매년 4000만 일에 달한다. 또한 비만 관련 문제로 병원을 방문하는 전체 건수가 매년 6500만 건이 넘는다.[853]

부록 A-7 : 하루 칼로리 요구량

	남성				여성		
나이 ＼ 활동수준	비활동적	저활동적	활동적	나이 ＼ 활동수준	비활동적	저활동적	활동적
2	1,000	1,000	1,000	2	1,000	1,000	1,000
3	1,000	1,400	1,400	3	1,000	1,200	1,400
4	1,200	1,400	1,600	4	1,200	1,400	1,400
5	1,200	1,400	1,600	5	1,200	1,400	1,600
6	1,400	1,600	1,800	6	1,200	1,400	1,600
7	1,400	1,600	1,800	7	1,200	1,600	1,800
8	1,600	1,600	2,000	8	1,400	1,600	1,800
9	1,600	1,800	2,000	9	1,400	1,600	1,800
10	1,600	1,800	2,200	10	1,400	1,800	2,000
11	1,800	2,000	2,200	11	1,600	1,800	2,000
12	1,800	2,200	2,400	12	1,600	2,000	2,200
13	2,000	2,200	2,600	13	1,600	2,000	2,200
14	2,000	2,400	2,800	14	1,800	2,000	2,400
15	2,200	2,600	3,000	15	1,800	2,000	2,400
16	2,400	2,800	3,200	16	1,800	2,000	2,400
17	2,400	2,800	3,200	17	1,800	2,000	2,400
18	2,400	2,800	3,200	18	1,800	2,000	2,400
19～20	2,600	2,800	3,000	19～20	2,000	2,200	2,400
21～25	2,400	2,800	3,000	21～25	2,000	2,200	2,400
26～30	2,400	2,600	3,000	26～30	1,800	2,000	2,400
31～35	2,400	2,600	3,000	31～35	1,800	2,000	2,200
36～40	2,400	2,600	2,800	36～40	1,800	2,000	2,200
41～45	2,200	2,600	2,800	41～45	1,800	2,000	2,200
46～50	2,200	2,400	2,800	46～50	1,800	2,000	2,200
51～55	2,200	2,400	2,800	51～55	1,600	1,800	2,200
56～60	2,200	2,400	2,600	56～60	1,600	1,800	2,200
61～65	2,000	2,400	2,600	61～65	1,600	1,800	2,000
66～70	2,000	2,200	2,600	66～70	1,600	1,800	2,000
71～75	2,000	2,200	2,600	71～75	1,600	1,800	2,000
76세 이상	2,000	2,200	2,400	76세 이상	1,600	1,800	2,000

*비활동적: 하루에 중간 정도 신체활동이 30분을 넘지 않음
*저활동적: 하루에 중간 정도 신체활동이 30분~1시간
*활동적: 하루에 중간 정도 신체활동이 최소 60분

부록 A-8 : 일반 식사와 체중 감량

현재 출판시장에는 수천 권이 넘는 다이어트 관련 서적이 나와 있다. 그런데 이들 서적의 저자들은 온전한 과학과는 상당히 동떨어진 권고를 한다.[854] 실상 많은 저자들이 구시대 또는 근거 없는 과학에 기초해 현재 이뤄지고 있는 과학적 연구를 조롱하기까지 한다. 그러나 단지 다른 의견을 갖고 있다는 이유로 주류 의학을 몽땅 내던져버리는 것은 논리가 빈약하다. 현재 인기 있는 다이어트 프로그램과 헬스 프로그램의 창안자들은 근거가 명확한 과학적 지침을 버림으로써 나쁜 정보와 함께 좋은 정보도 버려왔다. 그들은 이런 반짝유행에서 저런 반짝유행으로 옮겨 가면서 주장의 근거가 아주 불안한 상태에 와 있다.

그러므로 스스로에게 다음과 같은 중요한 질문을 해야 한다.

"어떻게 해야 다이어트에 성공할 수 있는가?"

그리고 "단기간에 몸무게가 얼마나 빠질까?", "3개월 후에는 체중이 얼마나 빠질까?"와 같은 질문이 아닌 "몸에 해를 끼치는 질병은 피하면서 얼마나 체중을 감량하고 영원히 유지할 수 있을까?"를 진지하게 자문해야 한다.

대부분의 통속적인 다이어트 프로그램은 단기에 아주 많이 살을 빼도록 한다. 안타깝게도 이들 프로그램은 지방이 아니라 수분과 근육을 빠지게 한다. 또는 몸에 아주 무리하고 위험한 요구를 한다. 다이어트 프로그램의 성공 여부는 얼마나 빨리 살을 뺐는지, 90일 동안에 몇 kg의 살을 떨어냈는지로 평가해서는 안 된다. 대신 얼마나 체중을 줄이고 그 체중을 항시 유지할 수 있는지로 평가해야 한다. 오랜 기간 감량한 체중을 유지한 성공 사례는 미 국립체중조절등록소에서 얻을 수 있다.[855] 여기에서는 수천 명의 사람들이 평균 5.5년 이상, 평균 13.6kg의 체중 감량을 유지한다고 한다. 이 사람들은 대략 칼로리의 24%를 지방, 19%를 단백질, 56%를 탄수화물로부터 얻는다.

국립체중조절등록소는 이론에 그치지 않고 성공을 증명한 사람들을 관찰한다. 그 사람들이 음식으로 섭취하는 다량영양소의 구성 비율은 의학연구소 및 우리 연구소 지침에서 권장하는 범위 안에 있었다. 즉 극단적인 저지방식 또는 저탄수화물식이 아니었다. 근본적으로 반짝유행 식사요법 및 생활습관 프로그램의 주요 목표는 체중 감량과 체중 관리다. 그리고 다량영양소(탄수화물, 지방, 단백질)의 구성 비율을 핵심 안내 사항으로 제시한다.

대부분의 식사요법 및 생활습관 프로그램은 3가지 범주로 나눌 수 있다. 첫 번째는 지방과 칼로리를 극단적으로 적게 섭취하는 것이다. 두 번째는 탄수화물 대신 단백질이나 지방으로 대체하고 칼로리를 극단적으로 더 적게 섭취하는 것이다. 세 번째는 좀 더 균형 있는 다량영양소와 더 낮은 칼로리를 섭취하는 것이다. 〈JAMA〉에 실린 한 논문에서 지적했듯[856] 반짝유행 다이어트법은 장기적인 체중 감량 효과도 크지 않았고, 프로그램 간의 효과 차이도 거의 없었다. 즉 그런 다이어트법이 비만을 해소하는 기적의 돌파구라는 약속과 주장은 모두 사실이 아닌 것으로 밝혀졌다.

내가 방금 인용한 연구는 여러 측면에서 매우 대단하다. 첫째, 무엇보다도 참여자들은 체중 감량 프로그램에 무작위로 선택되었다. 특정 다이어트 프로그램과 관련한 이전의 연구는 그 프로그램을 이미 좋다고 생각한 개인들이 포함되어 있어서 왜곡이 생길 여지가 있었다. 이 편향된 참여자들이 단기에 체중을 감량한 것은 그리 놀랄 일이 아니다. 둘째, 이 연구는 1년이나 프로그램을 진행했다. 대부분의 이전 연구에서는 다이어트 프로그램 참여자가 겨우 3개월만 체중 감량 프로그램을 따랐다. 3개월은 너무나 짧은 기간이다. 어떤 프로그램이든지 3개월 동안 체중을 감량하고 유지하는 것은 분명 가능한 일이다. 나 자신이라도 피클 다이어트나 셀러리 다이어트를 내놓을 수 있고 이를 좋다고 여기는 사람들은 3개월 안에 체중을 줄일 수 있을 것이다. 셋째, 연구원들은 연구를 끝내지 못한 참가자의 숫자를 신중하게 언급했다. 1년 후에 더 극단적인 다이어트(저지방식, 저탄수화물식) 방법을 따른 사람들의 절반이 포기했고 그들은 예전의 식습관으로 되돌아갔다. 반면 적당한 식사요법을 따른 사람들 중에서는 35%만이 그 프로그램을 시작한 지 1년이 지나 그만두었다.

또한 '저탄수화물'이라는 용어는 끔찍할 만큼 잘못 사용되었고 잘못 알려져왔다. 최근 한 케이블 TV 프로그램을 본 적이 있는데 그 프로그램의 진행자는 저탄수화물식을 찬미하고 그것을 만드는 사례를 보였다. 그는 채소볶음 요리를 만들었다. 그 사람은 분명 탄수화물에 대해 대단히 잘못 알고 있는 것이다! 채소의 주성분은 탄수화물이다. 그 사람이 건강에 좋은 요리를 제공해주었다는 것에는 동의할 수 있으나 그의 프로그램을 보고 따라 해 체중이 줄어든 사람들은 주로 복합탄수화물 덕분에 살이 빠진 것이라고 할 수 있다.

탄수화물에는 좋은 것과 나쁜 것이 있다(부록 C에 있는 당지수와 당부하에 대해 알면 그 차이를 이해하는 데 도움이 될 것이다). 나쁜 탄수화물은 단순당과 당지수가 높은 탄수화물이다. 일반적으로 복합탄수화물은 좋은 것이다. 복합탄수화물은 통곡빵, 통곡 시리얼, 과일, 채소 등에 풍부하다. 제발 제대로 알지 못하는 업자들이 엄청 가치 있는 음식을 멀리하게 하는 짓을 못하게 하자! 통곡과 복합탄수화물은 심장병, 암, 당뇨병, 기타 만성질환으로부터 우리 몸을 보호한다. 제발 앞으로는 그들의 무지로 인해 혼동하는 일이 없도록 하자! 과거에 극단적인 저지방 다이어트가 오메가−3지방산을 무시하게 만들었듯이 오늘날의 저탄수화물식은 통곡물과 과일과 채소를 멀리하게 한다.

저탄수화물 다이어트는 복합탄수화물을 트랜스지방산과 같은 해로운 지방으로 대체한다면 너할 수 없이 위험해질 수 있다. 그런 식사요법을 채택한다면 통곡물에 들어 있는, 만성질환 예방에 좋은 보호 성분과 채소와 과일의 식물영양소를 잃게 될 것이다. 그런 유용한 성분을 지방으로 대체한다면 염증이 늘고 심장병, 제2형 당뇨병, 암과 같은 만성질환이 진행될 것이다. 이런 다이어트 비법의 창안자들은 염증이 만성질환에 기여한다고 알려지기 훨씬 이전에 그런 프로그램을 만든 것이다. 즉 그런 프로그램은 과학적으로 매우 낡은 것이다!

다른 프로그램 창안자들은 탄수화물을 고단백질 식품으로 대체했다. 그러나 단백질에도 좋은 급원과 나쁜 급원이 있다. 정상적인 성장과 대사에 필요한 모든 필수아미노산은 무지방 우유나 콩 제품에서 얻을 수 있다. 극도의 고단백질 섭취는 설령 안전한 급원이더라도 과학적 문헌에서는 권장하지 않는다. 단백질을 지나치게 많이 섭취하면 만성질환의 위험을 줄이는 데 필요한 복합탄수화물 영양소의 보호 기능이 상실될 수 있다. 미 국립과학원 산하의 의학연구소에 따르면[857] 성인의 단백질 AMDR(다량영양소 적정 비율, Acceptable Macronutrient Distribution Range)은 10~35%다. 어린아이의 AMDR은 5~20%, 청소년의 AMDR은 10~30%다. 만일 그동안 따르던 다이어트 프로그램에서 추천하는 단백질 섭취량이 위의 범위를 벗어난다면 그 다이어트법의 창안자는 자신의 주장을 증명할 과학적 배경이 없는 것이다. 또한 성인 섭취 열량의 AMDR은 지방 20~35%, 탄수화물 45~65%다.

대다수의 인기 다이어트 프로그램은 말로만 '완전한 신체 건강'을 외친다. 그런 다이어트법 제공자들은 마치 어떤 수단을 통해서든 체중을 줄이는 것이 건강 증진의 열쇠인 양 아주 편협하고 때로는 위험한 체중 감량법을 제공해왔다. 사실 이들은 대부분 마치 모든 건강이 그들의 다이어트법을 중심으로 돌아가는 것처럼 그들의 아이디어를 과촉한다. 그러나 애석하게도 대부분의 프로그램은 우리 몸의 전체 건강을 고려하지 않는다. 그들은 심지어 건강을 더 악화시킬 수 있는 권고를 하기도 한다.

그동안 수많은 체중 감량 프로그램을 시도했다 실패했다면 이제는 다이어트를 일시적인 변화가 아닌 진정 영속적인 생활습관의 변화로 접근할 필요가 있다. 일단 시작은 미약하나마 작은 변화로 출발하자. 그리고 나서 조금씩 변화를 더 진행하자. 조금만 더 참자. 체중계는 버리자. 체중이 얼마 빠졌는지에 초점을 맞추지 말아야 한다. 초점은 오직 위험요인을 줄이는 데 두어야 한다. 그렇게 실행하자. 그리고 나서 당신의 몸에 어떤 일이 일어나는지 관찰하라. 신날 것이다. 그리고 조금 후에 변화한 생활습관이 몸에 밸 것이다. 그것이 힘든 일 또는 희생이라고 느껴지지 않을 것이다. 그때가 바로 최적 건강에 다다른 때다.

만약 체중 감량에 성공하지 못하고 건강이 점점 더 나빠졌다면 그 이유는 염증을 줄이는 생활습관으로 생활하지 않았기 때문일 확률이 높다. 모순되는 생활방식으로는 살 수 없고 체중 감량의 성공을 기대할 수 없다. 미 국립체중조절등록소 사람들이 취한 방식은 우리를 일정 부분 올바른 방향으로 이끌었다. 그들은 우리가 따르고, 더 나아가야 할 필요가 있는 좋은 시작을 보여주었다. 우리는 살 빼기가 아닌 만성질환을 예방하는 데 초점을 두어야 한다. 발상을 전환하자! 그것이 쉽지 않음을 알고 있다. 하지만 체중 관리와 최적 건강을 이루고자 한다면 꼭 해야 하는 일이다.

부록 A-9 : 사이토카인과 선천성 면역체계

사이토카인은 구조적으로 다양한 일군의 화학물질이다. 이들 물질은 종양괴사인자－알파(TNF-α: tumor necrosis factor alpha), 인터루킨1(IL-1), 인터루킨6(IL-6), 인터루킨8(IL 8), 인터루킨12(IL-12)와 같이 복잡하면서도 난해한 이름으로 불린다. 이들 사이토카인은 신체에 지엽적으로 혹은 전반적으로 중요한 영향을 끼친다. 여기에서 그 영향의 일부분을 설명할 것이다. 사이토카인이 하는 작용과 또한 그것이 과도하게 만들어지면 어떤 해를 끼치는지 알게 될 것이다. 이해하기 쉽도록 기호를 사용할 것이다.

	벽을 통과해 세포를 이동시킴	혈관을 새게 함	활성화시킴	끌어당김	온도를 높임
인터루킨1 (IL-1)	○		○		○
인터루킨6 (IL-6)			○		
인터루킨8 (IL-8)	○			○	
인터루킨12 (IL-12)					
종양괴사인자－알파 (TNF-α)	○	○	○		○

●● 인터루킨1(IL-1)

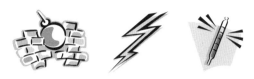

　　IL-1은 특정 종류의 세포조직을 파괴하는 특정 면역체계 세포(림프구)를 활성화한다. 백혈구가 인접 조직에서 발생한 감염과 싸울 수 있도록 혈관 벽을 통과해 이동하는 것을 허용한다. 체온을 상승시켜 세균을 죽이도록 도움을 주며, 후천성(적응성) 면역반응을 작동시키고 골수를 자극해 백혈구를 더 많이 생성시키게 하며, CRP와 기타 고활성 단백질의 분출을 자극한다. IL-1은 또한 IL-6를 생산한다.

●● 인터루킨6(IL-6)

　　IL-6는 체온을 상승시키고, 후천성 면역반응을 작동시키고, 백혈구 생산과 활성화를 자극하며, CRP와 같은 단백질의 분출을 자극한다.

●● 인터루킨8(IL-8)

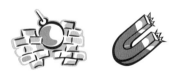

　　IL-8는 백혈구를 끌어당기고, 모으고, 활성화시킨다. 또한 백혈구가 혈관 벽을 통

과해 이동하는 데 도움을 준다.

●● 인터루킨12(IL-12)

IL-12는 NK세포가 정상적일 때보다 20~100배 더 빠르게 살해하도록 선동한다.

●● 종양괴사인자-알파(TNF-α)

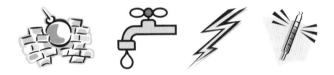

TNF-α는 혈관 벽이 새게 하고(정상적인 면역체계의 기능이라면 좋은 것임), 또한 백혈구가 혈관 벽을 통과하는 능력을 증강시키고 작은 혈관에서의 지엽적인 혈액 응고를 촉발한다. 응고 작용은 감염 물질이 혈류로 들어가는 것을 막아준다(하지만 TNF-α가 너무 많이 분출되면 이 응고 작용은 쇼크를 일으키고 중요 신체기관을 고장나게 할 수 있다). 또한 체온을 올리고, 후천성 면역반응을 작동시키고, 백혈구 생산을 늘리며, CRP와 같은 활성단백질이 분출되도록 유발한다.

사이토카인은 또한 면역체계의 활성도를 높이는 보완 단백질을 활성화한다. 반대로 보완 활성화(대안)의 한 가지 경로는 선천적인 면역의 일부이고 사이토카인의 분출을 자극할 수 있다. 따라서 일종의 순환적인 스위치 시스템으로 많은 스위치들이 다른 스위치를 제어한다.

●● '100% 유기농' 제품임을 주장하려면

1. 수분이나 염분은 제외하고 100% 유기농이어야 한다.

2. 하나 이상의 성분으로 구성된다면 성분 표시가 있어야 한다.

3. 유기농 제품으로 인증하는 인증기관을 표시해야 한다.

4. '100% 유기농'이라는 용어를 사용할 수 있다.

5. '미 농무부 인증 유기농(USDA ORGANIC)' 도안(아래) 또는 미 농무부와 협약을 맺은 인증기관의 도안을 사용할 수 있다.

●● '유기농' 제품임을 주장하려면

1. 수분이나 염분은 제외하고 최소 95%의 유기농 성분을 포함해야 한다.

2. 아황산염을 첨가하지 말아야 한다.

3. 유기농으로 생산되지 않은 성분을 5%까지 포함할 수 있다.

4. 유기농 제품으로 인증하는 인증기관을 표시해야 한다.

5. 제품명을 변형해서 '유기농'이라는 문구를 사용할 수 있다.

6. '미 농무부 인증 유기농(USDA ORGANIC)' 도안 또는 미 농무부와 협약을 맺은 인증기관의 도안을 사용할 수 있다.

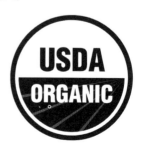

●● '유기농 성분으로 제조된' 제품임을 주장하려면

1. 최소 70%의 유기농 성분을 포함해야 한다.

2. 아황산염을 첨가하지 말아야 한다.

3. 유기농으로 생산되지 않은 성분을 30%까지 포함할 수 있다.

4. 유기농으로 표시된 부분이 있다면 '유기농' 성분을 표시해야 한다.

5. 유기농 제품으로 인증하는 인증기관을 표시해야 한다.

6. '유기농 OOO로 제조된'이라는 문구를 사용할 수 있다.

7. 미 농무부와 협약을 맺은 인증기관의 도안을 사용할 수 있으나 '미 농무부 인증 유기농' 도안은 사용할 수 없다.

●● 일부 유기농 성분이 포함된 제품임을 주장하려면

1. 70% 미만의 유기농 성분을 포함할 수 있다.

2. 유기농으로 생산되지 않은 성분을 30% 이상 포함할 수 있다.

3. 유기농으로 표시된 부분이 있다면 '유기농' 성분을 표시해야 한다.

4. '미 농무부 인증 유기농' 도안, 인증기관의 도안, 또는 임의 기타 유기농 콘텐츠에 대한 레퍼런스를 사용할 수 없다.

출처: www.ams.usda.gov/nop/ProdHandlers/labelTable.htm

⠿ 한국 국립농산물품질관리원의 친환경 인증 농산물 관련 규정

■ 친환경 인증 농산물의 정의

합성농약, 화학비료 및 항생·항균제 등 화학 자재를 사용하지 않거나 사용을 최소화하고 농업·축산업·임업 부산물의 재활용 등을 통해 농업 생태계와 환경을 유지, 보전하면서 생산된 농산물(축산물 포함).

■ 친환경 인증 농산물의 종류와 구분

인증 제도 명	구분 기준	로고(통합로고)	
		한글 표시	영문 표시
유기농산물	유기합성농약과 화학비료를 사용하지 않고 재배한 농산물	유기농 (ORGANIC) 농림수산식품부	ORGANIC MIFAFF KOREA
유기축산물	항생제·합성항균제·호르몬제가 포함되지 않은 유기 사료를 먹여 키운 축산물		
무농약농산물	유기합성농약은 사용하지 않고 화학비료는 권장 시비량의 1/3 이하를 사용해 재배한 농산물	무농약 (NON PESTICIDE) 농림수산식품부	NON PESTICIDE MIFAFF KOREA
무항생제축산물	항생제·합성항균제·호르몬제가 포함되지 않은 무항생제 사료를 먹여 키운 축산물	무항생제 (NON ANTIBIOTIC) 농림수산식품부	NON ANTIBIOTIC MIFAFF KOREA
저농약농산물	유기합성농약의 살포 횟수는 1/2 이하, 최종 살포일은 2배수를 적용하고 화학비료는 권장 시비량의 1/2 이하로 사용해 재배한 농산물	친환경농산물 인증 저농약농산물	

부록 B-1 : 피해야 할 식품 성분

    식품 포장 상자에 적힌 성분 목록을 살펴보면 섭취량을 줄이거나 섭취를 피해야 할 것이 많다. 이것은 이들 성분이 포함된 식품을 전혀 먹지 말라는 의미가 아니라 줄이거나 통제하는 것이 현명하다는 의미다. 아래 목록에 있는 식품들 역시 먹는 양을 조절하고 가려서 먹는다면 어느 것이든 먹어도 된다.

●● 포화지방, 인공 트랜스지방, 보존제 등이 많이 포함된 음식

1. 경화 지방 / 부분 경화 지방 : 인공 트랜스지방의 제1 급원

2. 팜유

3. 코코넛유

4. 라드(lard, 돼지기름)

5. 쇼트닝

6. '하나 이상의 아래 기름이…'라는 문구 : 이런 것에는 라드 1통에 카놀라유가 겨우 1방울만 들어 있다.

7. 전유 : 저지방이나 지방이 없는 것을 선택하고 유기농을 선택해서 첨가물이나 호르몬을 피한다.

8. 크림

9. 우유 지방

10. 버터밀크

11. 버터

12. 스틱 마가린 : 튜브형 마가린을 선택하고 트랜스지방이 없는지 확인한다.

13. 치즈 : 저지방 치즈를 고른다.

14. 달걀노른자 : 특히 방목해서 유기농으로 키운 것이 아니라면 되도록 피한다.

15. 소고기 등의 붉은 살코기 : 방목해서 키운 것이라면 가끔 먹는 것은 괜찮다.

16. 돼지고기 : 돼지는 귀엽다. 하지만 돼지들은 농장의 음식물 처리기다. 말 그대로 음식물 찌꺼기, 동물 쓰레기, 다른 동물이 뱉어낸 것을 먹는다. 그래서 화학물질과 호르몬 등이 돼지고기에 상당히 높은 수준으로 축적된다. 조개류나 메기와 같은 음식물 찌꺼기 처리 동물은 주의해서 먹어라.

17. 베이컨 : 베이컨을 먹지 말아야 할 이유는 15가지나 있다. 채식 음식(채식용 고기, 베이컨 등)으로 바꿔 먹는 것을 시도하라.

18. 핫도그 : 육가공 공장에서 나온 부산물로 만든 것이다.

19. 햄버거

20. 페페로니, 살라미 소시지, 발로니(볼로냐) 소시지, 기타 냉동 보관 고기 : 박테리아조차 관심이 없는데 사람에게 좋을 리 없다.

21. 소시지 : 보존제 덩어리

●● **포화지방, 트랜스지방, 과다한 양의 염분, 다량의 보존제가 들어간 반조리식품이나 포장식품**

1. 비스킷과 인스턴트 케이크

2. 시나몬 롤

3. 콘칩, 포테이토칩, 토르티아칩

4. 도넛

5. 향을 첨가한 팝콘

6. 페이스트리

7. 쿠키

●● 오메가-6지방산 성분이 높은 음식

(그저 적당히 섭취한다. 대신 올리브유, 카놀라유, 들기름과 같은 오메가-3 고도불포화지방산과

단일불포화지방산이 함유된 식품을 더 많이 섭취한다.)

1. 옥수수기름

2. 면실유

3. 해바라기유

4. 홍화유

5. 낙화생유(땅콩기름)

6. 참기름

7. 포도씨유

8. 콩기름(콩은 좋지만)

●● 좋지 않은 조리 방법으로 만든 음식

1. 바싹 튀긴 음식

2. 튀김

3. 훈제 요리

4. 알프레도(alfredo) : 버터와 파르메산 치즈로 만든 소스

●● 기타 주의해야 할 식품 성분

1. 액상과당(HFCS) : 이것을 쓰지 말아야 할 이유는 많다. 액상과당은 특히 비만과 당뇨병의 위험을 높이고, 노화를 촉진하며,[858] 염증을 증가시키고,[859] 중성지방을 늘리며, 해로운 LDL콜레스테롤을 증가시킨다.[860, 861]

2. 소금

3. 설탕

4. 강화 밀 : 유용한 자연 성분은 모두 제거한 채 가격을 높이기 위해 특정 성분을 첨가한 것

5. 멀티그레인 : 식품업자들은 흔히 몇 가지 곡물에서 유용 성분을 취한 뒤에 남은 것으로 이 제품을 만든다. '멀티그레인(multigrain)'이라는 용어는 광고용일 뿐이다. 이런 제품에는 천연의 비타민과 미네랄은 거의 남아 있지 않다. '통곡물(whole grain)'이 영양학적으로 더 우수하다.

6. 다이어트 청량음료가 아닌 그냥 청량음료 : 설탕이 너무나 많이 들어 있다.

7. 알코올 : 적포도주의 효능을 들어보았을 것이다. 가장 큰 효과를 내는 성분은 레스베라트롤로 포도 껍질에 있으며 포도 주스를 통해서도 얻을 수 있다.

8. 인공감미료 : 인공감미료는 남용하지 말고, 스플렌다(Splenda®)를 써보라. 스플렌다는 '수크랄로스(sucralose)'라고도 불리며 안전성이 가장 뛰어나다. 특별히 아스파탐은 어린아이에 대한 안전성을 반드시 점검해야 한다. 스테비아(Stevia®)는 미국 FDA와 유럽커뮤니티과학회에서 음식으로는 안전하지 않다고 선언했다. 스테비아는 국화과의 다년생 식물 스테비아에서 유래한 것으로, 스테비오사이드와 리바우디오사이드 A라는 화학물질이 함유되어 있다. 스테비오사이드는 암의 발병 위험을 높이는 것 같지는 않다. 리바우디오사이드 A는 아직 암 위험성에 대한

시험을 거치지 않았지만, 일부 청량음료 회사에서는 그것을 스테비아의 형태로 사용하려 한다. 따라서 시험이 완료되기 전까지는 가려서 사용해야 한다.[862]

9. 일반적인 화학물질 : 일반적으로 화학물질이 많이 들어간 제품은 염증을 증가시키기 때문에 섭취하지 않는 것이 좋다.

    a. BHA(Butylated Hydroxyanisole, 부틸 히드록시아니솔) : 미 보건복지부에서는 BHA를 '잠재적 발암물질'로 간주한다.

    b. 사이클로메이트(cyclamate) : 다른 발암물질의 능력을 증가시킬 수 있다.

    c. 벤조산나트륨(안식향산나트륨) : 아스코르빈산(합성 비타민C)과 함께 사용하면 유해한 화학물질인 벤젠이 소량 만들어질 수 있다. 아르코르빈산 자체는 안전하고 벤조산나트륨도 아스코르빈산이 없으면 안전할 수 있다.

    d. 아질산나트륨(sodium nitrite)과 질산나트륨(sodium nitrate) : 고기의 붉은색을 보존하는 역할을 하는데 니트로사민(nitrosamine)이라고 하는 유해물질(발암물질)로 분해될 수 있다.

제품의 안전성과 관련된 추가 정보는 웹사이트 www.cspinet.org/reports/chemcuisine.htm을 참고하라. 이 목록은 완전하지는 않지만 여러 유해식품으로부터 당신의 건강을 보호할 수 있는 지침으로는 충분하다.

식품성분표를 살펴보면 위에서 제시한 것 중에 최소한 1개는 들어 있을 것이다. 그러나 좌절하지 마라. 시간과 인내를 갖고 찾아봐야 하겠지만 건강한 방식으로 생산하는 제조업자들도 많이 있다. 대형 식료품 잡화점의 건강식품 코너에서 출발하자.

그러나 주의하라. 건강식품 코너에 있다고 해서 건강에 도움이 된다는 뜻은 아니다. 역시 위에서 제시한 성분이 있는지 주의해서 살펴봐야 한다. 처음에는 불만스러울 수도 있으나 꿋꿋하게 버텨내라. 그만한 가치가 있다. 양질의 식품을 찾기 위해서 약간의 시간 투자를 하자. 그러지 않으면 나쁜 음식으로 인한 병치레에 많은 시간과 돈을 더 써야 할 것이다.

채식주의자용 버거나 베이컨 등 채식을 시도하는 것을 두려워하지 마라. 오히려 많은 사람들은 채식 대체물이 더 맛있다는 것을 안다.

부록 B-2 : 플라스틱 용기의 안전성

우리가 먹는 음식과 음료를 담는 용기 역시 아주 중요하다. 어떤 플라스틱 용기에는 전자레인지나 식기세척기에 넣지 말라는 경고 문구가 있다. 어떤 사람은 이 경고를 무시했을지 모른다. "싸구려 플라스틱이 녹아버리면 그냥 버리지 뭐" 하면서. 그러나 여간해서는 읽어보지 않을 그 작은 경고는 엄청나게 중요하다. 그 중요성을 보여주는 일례가 '비스페놀A'라고 불리는 플라스틱에 흔하게 첨가되는 화학물질이다.

비스페놀A(BPA)는 원래 1930년대에 합성 에스트로겐으로 개발되었다. 유사 화학물질이 암을 유발한다는 사실이 밝혀지자 BPA는 의학적 활용에서 배제되었다. 1950년대에 BPA가 플라스틱을 강화시키는 데 도움이 된다는 사실을 발견했다. 플라스틱 용기를 가열하거나 식기세척기에 넣으면 BPA가 플라스틱에서 나와 음식에 들어갈 수 있다. BPA는 쥐 실험 결과 유방암과 전립선암의 위험을 높이는 것으로 알려졌다.[863]

●● 추천 사항

1. 플라스틱 용기 바닥에 있는 재활용 번호가 3, 6, 7인 용기는 피한다.

2. 음식을 유리, 도자기, 스테인리스스틸 용기에 보관하거나 요리한다.

3. 플라스틱으로 된 음식 용기를 전자레인지나 식기세척기에 넣지 않는다.

4. 폴리카보네이트(PC) 플라스틱 대신 폴리에틸렌 테레프탈레이트(PETE)를 사용한다. PETE의 재활용 번호는 1이다. 번호 2도 역시 괜찮다.

부록 B-3 : 오메가-3지방산을 함유한 생선 섭취 가이드라인

많은 해산물이 수은에 오염되어 있다. 수은은 신경계와 뇌를 손상시킨다. 특히 성장기 어린이에게 더 큰 피해를 입힌다.

임신·수유부나 어린이는 다음 사항을 꼭 지켜야 한다.

1. 수은 함량이 높은 생선(황새치, 옥돔류, 왕고등어)을 먹지 않는다.
2. 수은 함량이 낮은 해산물(연어, 새우, 참치통조림)을 일주일에 340g 이상 먹지 않는다.
3. 참치 스테이크나 날개다랑어 통조림을 일주일에 체중 8kg당 15g 이상 먹지 않는다.

임신·수유부나 어린이가 아니라면 생선을 더 먹어도 괜찮다. 그러나 안전기준은 아직 확실하지 않다.

부록 B-4 : 미 농무부 '마이 피라미드' 2000kcal 메뉴를 개선한 최적 건강 식단

　다수의 건강 및 체중 감량 프로그램에서는 특정 식단을 제공한다. 하지만 많은 사람들이 다이어트 프로그램을 그만두는 주원인 역시 이 특별 식단이다. 이 식단들은 너무 제한적이거나 복잡한 특징이 있다.

　여기서 내가 이루고자 하는 목적은 두 가지다. 첫째, 일반적인 지침을 제공함으로써 당신이 좋아하는 것으로 식단을 짤 수 있기를 바란다. 둘째, 아주 견실한 식사 프로그램인 미 농무부의 '마이 피라미드(My Pyramid)'[864]를 어떻게 최적 건강에 걸맞은 식단으로 바꿀 수 있는지를 보여주는 것이다. 다음 페이지에는 마이 피라미드의 2000kcal 식단과 그것을 최적 건강에 걸맞게 수정한 식단을 함께 제시할 것이다. 이 둘을 비교해봄으로써 당신은 식단을 어떻게 구성하는 것이 좋은지를 알게 될 것이다. [주의사항: 마이 피라미드에서 제시한 2000kcal는 체중을 유지하거나 감량하는 데 필요한 섭취량이 아닐 수 있다. 그러니 10장에 제시된 칼로리 섭취량을 정하고 나서 적절하게 조정하라.]

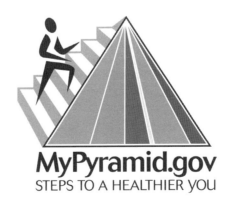

만약 현재 식습관이 마이 피라미드 식단에 비해 좋지 않다면 우선은 새로운 생활 습관으로 그 식단의 원칙을 따르는 것부터 시작할 것을 제안한다. 명심하라. 건강을 증진하기 위해서 완벽할 필요는 없다. 그리고 마이 피라미드 식단을 따르는 것은 최적 건강을 향한 위대한 발걸음이 될 수 있다. 어떤 식습관의 변화라도 처음에는 불편하게 느껴질 것이다. 그래도 그냥 지속하라. 왜냐하면 이런 변화들이 곧 일상화될 것이기 때문이다.

만약 이미 좋은 식습관을 확고하게 지키고 있다면 최적 건강관리 혁명 메뉴에 집중하라. 이 추천 식단은 새로운 수준의 건강식으로 안내할 것이다. 또한 만성질환과 관련 있는 염증을 확실히 줄여줄 것이다.

이 변화가 너무 어렵더라도 안심하라. 어떤 걸음이든 도움이 된다. 당신이 이루어낸 변화에 자부심을 가져라. 그리고 할 수 있을 때 더 많은 걸음을 내디뎌라. 음식과 메뉴에 강박관념을 갖지는 마라. 먹는 것은 즐거워야 한다. 스트레스를 받으면서 먹을 필요는 없다. 기억하라! 좋은 식습관은 최적 건강에서 오직 하나의 기둥일 따름이다. 모든 노력을 여기에 다 쏟지 마라. 최적 건강이라는 더 큰 그림에서 시선을 떼지 마라.

대부분의 사람들은 다음의 식사 지침이 아주 단순하고, 맛있고, 따라 하기 쉽다는 것을 알고 놀랐다. 당신 역시 기분 좋게 놀랄 것이라고 생각한다.

다시 상기시키자면, 이 메뉴를 완벽하게 따를 필요는 없다. 현 시점에서 취할 수 있는 것을 취하고 각자 상황에 맞게 진행하면 된다. 수백 쪽을 할애해서 메뉴별 상세한 칼로리라든지 섭취 영양소를 적을 수 있겠지만 이 책의 범위를 넘어서는 것이다. 나는 최적 건강관리 혁명을 성공으로 이끄는 좋은 기초를 제공하는 것으로 만족하겠다.

미 농무부 '마이 피라미드' 2000kcal 식단	최적 건강 식단의 예
■ 아침 : 부리토 밀 토띠야(7인치) 1개 스크램블드에그 1개(소프트 마가린 1작은술) 검은콩(저염) 1/3컵 살사 소스 2큰술 오렌지 주스 1컵 무지방 우유 1컵 **■ 점심 : 로스트비프 샌드위치** 통곡 샌드위치 번빵 1개 살코기 로스트비프 85g 토마토 슬라이스 2개 로메인상추 잘게 썬 것 1/4컵 볶은 버섯 1/8컵(기름 1작은술) 부분탈지 모차렐라치즈 43g 머스터드 소스 1작은술 구운 감자 조각 3/4컵, 케찹 1큰술 무설탕 음료수 1개 **■ 저녁 : 두툼한 연어 석쇠구이** 연어 살 140g 빵 반죽소 30g 다진 양파 1큰술 깍둑 썬 셀러리 1큰술 카놀라유 2작은술 주황(흰)쌀 1/2컵, 으깬 아몬드 30g 찐 브로콜리 1/2컵, 소프트 마가린 1작은술 무지방 우유 1컵 **■ 간식** 칸탈루프 멜론 1컵	**■ 아침 : 부리토** 유기농 통곡 토띠야 1개 고함량 오메가−3 유기농 방목 달걀 또는 　유기농 달걀 흰자(올리브유) 검은콩(저염) 1/3컵 청·홍고추 썬 것 올리브 썬 것 1/4컵 토마토 썬 것 1/4컵 유기농 살사 소스 2큰술 통오렌지 1개 무지방 유기농 우유 1컵 **■ 오전 간식** 유기농 땅콩 1컵, 중간 크기 사과 1개 **■ 점심 : 로스트비프 샌드위치** 통곡 샌드위치 번빵 1개 유기농 살코기 로스트비프 85g 토마토 슬라이스 2개 새싹채소 모둠 또는 시금치 1/4컵 볶은 버섯 1/8컵(올리브유나 카놀라유 1작은술) 유기농 탈지 모차렐라치즈 43g 머스터드 소스 1큰술 냉동 모둠 채소찜 1과1/2컵 자두 1개 녹차 또는 커피 2잔 **■ 오후 간식 : 바나나 1개** **■ 저녁 : 태평양 연어 석쇠구이** 카놀라유 또는 올리브유 2작은술로 살짝 튀긴 　연어 살(태평양산 또는 노르웨이산) 140g 줄풀(wild rice) 1/2컵 찐 브로콜리 1컵 트랜스지방이 없는 식물성기름 1작은술 무지방 유기농 우유 1컵 **■ 간식** 칸탈루프 멜론 1컵

부록 C : 당지수와 당부하

　당지수(glycemic index)는 음식에 들어 있는 탄수화물 1g이 식후 2시간 동안 혈당을 올릴 수 있는 상대적인 능력이다. 음식의 당지수를 보여주는 최초의 목록은 발행된 지 20년이 넘었다.[865] 당지수가 높은 음식은 당지수가 낮은 음식에 비해 혈당을 더 높이 올린다. 초기에는 이 개념의 중요성을 놓고 의견이 분분했다. 그러나 지금은 신뢰할 만하고 생리학에 기초한 음식 분류로서 널리 인식되고 있다. 미 식품농업기구와 세계보건기구는 건강을 증진하기 위해서는 고탄수화물 식이(총열량 중에서 55% 이상)를 하되 탄수화물은 당지수가 낮은 것을 섭취하라고 권고한다.[866] 일반적으로 당지수가 55보다 작으면 낮은 것이고, 70보다 크면 높은 것으로 간주한다.

　이미 언급했듯이, 당지수가 높은 탄수화물은 심장질환[867]과 당뇨[868]의 위험을 높이는 것과 관련이 있는 반면, 당지수가 낮은 음식은 비만,[869] 대장암,[870] 유방암,[871] 난소암,[872] 위암[873]의 진행을 막는 것과 관련이 있다.

　당부하(glycemic load)는 당지수와는 다른 개념이다. 당부하는 음식이 혈당 수치를 높이는 전체 효과를 측정한 것으로, 음식에 들어 있는 당의 종류와 양을 모두 고려한다. 예를 들어, 과일은 당의 종류 때문에 당지수는 높지만 당의 양은 적어서 당부하는 상대적으로 낮다. 그렇기 때문에 혈당을 많이 올리지는 않는다. 이처럼 신체에 미치는 영향을 알아보려면 음식에 함유된 당의 질과 양을 알아야 한다. 일반적으로 당부하가 10보다 작으면 낮은 것이고 20보다 크면 높다고 말할 수 있다.

　한 음식의 당지수는 어떻게 만드느냐, 어떻게 검사하느냐, 어느 나라나 지역에서 경작하느냐에 따라서 달라진다. 제조업자마다 만드는 방법이 다른 빵은 성분도 제각각이라 신체에 미치는 영향도 차이가 난다. 과일은 토양, 기후, 경작 기법, 수확 방법에 따라 당 함량이 달라진다. 그러니 당지수를 활용할 때는 지금 살고 있는 지역이나 평소의 식단과 일치하는 음식을 찾아봐라. 그다음에 선호하는 제품의 브랜드명을 찾아라. 그 브랜드가 일반적으로 당지수가 높게 제품을 만드는 경향이 있다면 당지수가 낮은 브랜드로 바꾸거나 다른 먹을거리를 선택하라.

●● 당부하가 아주 낮은 음식을 추천하지 않는 이유

시드니대학교와 글리세믹 리서치 서비스의 연구원들은 당지수와 관련해서 괄목할 만한 연구 성과를 거둠으로써 이 분야를 엄청나게 발전시켰다. 20년 전에 활용할 수 있었던 과학적 지식을 가지고 말이다. 그러나 그들이 연구를 시작할 당시만 해도 만성염증이 만성질환을 야기한다는 사실은 알려지지 않았다. 결과적으로 일부 연구자들이 당지수와 당부하가 높은 음식은 질병을 일으킨다고 결론을 냈지만 최신 연구 결과들을 폭넓고 깊게 살펴본 나는 이들의 견해에 동의하지 않는다.

가장 최근의 문헌에 따르면, 그리고 이 책 전반에서 심도 있게 다뤘듯이 만성질환의 깊은 요인은 염증이 확실하다. 당부하가 낮은 식사가 질환을 감소시키는 이유는 그것이 염증을 감소시키기 때문이지, 단지 당부하 그것 자체를 줄이기 때문이 아닌 것이다. 당부하가 낮은 식사의 가장 큰 장점은 염증을 줄여주는 데 있다. 실제로, 당부하가 높은 식사는 염증이 증가하는 것과 관련이 있는 것으로 알려졌다.[874]

안타깝게도, 나는 당부하가 낮은 메뉴를 추천하지 않는다. 그것들은 오로지 한 가지 목적, 즉 당부하를 줄이는 것만을 염두에 두고 고안된 것이지만, 그렇다고 해서 필연적으로 염증을 줄이지는 않는다. 예를 들어 내가 살펴본 어떤 메뉴는 당부하가 낮다는 이유로 붉은색 살코기나 지방과 같은 염증성 단백질을 먹으라고 추천한다. 이들 메뉴는 합리적이지만 그것들은 분명 염증을 감소하게끔 설계되지는 않았다. 그러므로 오로지 당지수와 당부하가 낮은 탄수화물을 표에서 찾도록 하자.

자, 이제는 당지수 테이블이 만성질환의 위험을 현저히 줄이는 데 도움이 될 것이다. 그것은 즐길 수 있는 탄수화물을 선택하는 데 도움을 주고 우리를 보호할 것이다. 그것을 조심스럽고 현명하게 활용하자. 당지수 테이블은 미 〈임상영양 저널〉에 실린 포스터 파월(Foster-Powell)의 〈국제기준 당지수 및 당부하지수 표: 2002(International table of glycemic index and glycemic load values: 2002)〉[875]의 76번에서 찾을 수 있다.

식품별 당지수(-옮긴이)

식품	1회 분량	당지수 (GI, 포도당=100)	1회 섭취량당 당질 함량(g)	1회 섭취량당 당부하지수(GL)*	GL 분류
대두	1컵(30g)	18	1	0.2	
강낭콩	1컵(30g)	27	1	0.3	
땅콩	1컵(30g)	14	6	0.8	
우유	200ml	27	10	3	
늙은 호박	80g	75	4	3	
당근	1컵	71	5	3.6	GL 낮음
배	120g	38	11	4	(10 이하)
수박	120g	72	6	4	
사과	120g	38	15	6	
호밀빵	30g	50	12	6	
파인애플	120g	59	13	8	
아이스크림	50g	61	13	8	
포도	120g	46	18	8	
밀크초콜릿	50g	43	28	12	
바나나	중간 크기 1개	55	23	13	
보리밥	150g	25	59	15	
패스추리	57g	59	26	15	GL 중간
오렌지주스	1컵	57	27	15	(10~21)
고구마	150g	61	28	17	
현미밥	150g	55	33	18	
스파게티	1컵	50	37	19	
콘프레이크	30g	81	26	21	
떡	30g	91	25	23	
환타	250g	68	34	23	
피자	1조각	60	39	23	
감자튀김	1컵(큰 사이즈)	75	33	25	GL 높음
구운 감자	150g	85	30	26	(20 이상)
콜라	250ml	90	30	27	
도넛	중간 크기 2개	76	46	35	
흰쌀밥	150g	86	43	37	
찹쌀밥	150g	92	48	44	

* GL 계산값에서 소수점 이하 반올림한 값임

1. World Health Organization. Obesity: Preventing and Managing the Global Epidemic, Report of a WHO Consultation. Geneva: World Health Organization. WHO Technical Report Series 894; 2000.

2. King H, et al. Global burden of diabetes, 1995-2025. Diabetes Care 198; 21: 1414-1431.

3. Jemal A, et al. Trends in the leading causes of death in the United States, 1970-2002. JAMA 2005; 294: 1255-1259.

4. He J, et al. Major causes of death among men and women in China. NEJM Sept 15, 2005; 353(11): 1124-1134.

5. Braunwald E, et al. Cardiovascular medicine at the turn of the millennium: triumphs, concerns and opportunities. NEJM 1997; 337: 1360-1369.

6. Magadle R, et al. C-reactive protein levels and arterial abnormalities in the offspring of patients with premature myocardial infarction. Cardiol 2003; 100(1): 1-6.

7. King ES, et al. Relationship of serum high sensitivity C-reactive protein to metabolic syndrome and the microvascular complications in type 2 diabetes. Diabetes Res Clin Pract 2005 Aug; 69(2): 151-159.

8. Rohde LE, et al. Survey of C-reactive protein and cardiovascular risk factors in apparently healthy men. Am J Cardiol 1999 Nov 1; 84(9): 1018-1022.

9. Blake GJ, et al. Blood pressure, C-reactive protein, and the risk of future cardiovascular events. Circulation 2003 Dec 16; 108(24): 2993-2999.

10. Savoia C, et al. Reduction of C-reactive protein and the use of hypertensives. Vasc Health Risk Manag 2007; 3(6): 975-983.

11. Vongpatanasin W, et al. C-reactive protein causes down regulation of vascular angiotensin subtype 2 receptors and systolic hypertension in mice. Circulation 2007; 115: 1020-1028.

12. Esposito K, et al. Effect of weight loss and lifestyle changes on vascular inflammatory markers in obese women: a randomized trial. JAMA 2003 Apr 9; 289(14): 1799-1804.

13. Douglas KM, et al. Relationship between depression and C-reactive protein in a screening population. Psychosom Med 2004 Sept-Oct; 66(5): 679-683.

14. Christ-Crain M, et al. Elevated C-reactive protein and homocysteine values: Cardiovascular risk factors in hypothyroidism? A cross-sectional and a double-blind, placebo controlled trial. Atherosclerosis 2003 Feb; 166(2): 379-386.

15. Park HS, et al. Relationship of obesity and visceral adiposity with serum concentrations of CRP, TNF-alpha and IL-6. Diabetes Res Clin Pract 2005 Jul; 69(1): 29-35.

16. Black PH. The inflammatory response is an integral part of the stress response: Implications for atherosclerosis, insulin resistance, type II diabetes and metabolic syndrome. Brain Behav Immun 2003 Oct; 17(5): 350-364.

17. Mohrschladt MF, et al. C-reactive protein in patients with familial hypercholesterolemia: No effect of symvastatin therapy. Atheroscl 2001 Aug; 157(2): 491-494.

18. Tannock LR, et al. Cholesterol feeding increases C-reactive protein and serum amyloid A levels in lean insulin-sensitive subjects. Circulation 2005; 111: 3058-3062.

19. Plasma homocysteine predicts progression of atherosclerosis. Atherosclerosis 2005 Jul; 181(1): 159-165.

20. King DE, et al. The relationship between attendance at religious services and cardiovascular inflammatory markers. Int J Psychiatry Med 2001; 31(4): 415-425.

21. King DE, et al. C-reactive protein, diabetes, and attendance at religious services. Diabetes care 2002; 25(7): 1172-1176.

22. Gao X, et al. Plasma C-reactive protein and homocysteine concentrations are related to frequent fruits and vegetable intake in Hispanic and non-Hispanic white elders. J Nutr 2004 Apr; 134(4): 913-918.

23. Lopez-Garcia E,et al. Consumption of (n-3) fatty acids is related to plasma biomarker of inflammation and endothelial activation in women. J Nutr 2004; 134(7): 1806-1811.

24. Folsum AR, et al. C-creative protein and incident coronary heart disease in Atherosclerosis Risk in Communities (ARIC) study. Am Heart J 2002 Aug; 144(2) 233-238.

25. Erlinger TP, et al. C-reactive protein and the risk of incidence colorectal cancer. JAMA 2004; 291(5): 585-590.

26. Rohde LE, et al. Survey of C-reactive protein and cardiovascular risk factors in apparently healthy men. Am J Cardiol 1999 Nov 1; 84(9): 1018-1022.

27. Esposito K, el al. Effect of weight loss and lifestyle changes on vascular inflammatory markers in obese women: a randomized trial. JAMA 2003 Apr 9; 289(14): 1799-1804.

28. Park HS, et a1. Relationship of obesity and visceral adiposity with serum concentrations of CRP, TNF-alpha and IL-6. Diabetes Res Clin Pract 2005 Jul; 69(1): 29-35.

29. Black PH. The inflammatory response is an integral part of the stress response: Implications for atherosclerosis, insulin resistance, type II diabetes and metabolic syndrome. Brain Behav Immun 2003 Oct; 17(5): 350-364.

30. King DE, et al. Relation of dietary fat and fiber to elevation of c-reactive protein. Am J Cardiol 2003 Dec 1; 92(11): 1335-1339.

31. Gao X, et al. Plasma C-reactive protein and homocysteine concentrations are related to frequent fruit and vegetable intake in Hispanic and non-Hispanic white elders. J Nutr 2004 Apr; 134(4): 913-918.

32. Volpato S, et al. Relationship of alcohol intake with inflammatory markers and plasminogen activator inhibitor-1 in well-functioning older adults: Health, Aging, and Body composition Study. Circ 2004 Feb 10; 109(5): 607-612.

33. Nettleton JA, et al. Dietary patterns are associated with biochemical markers of inflammation and endothelial activation in the Multi-Ethnic Study of Atherosclerosis (MESA). Am J Clin Nutr 2006 Jun; 83(6): 1369-1379.

34. Larrousse M, et al. Increased levels of atherosclerosis markers in salt-sensitive hypertension. Am J Hypertens. 2006 Jan; 19(1): 87-93.

35. Leung WK, et al. Transgenic cyclooxygenase expression and high salt enhanced susceptibility to chemical-induced gastric cancer development in mice. Carcinogenesis 2008 Aug; 29(8): 1648-1654.

36. Pope CA 3rd, et al. Ambient particulate air pollution, heart rate variability, and blood markers of inflammation in a panel of elderly subjects. Environ Health Perspect 2004 Mar; 112(3): 339-345.

37. Stolzenberg-Solomon RZ, et al. Meat and meat mutagen intake and pancreatic cancer risk in NHI-AARP cohort. Cancer Epidemiol Biomarkers Prev 2007 Dec; 16(12): 2664.

38. Martinez ME, et al. Meat intake, preparation methods, mutagens, and colorectal adenomas recurrences. Carcinogenesis 2007 Sep; 28(9): 2019-2027.

39. Harris RE. Cyclooxygenase-2 (Cox-2) and the inflammogenesis of cancer. Subcell Biochem 2007; 42: 93-126.

40. Urbanski A, et al. Ultraviolent light induces increased circulating interleukin-6 in humans. J Invest Dermatol 1990 Jun; 94(6): 808-811.

41. Shima M, et al. Comparative study of C-reactive protein in chronic hepatitis B and chronic hepatitis C. Tohoku J Exp Med 1996 Mar; 178(3): 287-297.

42. Timms PM, et al. Circulating MMP9, vitamin D and variation in the TIMP-1 response with VDR genotype: Mechanisms for inflammatory damage in chronic disorders? QJM 2002 Dec; 95(12): 787-796.

43. Erlinger TP, et al. C-reactive protein and the risk of incidence colorectal cancer. JAMA 2004; 291(5): 585-590.

44. Kang ES, et al. Relationship of serum high-sensitivity C-reactive protein to metabolic syndrome and microvascular complications in type 2 diabetes. Diab Res Clin Prac 2005 Aug; 69(2): 151-159.

45. Park HS, et al. Relationship of obesity and visceral adiposity with serum concentrations of CRP, TNF-alpha and IL-6. Diabetes Res Clin Pract 2005 Jul; 69(1): 29-35.

46. Gao X, et al. Plasma C−reactive protein and homocysteine concentrations are related to frequent fruit and vegetable intake in Hispanic and non−Hispanic white elders. J Nutr 2004 Apr; 134(4): 913−198.

47. Esposito K, et al. Effect of weight loss and lifestyle changes on vascular inflammatory markers in obese women: A randomized trial. JAMA 2003 Apr 9; 289(14): 1799−1804.

48. Robertson AK, et al. T cells in atherogenesis: For better or for worse? Arterioscler Thromb Vasc Biol 2006; 26: 2421−2432.

49. Frostegard J, et al. Cytokine expression in advanced human atherosclerotic plaques: dominance of pro−inflammatory (Th 1) and macrophage−stimulating cytokines. Atherosclerosis 1999 145:33−43.

50. Libby P. Inflammation and Cardiovascular disease mechanisms. Am J Clin Nutr 2006; 83(suppl): 456−460.

51. Libby P, et al. Inflammation and Atherosclerosis. Circulation 2002; 105: 1135−1143.

52. Pradhan AD, et al. C−reactive protein, interleukin−6, and the risk of developing type 2 diabetes mellitus. JAMA 2001; 286: 327−334.

53. Festa A, et al. Elevated levels of acute−phase proteins and plasminogen activator inhibitor−1 predict the development of type 2 diabetes: The insulin resistance atherosclerosis study. Diabetes 2002; 51: 1131−1137.

54. Festa A, et al. Progression of plasminogen activator inhibitor−1 and fibrinogen levels in relation to incident type 2 diabetes. Circulation 2006; 113: 1753−1759.

55. Shoelson SE, et al. Inflammation and insulin resistance. J Clin Invest 2006; 116: 1793−1801.

56. Pradhan AD, et al. C−reactive protein is independently associated with fasting insulin in non−diabetic women. Arterioscler Thromb Vasc Biol 2003; 23: 650−655.

57. Murray CJ, et al. Alternative projections of mortality and disability by cause 1990−2020: Global Burden of Disease Study. Lancet 1997; 349: 1498−1504.

58. Gunter MJ, et al. A prospective study of serum C −reactive protein and colorectal cancer risk in men. Cancer Res 2006; 66: 2483−2487.

59. Pradhan A. Obesity, metabolic syndrome and type 2 diabetes: Inflammatory basis of glucose metabolic disorder. Nutr Rev. 2007 Dec 11; 65(12): S152−S156.

60. Seddon JM, et al. Association between C−reactive protein and age−related macular degeneration. JAMA 2004 Feb 11; 291(6): 704−710.

61. Yasojima K, et al. Human neurons generate C−reactive protein and amyloid P: Upregulation in Alzheimer's disease. Brain Res 2000 Dec 22; 887(1): 80−89.

62. Vermeire S, et al. C−reactive protein as a marker for inflammatory bowel disease. Inflamm Bowel Dis 2004 Sep; 10(5): 661−665.

63. Hunot S, et al. Neuroinflammtory processes in Parkinson's disease. Ann Neurol 2003; 53 Suppl 3: S49−S58, Disc S58−S60.

64. Olafsdottir IS, et al. C−reactive protein levels are increased in non−allergic but not allergic asthma: A multicentre epidemiologic study. Thorax 2005 Jun; 60(6): 451−454.

65. Otterness IG, et al. An analysis of 14 molecular markers for monitoring osteoarthritis. Relationship of the markers to clinical endpoints. Osteoarthritis Cartilage 2001 Apr; 9(3): 224−231.

66. Van Dijk EJ, et al. C−reactive protein and cerebral small−vessel disease. Circulation 2005; 112: 900−905.

67. Itzkowitz SH, et al. Inflammation and cancer IV. Colorectal cancer in inflammatory bowel disease: The role of inflammation. Am J Physiol Gastrointest Liver Physiol 2004; 287: G7−G17.

68. Catassi C, et al. Association of celiac disease and intestinal lymphomas and other cancers. Gastroenterology 2005; 128 (Suppl): 79−86.

69. Nardone G, et al. Review article: Helicobacter pyloric and events in precancerous gastric lesions. Aliment Pharmacol Ther 2004; 20: 261−270.

70. Payette H, et al. Insulin−like growth factor−1 and interleukin−6 predict sarcopenia in very community −living men and women. The Framingham Heart Study. J Am Geriatr Soc 2003; 51: 1237−1243.

71. Sebastian C, et al. MacrophAging: A cellular and molecular review. Immunobiology 2005; 210: 121−126.

72. Linnane AW, et al. Mitochondrial DNA mutations as an important contributor to aging and degenerative diseases. Lancet 1989; 1: 642−645.

73. Wallace DC. A mitochondrial paradigm of metabolic and degenerative diseases, aging, and

cancer: A dawn of evolutionary medicine. Annu Rev Genet 2005; 39: 359–407.

74. Santoro A, et al. Mitochondrial DNA involvement in human longevity. Biochem Biophys Acta 2006; 1757: 1388–1399.

75. Verma S, et al. A self–fulfilling prophecy: C–reactive protein attenuates nitric oxide production and inhibits angiogenesis. Circulation 2002; 106: 913–919.

76. Pasceri V, et al. Direct proinflammatory effects of C–reactive protein on human endothelial cells. Circulation; 102: 2165–2168.

77. Danenberg HD, et al. Increased thrombosis after arterial injury in human C–reactive protein transgenic mice. Circulation 2003; 108: 512–515.

78. Verma, et al. C–reactive protein and atherothrombosis –Beyond a biomarker: An actual par taker of lesion formation. Am J Physiol Regul Integr Comp Physiol 2003; 285: R1253–R1256.

79. Scannapieco FA, et al. Association of periodontal infections with atherosclerotic and pulmonary diseases. J Periodontal Res 1999 Oct; 34(7): 340–345.

80. Poynter JN, et al. Statins and the risk of colorectal cancer. NEJM May 26, 2005; 352(21): 2184–2192.

81. Ridker PM, et al. Rosuvastatin to prevent vascular events in men and women with elevated C–reactive protein. N Engl J Med 2008 Nov 9; 359: 2195–2207.

82. Ridker PM, et al. Measurement of C–reactive protein for the targeting of statin therapy in the primary prevention of acute coronary events. N Eng J Med 2001; 344: 1959–1965.

83. Berger JS, et al. Aspirin for the primary prevention of cardiovascular events in women and men. JAMA 2006; 295: 306–313.

84. Jacobs EJ, et al. A large cohort study of aspirin and other nonsteroidal anti–inflammatory drugs and prostate cancer incidence. J Natl Cancer Inst July 2005; 97(13): 975–980.

85. Sansbury LB, et al. Use of nonsteroidal anti–inflammatory drugs and risk of colon cancer in a population–based, case–controlled study of African Americans and whites. Am J Epidemiol 2005 Sep 15; 162(6): 548–558.

86. *The Omega Diet.* 1999. HarperCollins Publishers Inc., 10 East Third St., New York, NY.

87. Chung CP, et al. High prevalence of the metabolic syndrome in patients with systemic lupus erythematosus: Association with disease characteristics and cardiovascular risk factors. Ann Rheum Dis 2007 Feb; 66(2): 208–214.

88. Pacifici R, et al. Effect of surgical menopause and estrogen replacement on cytokine release from human blood mononuclear cells. Proc Natl Acad Sci USA 1991; 88: 5134–5138.

89. Kimble RB, et al. Simultaneous block of interleukin–1 and tumor necrosis factor is required to completely prevent bone loss in the early post–ovarectomy period. Endocrinology 1995; 136: 3054–3061.

90. Ishimi Y, et al. IL–6 is produced by osteoblasts and induces bone absorption. J Immunol 1990; 145: 3297–3303.

91. Hill PA, et al. The cellular actions of interleukin –11 on bone resorption in vitro. Endocrinology 1998; 139: 1564–1572.

92. Ross R. Atherosclerosis–An inflammatory disease. N Engl J Med 1999; 340: 115–126.

93. Libby P. Inflammatory mechanisms: The molecular basis of inflammation and disease. Nutr Rev Dec 2007; (11) 65(12): S140–S146.

94. Kelley GL, et al. High dietary fructose induces a hepatic stress response resulting in cholesterol and lipid dysregulation. Endocrinology 2004; 145(2): 548–555.

95. Lopez–Garcia E, et al. Consumption of trans fatty acids is related to plasma biomarkers of inflammation and endothelial dysfunction. J Nutr 2005; 135(3): 562–566.

96. Tannock LR, et al. Cholesterol feeding increases C–reactive protein and serum amyloid A levels in lean insulin–sensitive subjects. Circulation 2005; 111: 3058–3062.

97. Ghosh S, et al. Elevation of C–reactive protein in serum of Channa punctatus as an indicator of water pollution. Indian Exp. Biol. 1992 Aug; 30(8): 736–737.

98. Ford ES. Dose exercise reduce inflammation? Physical activity and C–reactive protein among US adults. Epidemiology 2002; 13: 561–568.

99. Taaffe DR, et al. Cross–sectional and prospective relationships of interleukin–6 and C–reactive protein with physical performance in elderly persons: MacArthur studies of successful aging. J Gerontol A Biol Sci Med Sci 2000; 55: M709–M715.

100. Colbert LH, et al. Physical activity, exercise, and inflammatory markers in older adults: findings from the Health, Aging and Body Composition Study. J Am Geriatr Soc. 2004; 52: 1098–1104.

101. Church TS, et al. Reduction of C–reactive protein levels through use of a multivitamin. Am J Med 2003; 115(9): 702–707.

102. Fuller B, et al. Anti–inflammatory effects of Co Q10 and colorless carotinoids. J Cosmet Dermatol 2006 Mar; 5(1): 30–38.

103. Kritchevsky SB, et al. Serum carotinoids and markers of inflammation among nonsmokers. Am J Epidemiol. 2000 Dec 1; 152(11): 1065–1071.

104. Rayssiguier Y, et al. High fructose consumption combined with low dietary magnesium intake may increase the incidence of the metabolic syndrome by inducing inflammation. Magnes Res 2006 Dec; 19(4): 237–243.

105. Largo R, et al. Glucosamine inhibits IL–1 beta–induced NFKappa activation in human osteoarthritic chondrocytes. Osteoarthritis Cartilage 2003 Apr; 11(4): 290–298.

106. Bischoff SC. Quercetin: Potentials in the prevention and therapy of disease. Curr Opin Clin Nutr Metab Care 2008 Nov; 11(6), 733–740.

107. Gao X, et al. Plasma C–reactive protein and homocysteine concentrations are related to frequent fruit and vegetable intake in Hispanic and non–Hispanic white elders. J Nutr 2004 Apr 134(4): 913–918.

108. Chen Y, et al. Are there age–related changes in flavonoids bioavailability? *Phytochemicals, Aging and Health.* 2008. CRC Press, Boca Raton, FL Edited by Meskin MS, et al. pgs. 19–38.

109. Rayssiguier Y, et al. High fructose consumption combined with low dietary magnesium intake may increase the incidence of the metabolic syndrome by inducing inflammation. Magnes Res 2006 Dec; 19(4): 237–243.

110. Aljada A, et al. Increase in intranuclear nuclear factor kappaB and decrease in inhibitor kappaB in mononuclear cells after a mixed meal: Evidence for a proinflammatory effect. Am J Clin Nutr 2004; 79: 682–690.

111. Ludwig DS. Glycemic load has come of age. J Nutr 2003; 133: 2695–2696.

112. Liu S, et al. Relation between a diet with a high glycemic load and plasma concentrations of high–sensitivity C–reactive protein in middle–aged women. Am J Clin Nutr 2002 Mar; 75(3): 492–498.

113. McCarty MF. Low–insulin–response diets may decrease plasma C–reactive protein by influencing adipocyte function. Med Hypotheses 2005; 64: 385–387.

114. Giles JT, et al. Serious infections associated with anticytokine therapies in the rheumatic diseases. J Intensive Care Med 2004; 19: 320–334.

115. Sohn HY, et al. Cyclooxygenase inhibition and atherothrombosis. Curr Drug Targets 2006; 7: 1275–1284.

116. Juni P, et al. COX2 inhibitors, traditional NSAIDS and the heart. Brit Med J 2005; 330: 1342.

117. Gauldie J, et al. Smad3 signaling involved in pulmonary fibrosis and emphysema. Proc Am Thorac Soc 2006; 3: 696–702.

118. Langman MJS. Ulcer complications and NSAIDS. Am J Med 1998; 84(2A): 15.

119. Pathak SK, et al. Oxidative stress and cyclooxygenase activity in prostate carcinogenesis, targets for chemoprotective strategies. Eur J Cancer 2005; 41(1): 61.

120. Patel S, et al. Association between serum vitamin D metabolite levels and disease activity in patients with early inflammatory polyarthritis. Arthritis Rheum 2007 Jul; 56(7): 2143–2149.

121. Targher G, et al. Serum 25–hydroxyvitamin D3 concentrations and carotid artery intima–media thickness among type 2 diabetic patients. Clin Endocrinol (Oxf) 2006 Nov; 65(5): 593–597.

122. Pittas AG, et al. The effects of calcium and vitamin D supplementation on blood glucose and markers of inflammation in nondiabetic adults. Diabetes Care 2007 Jul; 30(7): e81.

123. Motivala SJ, et al. Sleep and immunity: Cytokine pathways linking sleep with health outcomes. Curr Dir Psychol Sci 2007; 16: 21–26.

124. Vgontzas AN, et al. Adverse effects of modest sleep restriction on sleepiness, performance and inflammatory cytokines. J Clin Endocrinol Metab 2004; 89: 2119–2126.

125. Irvin MR, et al. Sleep deprivation and activation of morning levels of cellular and genomic markers of inflammation. Arch Intern Med 2006; 166: 1756–1762.

126. Meier–Ewert HK, et al. Effect of sleep loss on C–reactive protein, an inflammatory marker of cardiovascular risk. J Am Coll Cardiol 2004; 43:

678–683.

127. Lenny WK, et al. Transgenic cyclooxygenase–2 expression and high salt enhanced susceptibility to chemical–induced gastric cancer development in mice. Carcinogenesis 2008 Aug; 29(8): 1648–1654.

128. Sabatine MS, et al. Prognostic significance of the Centers for Disease Control/American Heart Association high sensitive C–reactive protein cut points for cardiovascular and other outcomes in patients with stable coronary artery disease. Circulation 2007; 115: 1528–1536.

129. Blaine JM. Using C–reactive protein to predict cardiovascular risk in older patients. Clin Geriatrics 2007 Aug; 15(8): 20–25.

130. Weinberg RB. Apolipoprotein A–IV polymorphisms and diet–gene interactions. Curr Opin Lipidol 2002; 13(2): 125–134.

131. Jeunemaitre X, et al. Molecular basis of human hypertension. Role of angiotensinogen. Cell 1992; 71: 169–180.

132. John SWM, et al. Genetic decrease in atrial natriuretic peptide and salt sensitive hypertension. Science 1995; 267: 679–681.

133. Robinson DR, et al. Dietary marine lipids suppress the continuous expression of interleukin–1B gene transcription. Lipids 1996; 31 (Suppl): S23–S31.

134. Urakaze M, et al. Dietary marine lipids suppress IL–1B mRNA levels in lipopolysaccharide stimulated monocytes. Clin Res 1991; 23.

135. Corton JC, et al. Peroxisome proliferators–Activated receptor gamma coactivator–1 in caloric restriction and other models of longevity. J Gerontol A Biol Sci Med Sci 2005; 60: 1494–1509.

136. Forman BM, et al. Hypolipidemic drugs, polyunsaturated fatty acids, and eicosanoids are ligands for peroxisome proliferators–activated receptors alpha and delta. Proc Natl Acad Sci USA 1997; 94: 4312–4317.

137. Ulricke B, et al. Fatty acids and gene expression. In: Zempleni J, Daniel H, eds. *Molecular Nutrition*. Cambridge MA: CAB1 Publishing; 2003: 121–134.

138. Hayes CE, et al. The immunological functions of the vitamin D endocrine system. Cell Mol Biol 2003; 49(2): 277–300.

139. Ames BN, et al. High–dose vitamin therapy stimulates variant enzymes with decreased coenzyme binding affinity (increased *Km*): Relevance to genetic disease and polymorphisms. Am J Clin Nutr 2002; 75(4): 616–658.

140. Hatakeyama D, et al. Zinc suppresses IL–6 synthesis by prostaglandin F2alpha in osteoblasts: Inhibition of phospholipase C and phospholipase D. J Cell Biochem 2002; 85(3): 621–628.

141. Li Y, et al. Vitamin E suppression of microglial activation is neuroprotective. J Neurosci Res 2001; 66(2): 163–170.

142. Booth FW, et al. Exercise and gene expression: Physiological regulation of the human genome through physical activity. J of Physiology 2002; 543: 399–411.

143. Booth FW, et al. Exercise controls gene expression. American Scientist 2005; 93: 28–35.

144. Lampe JW, et al. Brassica, biotransformation and cancer risk: genetic polymorphisms alter the preventive effects of cruciferous vegetables. J Nutr 2002; 132(10): 2991–2994.

145. Komatsu K, et al. Inhibitory action of (–)–epigallocatechin gallate on a radiation induced mouse oncogenic transformation. Cancer Lett 1997; 112(2): 135–139.

146. Shen F, et al. Suppression of IL–8 gene transcription by resveratrol in phorbol ester treated human monocytic cells. J Asian Nat Prod Res 2003; 5(2): 151–157.

147. Chen C, et al. Induction of detoxifying enzymes by garlic organosulfur compounds through transcription factor Nrf2: Effect of chemical structure and stress signals. Free Radic Biol Med 2004; 37(10): 1578–1590.

148. Aneja R, et al. Theaflavin, a black tea extract, is a novel anti–inflammatory compound. Crit Care Med 2004; 32(10): 2097–2103.

149. Kelley GL, et al. High dietary fructose induces a hepatic stress response resulting in cholesterol and lipid dysregulation. Endocrinology 2004; 145(2): 548–555.

150. Lai CQ, et al. Dietary intake of n–6 fatty acids modulates effects of apolipoprotein A5 gene on plasma fasting triglycerides, remnant lipoprotein concentrations, and the lipoprotein particle size. The Framingham Heart Study. Circulation 2006; 113: 2062–2070.

151. Estruch R, et al. Effects of a Mediterranean–style diet on cardiovascular risk factors: A randomized

trial. Ann Int Med 2006; 145: 1–11.

152. Gibney M. Lipogene: An integrated project of the EU Sixth Framework Programme for Research and Technology Development (2004–2009). Available at www.ucd.ie/lipogene.

153. *Nutrigenetics and Nutrigenomics.* Simopoulis AP, et al (eds). 2004 Vol. 93. Karger, Basel, Switzerland.

154. Chodorowski Z, el al. Longevity of physicians and medical students born from 1880 to 1904 Przegl Lek 2003; 60(4): 249–250.

155. Sri Kantha S. Centenarian scientists: an unusual cluster newly formed in the 20th century. Med Hypothesis 2001; 57(6): 750–753.

156. Nishi M, et al. Lifespan of Japanese male medical doctors. J Epidemiol 1999; 9(5): 315–319.

157. Tai YT, et al. Adverse effects from traditional Chinese medicine: A critical reappraisal. J Hong Kong Med Assoc. 1993 pt; 45(3): 197–201.

158. Keen RW, et al. Indian herbal remedies for diabetes as cause of lead poisoning. Postgrad Med J 1994; 70: 113–114.

159. Nortier JL, et al. Urothelial carcinoma associated with the use of Chinese herb (Aristolochia Fangchi). NEJM 2000 Jun; 342(23): 1686–1892.

160. Ospina MB, et al. Meditation practices for health: State of the research. Evid Rep Technol Assess (Full Rep). 2007 Jun; (155): 1–263.

161. Wild S, et al. Global prevalence of diabetes. Diabetes May 2004; 27(5): 1047–1053.

162. www.who.int/chp/chronic_disease_report/en.

163. *USA Today* 1/9/07 Page 1.

164. Palinski W, et al. Developmental programming: Maternal hypercholesterolemia and immunity influence susceptibility to atherosclerosis. Nutr Rev Dec 2007(11); 65(12): S182–S187.

165. Romero R, et al. Inflammation in pregnancy: Its roles in reproductive physiology, obstetrical complications and fetal injury. Nutr Rev Dec 2007 (11); 65(12): S194–S202.

166. Insall W Jr., et al. The fatty acids of human milk from mothers on diets taken ad libitum. Biochem J 1959; 72: 27–33.

167. Innis SM. Polyunsaturated fatty acids in human milk: An essential role in infant development. Adv Exp Med Biol 2004; 554: 27–43.

168. Innis SM. Human milk and formula fatty acids. J Pediatr 1992; 120(42): 56–61.

169. Kennedy ET, et al. Popular diets: Correlation to health, nutrition and obesity. J Am diet Assoc. 2001; 101: 411–420.

170. Andersen RE, et al. Effects of lifestyle activity versus structured aerobic exercise in obese women. JAMA 1999, 281: 335–340.

171. Hu FB, et al. Television watching and other sedentary behavior in relation to risk of obesity and type 2 diabetes mellitus in women. JAMA 2003 Apr 9; 289(14): 1785–91.

172. Howard RA, et al. Physical activity, sedentary behavior, and the risk of colon and rectal cancer in the NIH–AARP Diet and Health Study. Cancer Causes Control 2008 Nov; 19(9): 939–53.

173. Podewils LJ, et al. Physical activity, APOE genotype, and dementia risk: findings from the Cardiovascular Health Cognition Study. Am J Epidemiol 2005 April; 161(7): 639–51.

174. Lee IM, et al. Physical activity and coronary heart disease in women: is "no pain, no gain" passe,? JAMA 2001 Mar 21; 285(11): 1447–54.

175. Lee CD, et al. Physical activity and stroke risk: a meta–analysis. Stroke 2003 Oct; 34(10): 2475–81.

176. Hooker SP, et al. Cardiorespiratory fitness as a predictor of fatal and nonfatal stroke in asymptomatic women and men. Stroke 2008 Aug [Epub ahead of print].

177. Nelson ME, et al. Effects of high–intensity strength training on multiple risk factors for osteoporotic fractures. A randomized controlled trial. JAMA 1994 Dec 28 272(24): 1909–14.

178. Manini T, et al. Daily activity energy expenditure and mortality among older adults. JAMA 2006; 296: 171–179.

179. Shephard RJ, et al. Maximal oxygen uptake and independence in old age. Br J Sports Med 2008 April [Epub ahead of print].

180. Ford ES. Does exercise reduce inflammation? Physical activity and C–reactive protein among US adults. Epidemiology 2002; 13: 561–568.

181. Taaffe DR, et al. Cross–sectional and prospective relationships of interleukin–6 and C–reactive protein with physical performance in elderly persons: MacArthur studies of successful aging. J Gerontol A Biol Sci Med Sci 2000; 55: M709–M715.

182. Colbert LH, et al. Physical activity, exercise, and inflammatory markers in older adults: Findings from the Health, Aging and Body Composition Study. J Am Geriatr Soc 2004; 52: 1098–1104.

183. Benbrook C, et al. New evidence confirms the nutritional superiority of plant-based organic foods. 2008 Mar; www.organic-center.org.

184. Seo M, et al. Enhancing effect of chlorinated organic solvents on histamine release and inflammatory mediator production. Toxicology 2008 Jan 14; 243(1-2): 75–83.

185. Gao X, et al. Plasma C-reactive protein and homocysteine concentrations are related to frequent fruit and vegetable intake in Hispanic and non-Hispanic white elders. J Nutr 2004 Apr; 134(4): 913–918.

186. Osganian SK, et al. Vitamin C and the risk of coronary heart disease in women. J Am Coll Ccardiol 2003; 42(2): 246–252.

187. Spiegel K, et al. Brief communication: Sleep curtailment in healthy young men is associated with decreased leptin levels, elevated ghrelin levels, and increased hunger and appetite. Ann Intern Med. 2004 Dec 7; 141(11): 846–850.

188. Hublin C, et al. Sleep and mortality: A population-based 22-year follow-up study. Sleep 2007; 30: 1245–1253.

189. Belenky G, et al. Patterns of performance degradation and restoration during sleep restriction and subsequent recovery: A sleep dose-response study. J Sleep Res 2003; 12: 1–12.

190. Van Dongen HP, et al. The cumulative cost of additional wakefulness: Dose-response effects on neurobehavioral functions and sleep physiology from chronic sleep restriction and total sleep deprivation. Sleep 2003; 26: 117–126.

191. Van Cauter E, et al. Roles of circadian rhythmicity and sleep in human glucose regulation. Endocrinology Reviews 1997; 18: 716–738.

192. Schibler U. Circadian time keeping: The daily ups and downs of genes, cells and organisms. Prog Brain Res 2006; 153: 271–282.

193. Motivala SJ, et al. Sleep and immunity: cytokine pathways linking sleep and health outcomes. Curr Dir Psychol Sci 2007; 16: 21–26.

194. Vgontzas AN, et al. Adverse effects of modest sleep restriction on sleepiness, performance and inflammatory cytokines. J Clin Endorcrinol Metab 2004; 89: 2119–2126.

195. Irvin MR, et al. Sleep deprivation and activation of morning levels of cellular and genomic markers of inflammation. Arch Intern Med 2006; 166: 1756–1762.

196. Meier-Ewert HK, et al. Effect of sleep loss on C-reactive protein, an inflammatory marker of cardiovascular risk. J Am Coll Cardiol 2004; 43: 678–683.

197. Shamsuzzaman AS, et al. Elevated C-reactive protein in patients with obstructive sleep apnea. Circulation 2002; 105: 2462–2464.

198. Gangwisch JE, et al. Inadequate sleep as a risk factor for obesity: Analysis of NHANES 1. Sleep 2005; 28: 1289–1296.

199. Tamakoshi A, et al. Self-reported sleep duration as a predictor of all-cause mortality: Results from the JACC study, Japan. Sleep 2004; 27, 51–54.

200. Dominici F, et al. Fine particulate air pollution and hospital admission for cardiovascular and respiratory disease. JAMA 2006; 295, 1127–1134.

201. Lynch DJ. Pollution poisons China's progress. USA Today, July 4, 2005.

202. www.cbsnews.com/stories/2008/03/10/health/main3920454.shtml.

203. USA Today, April 22, 2008.

204. Perez-de-Albeniz. Int J Psychotherapy March 2000; 5(1): 49–59.

205. Ospina MB, et al. Meditation Practices for Health: State of the Research Evidence Report/ Technological Assessment No. 155. (Prepared by the University of Alberta Evidence-based Practice Center under Contact No. 290-02-0023.) AHRQ Publication No. 07-E010. Rockville, MD: Agency for Healthcare Research and Quality. June 2007.

206. Diaz JR, et al. Micronutrient deficiencies in developing and affluent countries. Eur J Clin Nutr 2003; 57 Suppl 1: S70–S72.

207. Mandelbaum-Schmid J. Vitamin and mineral deficiencies harm one-third of the world's population, says new report. Bull World Health Organ 2004; 82(3): 230–231.

208. Black R. Micronutrient deficiency–An underlying cause of morbidity and mortality. Bull World Health Organ 2003; 81(2): 79.

209. Macfarlane GD, et al. Hypovitaminosis D in a normal, apparently healthy urban European population. J Steroid Biochem Mol Biol 2004; 89–90(1-5): 621–622.

210. Fraser DR. Vitamin D deficiency in Asia. J Steroid Biochem Mol Biol 2004; 89−90(1−5): 491−495.

211. Nesby−O'Dell S, et al. Hypovitaminosis D prevalence and determinants among African−American and white women of reproductive age: Third National Health and Nutrition Examination Survey, 1988 to 1994. Am J Clin Nutr 2002; 76(1): 187−192.

212. Diaz JR, et al. Micronutrient deficiencies in developing and affluent countries. Eur J Clin Nutr 2003; 57 suppl 1: S70−S72.

213. Stephenson LS, et al. Global malnutrition. Parisitology 2000; 121 Suppl: S5−S22.

214. Ge KY, et al. Dietary intake of some essential micronutrients in China. Biomed Environ Sci 2001; 14(4): 318−324.

215. Ramakrishnan U. Prevalence of micronutrient malnutrition worldwide. Nutr Rev 2002; 60(5 Pt 2): S46−52.

216. Lewis SM, et al. Assessment of antioxidant nutrient intake of a population of southern US African−American and Caucasian women of various ages when compared to dietary reference intakes. J Nutr Health Aging 2003; 7(2): 121−128.

217. Ervin RB, et al. Mineral intakes of elderly adult supplement and non−supplement users in the third national health and nutrition examination survey. J Nutr 2002; 132(11): 3422−3427.

218. Matsumura Y. Nutrition trends in Japan. Asia Pac J Clin Nutr 2001; 10 Suppl: S40−S47.

219. Bates CJ, et al. Micronutrients: highlights and research challenges from the 1994−5 National Diet and Nutrition Survey of people aged 65 years and over. Br J Nutr 1999; 82(1): 7−15.

220. Ames BN, et al. Are vitamin and mineral deficiencies a major cancer risk? Nat Rev Cancer 2002; 2(9): 694−704.

221. Hampl JS, et al. Vitamins C deficiency and depletion in the United States: The Third National Health and Nutrition Examination Survey, 1988−1994. Am J Public Health 2004; 94(5): 870−875.

222. Fletcher RH, et al. Vitamins for chronic disease prevention in adults. JAMA 2002; 287: 3127−3129.

223. Radimer K, et al. Dietary supplement use by US adults: Data from the National Health and Nutrition Examination Survey, 1999−2000. Am J Epiemiol 2004; 160(4): 339−349.

224. Ervin RB, et al. Prevalence of leading types of dietary supplements used in the Third National Health and Nutrition Examination survey, 1988−94. Adv Data 2004; (349): 1−7.

225. Hensrud, D, et al. Underreporting the use of dietary supplements and nonprescription medications among patients undergoing a periodic health examination. Mayo Clin Proc 1999; 74: 443−447.

226. Beitz R, et al. Use of vitamin and mineral supplements in Germany. Bundesgesundheitsblatt Gesundheitsforschung Gesundheitsschutz 2004; 47(11): 1057−1065.

227. Kim SH, et al. Use of vitamins, minerals, and other dietary supplements by 17− and 18−year−old students in Korea. J Med Food 2003; 6(1): 27−42.

228. Knudsen VK, et al. Use of dietary supplements in Denmark is associated with health and former smoking. Public Health Nutr. 2002; 5(3): 463−468.

229. Troppmann L, et al. Natural health product use in Canada. Can J Public Health 2002; 93(6): 426−430.

230. Horwath CC, et al. Dietary supplement use in a randomly selected group of elderly Australians. Results from a large nutrition and health Survey. J Am Geriatr Soc 1989; 37(8): 689−696.

231. Chan K. Some aspects of toxic contamination in herbal medicines. Chemosphere 2003; 52(9): 1361.

232. Antioxidant supplements for prevention of gastrointestinal cancers: A systematic review and meta−analysis. Lancet 2004; 364: 1219−1228.

233. The HOPE and HOPE−TOO Trial Investigators. Effects of long−term vitamin E supplementation on cardiovascular events and cancer. JAMA 2005; 293: 1338−1347.

234. Bonaa KH, et al. Norvit Trial Investigators. Homocysteine lowering and cardiovascular events after myocardial infarction. NEJM April 13, 2006; 354(15): 1578−1588.

235. Loscalzo J. Homocysteine trials: Clear outcomes for complex reasons. NEJM April 13, 2006; 354(15): 1629−1632.

236. Chambers JC, et al. Plasma homocysteine concentrations and the risk of coronary heart disease in UK Indian Asian and European men. Lancet 200; 355: 523−527.

237. Ferguson LR. Dissecting the nutrigenomics, diabetes, and gastrointestinal disease interface: From risk assessment to health intervention.

OMICS 2008 Aug 19 [Epub ahead of print.]

238. Winichagoon P. Limitations and resolutions for dietary assessments of micronutrient intake. Asia Pac J Clin Nutr 2008; 17 Suppl 1: 296-298.

239. Ames, BN. DNA damage from micronutrient deficiencies is likely to be a major cause of cancer. Mutat Res 2001 Apr 18; 475(1-2): 7-20.

240. Giovannucci E. Tomatoes, tomato-based products, lycopene and cancer: Review of the epidemiological literature. J Natl Cancer Inst 1999 Feb 17: 91(4): 317-331.

241. Aalinkeel R, et al. The dietary bioflavenoid quercetin selectively induces apoptosis in prostate cancer cells by down-regulating the expression of heat shock protein 90. Prostate 2008 Aug 25 [Epub ahead of print].

242. Rossebo AB, et al. N Engl J Med 2008 Sept 25: 359(13): 1343-1356.

243. Dietary Supplements Cause 600 'Adverse Events'. USA Today Sept 23 2008.

244. Newman DJ, et al. Natural products as sources of new drugs over the period of 1981-2002. J Nat Prod 2003; 66: 1022.

245. Newman DJ, et al. Natural products as sources of new drugs over the last 25 years. J Nat Prod 2007; 70: 461.

246. Dove A. Drug screening-Beyond the bottleneck. Nat Biotechnol l999; 17(9): 859.

247. Saper, RB, et al. Heavy metal content of Ayurvedic herbal medicine products. JAMA 2004 Dec 15; 292(23): 2868-2873.

248. Yoong JKC. Heavy-metal meals of mercury. NEJM Jan 19, 2006; 354: e3.

249. Khandpur S, et al. Chronic arsenic toxicity from Ayurvedic medicines. Int J Dermatol 2008 Jun; 47(6): 618-621.

250. Church TS, et al. Reduction of C-reactive protein levels through use of a multivitamin. Am J Med 2003; 115(9): 702-707.

251. French AE, et al. Folic acid fortification is associated with a decline in neuroblastoma. Clin Pharmacol Ther 2003 Sep; 74(3): 288-294.

252. Koren G. Fam Prac News. July 1, 2006: 39.

253. Ames BN. DNA damage from micronutrient deficiencies is likely to be a major cause of cancer. Mutat Res 2001 Apr 18; 475(1-2): 7-20.

254. Prisco D, et al. Effect of medium-term supplementation with a moderate dose of n-3 polyunsaturated fatty acids on blood pressure in mild hypertensive patients. Thromb Res 1998; 1(3): 105-112.

255. Storlien LH, et al. Fatty acids, triglycerides and syndromes of insulin resistance. Prostaglandins Leukot Essen Fatty Acids 1997 Oct; 57(4-5): 379-385.

256. Lopez-Garcia E, et al. Consumption of (n-3) fatty acids is related to plasma biomarker of inflammtion and endothelial activation in women. J Nutr 2004; 134(7): 1806-1811.

257. Bucher HC, et al. N-3 polyunsaturated fatty acids in coronary heart disease: A meta-analysis of randomized controlled trials. Am J Med 2002; 112: 298-304.

258. Morris MC, et al. Consumption of fish and n-3 fatty acids and risk of incident Alzheimer disease. Arch Neurol 2003 Jul; 60(7): 940-946.

259. Sampath H, et al. Polyunsaturated fatty acid regulation of gene expression. Nutr Rev 2004 Sep; 62(9): 333-339.

260. Corton JC, et al. Peroxisome proliferator-activated receptor gamma coactivator 1 in caloric restriction and other models of longevity. J Gerontol A Biol Sci Med Sci 2005; 60: 1494-1509.

261. Forman BM, et al. Hypolipidemic drugs, polyunsaturated fatty acids, and eicosanoids are ligands for peroxisome proliferators-activated receptors alpha and delta. Proc Natl Acad Sci USA 1997; 94: 4312-4317.

262. Ulrike B, et al. Fatty acids and gene expression. In: Zempleni J, Daniel H, eds. Molecular Nutrition. Cambridge MA: CAB1 Publishing; 2003: 121-134.

263. Anderson P, et al. Endogenous anti-inflammatory neuropeptides and proresolving lipid mediators: A new therapeutic approach for immune disorders. J Cell Mol Med 2008 June 12 [Epub ahead of print].

264. Hall MN, et al. A 22-year prospective study of fish, N-3 fatty acid intake, and colorectal cancer risk in men. Cancer Epidemiol Biomarkers Prev 2008 May; 17(5): 1136-1143.

265. Edwards IJ, et al. Omega-3 fatty acids and PPAP gamma in cancer. PPAR Res 2008; 2008: 358052.

266. The Omega Diet. 1999. HarperCollins Publishers Inc., 10 East Third St, New York, NY.

267. Teegarden D. Calcium intake and reduction

in weight or fat mass. J Nutr 2003 Jan; 133(1): 249S–251S.

268. http://ods.od.nih.gov/factssheets/calcium.asp. Accessed August 7, 2005.

269. Slattery M, et al. Lifestyle and colon cancer: An assessment of factors associated with risk. Am J Epidemiol 1999; 150: 869–877.

270. Kampman E, et al. Calcium, vitamin D, sunshine exposure, dairy products and colon cancer risk. Cancer Causes Control 2000; 11: 459–466.

271. Biasco G, et al. European trials on dietary supplementation for cancer prevention. Ann N Y Acad Sci 1999; 8889: 152–156.

272. Cunnane SC, et al. High alpha–linolenic acid flaxseed (Linum usitastissimum): Some nutritional properties in humans. Br J Nutr 1993; 69: 443–453.

273. Homocysteine Lowering Trialists' Collaboration. Lowering blood homocysteine with folic acid based supplements: Meta–analysis of randomized trials. BMJ 1998; 316: 894–898.

274. Giovannucci E, et al. Multivitamin use, folate, and colon cancer in women in the Nurse's Health Study. Ann Intern Med 1998; 129(7): 517–524.

275. Shirodaria C, et al. Global improvement of vascular function and redox state with low dose folic acid. Circulation 2007; 115: 2262–2270.

276. de Bree A, et al. Folic acid improves vascular reactivity in humans: A meta–analysis of randomized controlled trials. Am J Clin Nutr 2007 Sept; 83(3): 610–617.

277. Martins D, et al. Prevalence of cardiovascular risk factors and the serum levels of 25–hydroxy–vitamin D in the United States–Data from the Third National Health and nutrition Examination Survey. Arch Int Med 2007; 167: 1159–1165.

278. Schauber J, et al. The vitamin D pathway: A new target for the control of the skin's immune response? Exp Dermatol 2008 Jun 18 [Epub ahead of print].

279. Ingraham BA, et al. Curr Med Res Opin 2008 Jan; 24(1): 139–149.

280. Krishnan AV, et al. Calcitrol as a chemoprotective and therapeutic agent in prostate cancer: Role of anti–inflammatory activity. J Miner Res 2007 Dec 22 Suppl 2: v74–80.

281. Dobnig H, et al. Independent association of low serum 25–hydroxyvitamin D and 1,25 dihydroxyvitamin D levels with all–cause and cardiovascular mortality. Arch Intern Med 2008 Jun 23 168(12): 1340–1349.

282. Melamed ML, et al. 25–hydroxyvitamin D levels and the risk of mortality in the general population. Arch Intern Med 2008 Aug 11; 168(15): 1629–1637.

283. Rabinovitz H, et al. Blood glucose and lipid levels following chromium supplementation in diabetic elderly patients on rehabilitation program. Program Abstracts, 53rd Annual Scientific Meeting. Gerontological Society of America. Gerontologist 2000; 40: 38.

284. Anderson RA, et al. Elevated intakes of supplemental chromium improve glucose and insulin variables in individuals with Type II diabetes. Diabetes 1997; 46: 1786–1791.

285. Ludwig DS, et al. Dietary fiber, weight gain, and cardiovascular disease risk in young adults. JAMA 1999 Oct 27; 282(16): 1539–1546.

286. Jensen MK, et al. Intakes of whole grains, bran, and germ and the risk of coronary heart disease in men. Am J Clin Nutr 2004 Dec; 80(6): 1492–1496.

287. Lopez–Ridaura R, et al. Magnesium intake and risk of type 2 diabetes in men and women. Diabetes Care 2004 Jan; 27(1): 134–140.

288. Rayssigquier Y, et al. High fructose consumption combined with low dietary magnesium intake may increase the incidence of the metabolic syndrome by inducing inflammation. Magnes Res 2006 Dec; 19(4): 237–243.

289. Soja AM, et al. Treatment of congestive heart failure with coenzyme Q10 illuminated by meta–analysis of clinical trials. Mol Aspects Med 1997; 18: S159–S168.

290. Singh RB, et al. Effect of hydrosoluble coenzyme Q10 on blood pressures and insulin resistance in hypertensive patients with coronary artery disease. J Hum Hypertens 1999; 13: 203–208.

291. Burke BE, et al. Randomized, double–blind, placebo–controlled trial of coenzyme Q10 in isolated systolic hypertension. South Med J 2001; 94: 1112–1117.

292. Shults CW, et al. Effects of coenzyme Q10 in early Parkinson's disease: Evidence of slowing the functional decline. Arch Neurol 2002; 59: 1541–1550.

293. Fuller B, et al. Anti–inflammatory effects of CoQ10 and colorless carotenoids. J Cosmet Dermatol 2006 Mar; 5(1): 30–38.

294. Lonn E, et al. Effects of long−term vitamin E supplementation on cardiovascular events and cancer: A randomized controlled trial. JAMA Mar 16, 2005; 293(11): 1338−1347.

295. Schutte AE, et al. Cardiovascular effects of oral supplementation of vitamin C, E and folic acid in young healthy males. Int J Vitam Nutr Res 2004 Jul; 74(4): 285−95.

296. Singh U, et al. Vitamin E, oxidative stress, and inflammation. Annu Rev Nutr 2005; 25: 151−174.

297. Wu D, et al. Age−associated increase in PGE2 synthesis and COX activity in murine macrophages is reversed by vitamin E. Am J Physiol 1988; 275(3pt1): c661−c668.

298. Chan JM, et al. Supplemental vitamin E intake and prostate cancer risk in a large cohort of men in the United States. Cancer Epidemiol Biomarkers Prev 1999; 8: 893−899.

299. Pelucchi C, et al. Dietary intake of selected micronutrients and gastric cancer risk: An Italian case−controlled study. Ann Oncol Jul 31, 2008 [Epub ahead of print].

300. Masaki KH, et al. Association of vitamin E and C supplement use with cognitive function and dementia in elderly men. Neurology 2000; 54: 1265−1272.

301. Ravaglia G, et al. Effect of micronutrient status on natural killer cell immune function in healthy free−living subjects aged $\geq$ 90y. Am J Clin Nutr 2000 71: 590−598.

302. Lu QY, etal. Inverse associations between plasma lycopene and prostate cancer. Cancer Epidemiol Biomarkers Prev 2001; 10: 749−756.

303. Michaud DS, et al. Intake of specific carotenoids and risk of lung cancer in 2 prospective US cohorts. Am J Clin Nutr 2000; 72: 990−997.

304. Giovannucci E. Tomatoes, tomato−based products, lycopene and cancer: Review of the epidemiological literature. J Natl Cancer Inst Feb 17, 1999; 91(4): 317−331.

305. Kritchevsky SB, et al. Serum carotenoids and markers of inflammation among non−smokers. Am J Epidemiol Dec 1, 2000; 152(11): 1065−1071.

306. Imai K, et al. Cross−sectional study of effects of drinking green tea on cardiovascular and liver diseases. BMJ 1995; 310: 693−696.

307. Inoue M, et al. Regular consumption of green tea and the risk of breast cancer recurrence: Follow−up study from the Hospital−based Epidemiologic Research Program at Aichi Cancer Center (HERPACC), Japan Cancer Lett 2001; 167: 175−182.

308. Bushman JL. Green tea and cancer in humans: A review of the literature. Nutr Cancer 1998; 31(3): 151−159.

309. Nemecz G. Green tea. US Pharmacist, May 2000: 67−70.

310. Ross GW, et al. Association of coffee and caffeine intake with the risk of Parkinson's disease. JAMA 2000; 238: 2674−2679.

311. Pan T, et al. Potential therapeutic properties of green tea polyphenols on Parkinson's disease. Drugs Aging 2003; 20(10): 711−721.

312. Dai Q, et al. Fruit and vegetable juices and Alzheimer's disease. The Kame Project Am J Med Sep 2006; 119(9): 751−759.

313. Commenges D, et al. Intake of flavonoids and risk of dementia. Eur J Epidemiol Apr 2000; 16(4): 357−363.

314. Bastianetto S, et al. Neuroprotective effects of green and black teas and their catechin gallate esters against beta−amyloid−induced toxicity. Eur J Neurosci Jan 2006; 23(1): 55−64.

315. Choi YT, et al. The green tea polyphenols (−)−epigallocatechin gallate attenuates beta−amyloid−induced neurotoxicity in cultured hippocampal neurons. Life Sci Dec 21, 2001; 70(5): 603−614.

316. Ono K, et al. Potent anti−amyloidogenic and fibril−destabilizing effects of polyphenols in vitro. Implications for the prevention and therapeutics of Alzheimer's disease. J Neurochem Oct 2003; 87(1): 172−181.

317. Riviere C, et al. Inhibitory activity of stilbenes on Alzheimer's beta−amyloid fibrils in vitro. Bioorg Med Chem Jan 15, 2007; 15(2): 1160−1167.

318. Hsu S, et al. Chemoprotective effects of green tea polyphenols correlate with reversible induction of p57 expression. Anticancer Res 2001; 21: 3743.

319. Hsu S, et al. Green tea polyphenol targets the mitochondria in tumor cells inducing caspase 3−dependant aptosis. Anticancer Res 2003; 23: 1533.

320. Ahmed S, et al. Green tea polyphenol epigallocatechin−3−gallate (EGCG) differentially inhibits interleukin−1 beta−induced expression of matrix metalloproteinase−1 and −13 in human

chondrocytes. J Pharmacol Exp Ther 2004; 308: 767.

321. Tedeschi E, et al. Green tea inhibits human inducible nitric–oxide synthase expression by down–regulating signal transducer and activator of transcription–1 alpha activator. Mol Pharmacol 2004; 61: 111.

322. Ackermann RT, et al. Garlic shows promise for improving some cardiovascular risk factors. Arch Intern Med 2001; 161: 813–824.

323. Ibid.

324. Key TJ, et al. A case–control study of diet and prostate cancer. Br J Cancer 1997; 76: 678–687.

325. Clark LC, et al. Decreased incidence of prostate cancer with selenium supplementation: Results of a double–blind cancer prevention trial. Br J Urol 1998; 81: 730–734.

326. Rayman MP. The importance of selenium to human health. Lancet 2000; 356: 233–241.

327. Correa P, et al. Chemoprevention of gastric dysplasia: Randomized trial of antioxidant supplements and anti–Heliobacter pylori therapy. J Natl Cancer Inst 2000; 92: 1881–1888.

328. Yokoyama T, et al. Serum vitamin C concentration was inversely associated with subsequent 20–year incidence of stroke in a Japanese rural community: The shibata study. Stroke 2000; 31: 2287–2294.

329. Solonen JT, et al. Antioxidant Supplementation in Atherosclerosis Prevention (ASAP) study: A randomized trial of the effect of vitamin E and vitamin C on the 3–year progression of carotid atherosclerosis. J Intern Med 2000; 248: 377–386.

330. Knekt P, et al. Antioxidant vitamins and coronary heart disease risk: A pooled analysis of 9 cohorts. Am J Clin Nutr 2004 Dec; 80(6): 1508–1520.

331. Pavelka K, et al. Glucosamine sulfate use and delay of progression of knee osteoarthritis: A 3–year, randomized, placebo–controlled, double–blind study. Arch Int Med 2002; 162: 2113–2123.

332. Largo R, et al. Glucosamine inhibits IL–1beta–induced NFKappaB activation in human osteoarthritic chondrocytes. Osteoarthritis Cartilage Apr 2003; 11(4): 290–298.

333. Faith SA, et al. Resveratrol suppresses nuclear factor–kappa B in herpes simplex virus infected cells. Antiviral Res 2006; 72: 242–251.

334. Aviram M, et al. Pomegranate phenolic antioxidant activities protect against cardiovascular disease. In: *Phytochemicals, Aging and Health*. 2008. CRC Press. Meskin MS, Bidlack WR, and Randolph RV. Boca Raton, FL. 135–154.

335. Aviram M, et al. Pomegranate juice consumption for 3 years by patients with carotid artery stenosis reduces common carotid intima–media thickness, blood pressure and LDL oxidation. Clin Nutr 2004: 24, 423.

336. Cole GM, et al. Neuroprotective effects of curcumin. Adv Exp Med Biol. 2007; 595: 197.

337. Al–Omar FA, et al. Immediate and delayed treatments with curcumin prevent fore–brain ischemia–induced neuronal damage and oxidative insult in rat hippocampus. Neurochem Res 2006; 31: 611.

338. Xu Y, et al. Curcumin reverses impaired hippocampal neurogenesis and increases serotonin receptor 1A mRNA and brain–derived neurotrophic expressor in chronically stressed rats. Brain Res 2007; 116: 9.

339. Panchal H, et al. The antiproliferative and antioxidant curcumin influences gene expression of C6 rat glioma in vitro. Exp Gerontol 2007; 42: 1.

340. Mainster MA. Violet and blue light blocking interocular lenses: Photoprotection versus photoreception. Br J Ophthalmol 2006 90(6): 784–792.

341. Kim SR, et al. Photooxidation of A2–PE a photoreceptor outer segment fluorophore and protection by lutein and zeaxanthin. Exp Eye Res 2006; 82(5): 828–839.

342. Bastianetto S, et al. The ginkgo biloba extract (EGb 761) protects hippocampal neurons against cell death induced by B–amyloid. Eur J Neurosci Jun 2000; 12(6): 1882–1890.

343. Yao Z, et al. The ginkgo biloba extract EGb 761 rescues the Pc12 neuronal cells from beta–amyloid induced cell death by inhibiting the formation of beta–amyloid–derived diffusible neurotoxic ligands. Brain Res Jan 19, 2001; 889(1–2): 181–190.

344. Stackman RW, et al. Prevention of age–related spatial memory deficits in a transgenic mouse model of Alzheimer's disease by chronic ginkgo biloba treatment. Exp Neurol Nov 2003; 184(1): 510–520.

446

345. Bischoff SC. Quercetin: Potentials in the prevention and therapy of disease. Curr Opin Clin Nutr Metab Care 2008 Nov; 11(6): 733-740.

346. Aalinkeel R, et al. The dietary bioflavonoid quercetin selectively induces apoptosis in prostate cancer cells by down-regulating the expression of the heat shock protein 90. Prostate Aug 25, 2008 [Epub ahead of print].

347. Acta Ophthalmol Scan 1998; 76: 224-229.

348. Leeuwen R, et al. Dietary intake of antioxidants and risk of age-related macular degeneration. JAMA 2005; 294: 3101-3107.

349. Kirsh VA, et al. Supplemental and dietary Vitamin E, beta-carotene and Vitamin C intakes and prostate cancer risk. J Natl Cancer Inst Feb 15, 2006; 98(4): 245-254.

350. Wei EK, et al. Plasma Vitamin B6 and the risk of colorectal cancer and adenoma in women. J Natl Cancer Inst May 4, 2005; 97(9): 684-692.

351. Albert CM, et al. Dietary alpha-linolenic acid intake and the risk of sudden cardiac death and coronary heart disease. Circulation 2005; 112: 3232-3238.

352. Cochrane Database Syst. Rev 2004; 1: CD004526; Cochrane Database Syst. Tev 2001; 1: CD000227.

353. Bischoff-Ferrari HA, et al. Fracture prevention with Vitamin D supplementation: A meta-analysis of randomized controlled trials. JAMA May 11, 2005; 293: 2257-2264.

354. Forman JD. 2006 American Society for Hypertension. Family Practice News, July 1, 2006; 14.

355. Pittas AG, et al. The effects of calcium and vitamin D supplementation on blood glucose and markers of inflammation in nondiabetic adults. Diabetes Care Jul 2007; 30(7): e81.

356. Altman RD, et al. Commentary: Osteoarthritis of the knee and glucosamine. Osteoarthritis cartilage Jul 17, 2006: Epub.

357. Largo R, et al. Glucosamine inhibits IL-1beta-induced NFkappaB activation in human osteoarthritic chondrocytes. Osteoarthritis Cartilage Apr 2003; 11(4): 290-298.

358. Shults CW, et al. Effects of coenzyme Q10 in early Parkinson's disease: Evidence of slowing the functional decline. Arch Neurol 2002; 59: 1541-1550.

359. Patter GR, et al. Chromium picolinate positively influences the glucose transporter system via affecting cholesterol homeostasis in adipocytes cultured under hyperglycemic diabetic conditions. Mutat Res Jul 24, 2006; Epub.

360. Braunwald E, et al. Cardiovascular medicine at the turn of the millennium: Triumphs, concerns and opportunities. NEJM 1997; 337: 1360-1369.

361. Acton RT, et al. Genetics and cardiovascular disease. Ethn Dis 2004 Autumn; 14(4): S2-8-16.

362. Panagiotakos DB, et al. An integrated assessment of family history on the risk of developing acute coronary syndromes (CARDIO 2000 Study) Acta Cardiol Aug 2004; 59(4): 383-390.

363. Michos ED, et al. Relation of family history of premature coronary heart and metabolic risk factors to risk of coronary arterial calcium in asymptomatic subjects. Am J Cardiol Mar 1, 2005; 95(5): 655-657.

364. Murabito J, et al. Sibling cardiovascular disease as a risk factor for cardiovascular disease in middle-aged adults. JAMA 2005; 294: 3117-3123.

365. Kornman KS, et al. Candidate genes as potential links between periodontal and cardiovascular disease. Ann Periodontol 2001; 648-657.

366. Resnick HE, et al. Prevalence and clinical implications of American Diabetes Association-defined diabetes and other categories of glucose dysregulation in older adults. J Clin Epidemiol 2001; 54: 869-876.

367. Beckman JA, et al. Diabetes and Atherosclerosis-Epidemiology, Pathophysiology, and Management. JAMA 2002; 287(19): 2570-2581.

368. US Office on Smoking and Health. The Health Consequences of Smoking: Cardiovascular Disease: A Report of the Surgeon General. Washington DC: US Government Printing Office; 1989: 179-203.

369. Wald NJ, et al. Prospective study of effect of switching from cigarettes to pipes or cigars on mortality from three smoking-related diseases. BMJ 1997, 314: 1860-1863.

370. Jacobs EJ, et al. American Cancer Society, Atlanta. Cigar smoking and death from coronary heart disease in a prospective study of US men. Arch Intern Med November 8, 1999; 159: 2413-2418.

371. Howard G, et al. Cigarette smoking and progression of atherosclerosis-The Atherosclerosis Risk in Communities (ARIC) Study. JAMA 1998; 279(2): 119-124.

372. Mittleman MA, et al. Triggering myocardial infarction by marijuana. Circulation 2001; 103: 2805–2809.

373. Otsuka R, et al. Acute effects of passive smoking on the coronary circulation in healthy young adults. JAMA 2001; 286(4): 436–441.

374. Ezzati M, et al. Role of smoking in global and regional cardiovascular mortality. Circ 2005; 112: 489–497.

375. www.who.int/tobacco/health_priority/en/ index. html.

376. Wells AJ. Passive smoking as a cause of heart disease. J Am Coll Cardiol 1994; 24: 546–554.

377. DiFranza JR, et al. Effect of maternal cigarette smoking on pregnancy complications and sudden infant death syndrome. J Fam Pract 1995; 40: 385–394.

378. Bero LA, et al. Sponsored symposia on environmental tobacco smoke. JAMA 1994; 271: 612–617.

379. Barnes DE, et al. Why review articles on the health effects of passive smoking reach different conclusions. JAMA 1998; 279: 1566–1570.

380. US Environmental Protection Agency. Respiratory Health Effects of Passive Smoking: Lung Cancer and other Disorders. Washington DC: US Environmental Protection Agency; 1992.

381. US Department of Health and Human Services. The Health Consequences of Involuntary Smoking: A Report of the Surgeon General. Rockville, Maryland: US Public Health Service; 1986.

382. National Academy of Sciences. Environmental Tobacco Smoke: Measuring Exposures and Assessing Health Effects. Washington DC: National Academy press; 1986.

383. Barnoya J, et al. Cardiovascular effects of secondhand smoking. Circ 2005; 111: 2684–2698.

384. USA Today June 6, 2006.

385. Fichenberg CM, et al. Association of the California Tobacco Control Program with declines in cigarette consumption and mortality from heart disease. N Engl J Med 2000; 343(24): 1772–1777.

386. Chobanian AV, et al. The seventh report of the joint national committee on prevention, detection, evaluation, and treatment of high blood pressure. The JNC 7 report. JAMA 2003; 289(19): 2560–2572.

387. Eastern Stroke and Coronary Heart Disease Collaborative Research Group. Blood pressure, cholesterol, and stroke in eastern Asia. Lancet 1998; 352: 1801–1807.

388. Vongpatanasin W, et al. C–reactive protein causes down–regulation of vascular angiotensin subtype 2 receptors and systolic hypertension in mice. Circulation 2007; 115: 1020–1028.

389. Savoia C, et al. Reduction of C–reactive protein and the use of anti–hypertensives. Vasc Health Risk manag 2007; 3(6): 975–983.

390. Chobanian AV, et al. The seventh report of the joint national committee on prevention, detection, evaluation, and treatment of high blood pressure. The JNC 7 report. JAMA 2003; 289(19): 2560–2572.

391. Berlin JA, et al. A meta–analysis of physical activity in the prevention of coronary heart disease. Am J Epidemiol 1990; 132: 612–628.

392. Sesso HD, et al. Physical activity and coronary heart disease in man–The Harvard Alumni Health Study. Circulation 2000; 102: 975–980.

393. Lee I–M, et al. Physical activity and coronary heart disease in women. JAMA 2001; 285(11): 1447–1454.

394. Tanasescu M, et al. Exercise type and intensity in relation to coronary heart disease in men. JAMA 2002; 288: 1994–2000.

395. Manson JE, et al. Walking compared with vigorous exercise for the prevention of cardiovascular events in women. N Engl J Med 2002; 347: 716–725.

396. Andersen RE, et al. Effects of lifestyle activity versus structured aerobic exercise in obese women. JAMA 1999; 281: 335–340.

397. Dunn AL, et al. Comparison of lifestyle and structured interventions to increase physical activity and cardiorespiratory fitness. JAMA 1999; 281: 327–334.

398. Volk B, et al. Consultant May 2006. www. consultantlive.com.

399. Irwin ML, et al. Effects of exercise on total and intra–abdominal body fat in postmenopausal women. JAMA 2003; 289: 323–330.

400. Hu FB, et al. Walking compared with vigorous physical activity and risk of Type II is diabetes in women. JAMA 1999; 282: 1433–1439.

401. Boule NG, et al. Effects of exercise on glycemic

control and body mass in Type II diabetes mellitus. JAMA 2001; 286: 1218–1227.

402. Eur Heart J 2003; 24: 1473–1480.

403. MansonJE, et al. Body weight and mortality among women. N Engl J Med 1995; 333: 677–685.

404. Rimm EB, et al. Body size and fat distribution as predictors of coronary heart disease among middle-aged and older US men. Am J Epidemiol 1995; 141: 1117–1127.

405. Al Suwaidi J, et al. Association between obesity and coronary atherosclerosis and vascular remodeling. Am J of Cardiol 2001; 88: 1300–1303.

406. Yan LL, et al. Midlife body mass index and hospitalization and mortality in older age. JAMA 2006; 295: 190–198.

407. Wei M, et al. Relationship between low cardiorespiratory fitness and mortality in normal-weight, overweight and obese men. JAMA 1999; 282(16): 1547–1553.

408. Levine GN, et al. Cholesterol reduction in cardiovascular disease. Clinical benefits and possible mechanisms. N Engl J Med 1995; 332: 512–521.

409. Scandinavian Simvastatin Survival Study Group. Randomized trial of cholesterol lowering the and 4444 patients with coronary heart disease: the Scandinavian Simvastatin Survival Study (4S). Lancet 1994; 344: 1301–1307.

410. Sheperd J, et al. Presentation of coronary heart disease with pravastatin in men with hypercholesterolemia. N Engl J Med 1995; 333: 1383–1389.

411. White CW, et al. Effect of an aggressive lipid-lowering strategy on progression of atherosclerosis in the left main coronary artery from patients in the post coronary artery bypass graft trial. Circulation 2001; 104: 2660–2665.

412. Expert Panel on Detection, Evaluation, and Treatment of High Blood Cholesterol in Adults. The Executive Summary of the Third Report of the National Cholesterol Education Program (NCEP) Expert Panel on Detection, Evaluation, and Treatment of High Blood Cholesterol in Adults (Adult Treatment Panel III). JAMA 2001; 285: 2486–2497.

413. Pischon T, et al. Non-high-density lipoprotein cholesterol and apolipoprotein B in the prediction of coronary heart disease in men. Circulation 2005; 112: 3375–3383.

414. Genest J, et al. Lipoprotein cholesterol, apolipoprotein A-1 and B and lipoprotein (a) abnormalities in men with premature coronary artery disease. J Am Coll Cardiol 1992; 19: 792–802.

415. Estruch R, et al. Effects of the Mediterranean-style diet on cardiovascular risk factors: A randomized trial. Ann Intern Med 2006; 145: 1–11.

416. Mozaffarian D, et al. Medical progress: Trans fatty acids and cardiovascular disease. NEJM April 2006; 354(15): 1601–1613.

417. Sun Q, et al. A prospective study of trans fatty acids in erythrocytes and risk of coronary artery disease. Circulation 2007; 115: 1858–1865.

418. Lai CQ, et al. Dietary intake of n-6 fatty acids modulates effect of apolipoprotein A5 gene on plasma fasting triglycerides, remnant lipoprotein concentrations, and lipoprotein particle size. The Framingham Heart Study. Circulation 2006; 113: 2062–2070.

419. Sachs FM, et al. Effects on blood pressure of reduced dietary sodium and the dietary approaches to stop hypertension (DASH) diet. NEJM 2001; 344: 3–10.

420. Appel L, et al. Effects of protein, monounsaturated fat, and carbohydrate intake on blood pressure and serum lipids. JAMA 2005; 294: 2455–2464.

421. Howard BV, et al. Low-fat dietary pattern and risk of cardiovascular disease. JAMA 2006; 295: 655–666.

422. Rissanen TH, et al. Low intake of fruits, berries and vegetables is associated with excess mortality in man: The Kuopio Ischemic Heart Disease Risk Factor (KIHD) study. J Nutr 2003; 133(1): 199–204.

423. Pereira MA, et al. Dietary fiber and risk of coronary heart disease: A pooled analysis of cohort studies. Arch Int Med 2004; 164(4): 370–376.

424. Tucker KL, et al. The combination of high fruit and vegetable and low saturated fat intakes is more protective against mortality in aging men than is either alone: The Baltimore Longitudinal Study of Aging J Nutr 2005; 135(3): 556–561.

425. Lock K, et al. The global burden of disease attributable to low consumption of fruits and

vegetables: The implications for the global strategy on diet. Bull World Health Organ 2005; 83(2): 100−108.

426. Knekt P, et al. Antioxidant vitamins and coronary heart disease risk: A pooled analysis of 9 cohorts. Am J Clin Nutr 2004 Dec; 80(6): 1508−1520.

427. Rowan PJ, et al. Depressive symptoms have an independent, gradient risk for coronary heart disease incidence in a random, population−based sample. Ann Epidemiol 2005; 15(4): 316−320.

428. Marzari C, et al. Depressive symptoms and development of coronary heart disease events: The Italian longitudinal study. J Gerontol A Biol Sci Med Sci 2005; 60(1): 85−92.

429. Whooley M. Depression and cardiovascular disease. JAMA 2006; 295: 2874−2881.

430. Barth J, et al. Depression as a risk factor for mortality in patients with coronary heart disease: A meta−analysis. Psychosom Med 2004; 66(6): 802−813.

431. Nabkasorn C, et al. Effects of physical exercise on depression, neuroendocrine stress hormones and physiological fitness in adolescent females with depressive symptoms. Eur J Public Health Aug 26, 2005 [Epub ahead of print].

432. Hornstein C. Stress, anxiety and cardiovascular disease: An interdisciplinary approach. Vertex 2004; 15 Suppl 1: 21−31.

433. Critchley HD, et al. Mental stress and sudden cardiac death: Asymmetric midbrain activity as a linking mechanism. Brain 2005; 128(Pt 1): 75−85.

434. Family Practice News. May 15, 2006: 20.

435. Pignalberi C, et al. Psychological Stress and sudden death. Ital Heart J Suppl. 2002; 3(10) 1011−1021.

436. Brunner EJ, et al. Adrenocortical, autonomic, and inflammatory causes of the metabolic syndrome. Circulation 2002; 106: 2659−2665.

437. Osler W. The faith that heals. British Med J 1910 1470−1472.

438. NIH Consensus Conference. Methodological approaches to the study of religion, health, and aging. National Institute of Aging and Fetzer Institute, March 16−17, 1995.

439. Byrd RC. Positive therapeutic benefits of intercessory prayer in a coronary care unit population. South Med J 1998; 81(7): 826−829.

440. Harris WS, et al. A randomized, controlled trial of the effects of remote, intercessory prayer on outcomes in patients admitted to the coronary care unit. Arch Intern Med 1999; 159: 2273−2278.

441. Larson DB, et al. The impact of religion on men's blood pressure. J Religion Health 1989; 28: 265−278.

442. Comstock GW, et al. Church attendance and health. J Chronic Dis 1972; 25: 665−672.

443. Oxman TE, et al. Lack of social participation or religious strength or comfort as risk factors for death after cardiac surgery in the elderly. Psychosomatic medicine 1995; 57: 5−15.

444. Koenig HG, et al. Use of hospital services, religious attendance, and religious affiliation. Southern Medical Journal 1998; 91(10): 925−932.

445. Koenig HG, et al. Attendance at religious services, interleukin−6, and other biological parameters of immune system in older adults. Int J Psych Med 1997; 27(3): 233−250.

446. Lutgendorf SK, et al. Religious participation, interleukin−6, and mortality in older adults. Health Psychol. Sep 2004; 23(5): 465−475.

447. King DE, et al. The relationship between attendance at religious services and cardiovascular inflammatory markers. Int J Psychiatry Med 2001; 31(4): 415−425.

448. Strawbridge WJ, et al. Frequent attendance at religious services and mortality over 28 years. Am J Public Health 1997; 87: 957−961.

449. Hummer RA, et al. Religious involvement and U.S. adult mortality. Demography May 1999; 36(2): 273−285.

450. Chambers JC, et al. Plasma homocysteine concentrations and risk of coronary heart disease in UK Indian Asians and European men. Lancet 2000; 355: 523−527.

451. Cappuccio FP, et al. Homocysteine levels in men and women of different ethnic and cultural background living in England. Atherosclerosis 2002; 164: 95−102.

452. Senaratne MP, et al. Possible ethnic differences in plasma homocysteine levels associated with coronary artery disease between South Asian and East Asian immigrants. Clin Cardiol 2001; 24: 730−734.

453. HOPE 2 Investigators. Homocysteine lowering with folic acid and B vitamins in vascular disease.

NEJM April 13, 2006; 354(15); 1567–1577.

454. Bonaa, KH, et al. NORVIT trial investigators. Homocysteine lowering and cardiovascular events after acute myocardial infarction. NEJM April 13, 2006; 354(15); 1578–1588.

455. Nasir K, et al. Elevated homocysteine is associated with reduced regional left ventricular function. The Multi-Ethnic Study of Atherosclerosis. Circulation 2007; 115: 180–187.

456. Shirodana C, et al. Global improvement of vascular function and redox state with low dose folic acid. Circulation 2007; 115: 2262–2270.

457. Vermeulen EGJ, et al. Effect of homocysteine lowering treatment with folic acid plus vitamin B6 on progress in of subclinical atherosclerosis: A randomized, placebo-controlled trial. Lancet 2000; 355: 517–522.

458. Jublanc C, et al. Hypothyroidism and cardiovascular disease: Role of new risk factors and coagulation parameters. Serum Vasc Med 2004; 4(2): 145–151.

459. Tuzcu A, et al. Subclinical hypothyroidism may be associated with elevated C-reactive protein (low-grade inflammation) and fasting hyperinsulinemia. Endocr J 2005; 52(1): 89–94.

460. Imaizumi M, et al. Risk for ischemic heart disease and all-cause mortality in subclinical hypothyroidism. J Clin Endocrinol Metab 2004 89(7): 3365–3370.

461. Hu FB, et al. Fish and Omega-3 PUFA intake and risk of coronary heart disease in women. JAMA 2002; 287: 1815–1821.

462. Japan Public Health Center-Based (JPHC) Study Cohort I. Intake of fish and n3 fatty acids and risk of coronary heart disease among Japanese. Circulation 2006; 113: 195–202.

463. Waite N, et al. The impact of fish-oil supplements on insulin sensitivity. J Hum Nutr Diet 2008 Jul 15; 21(4): 402–403.

464. Albert CM, et al. Blood levels of long-chain n-3 PUFA and the risk of sudden death. N Eng J Med 2002; 346: 1113–1118.

465. Leaf A, et al. Prevention of fatal arrhythmias in high-risk subjects by fish oil in n-3 fatty acid intake. Circulation 2005; 112: 2762–2768.

466. Mozaffarian D, et al. Effect of fish oil on heart rate in humans. Circulation 2005; 112: 1945–1952.

467. Harris WS, et al. Effects of fish oil on the VLDL triglyceride kinetics in humans. J Lipid Res 1990; 31: 1549.

468. Morris MC, et al. Does fish oil lower blood pressure? A meta-analysis of controlled trials. Circulation 1993; 88: 523.

469. Lawson DL, et al. Omega-3 polyunsaturated fatty acids augment endothelium-dependent vasorelaxation by enhanced release of EDRF and vasodilator prostaglandins. Eicosanoid 1991; 4: 217.

470. The Omega Diet. 1999. HarperCollins Publishers Inc., 10 East Third St, New York, NY.

471. Harris WS, et al. The Omega-3 Index: A new risk factor for deaths from coronary heart disease? Preventive Med 2004; 39: 212–220.

472. Estruch R, et al. Effects of a Mediterranean-style diet on cardiovascular risk factors: A randomized trial. Ann Intern Med 2006; 145: 1–11.

473. Smith SC, et al. CDC/AHA workshop on markers of inflammation and cardiovascular disease. Circulation 2004; 110: e550–e553.

474. Libby P, et al. Inflammation and Atherosclerosis. Circulation 2002; 105: 1135–1143.

475. Rifai N, et al. Inflammatory markers and coronary heart disease. Curr Opin Lipidol 2002; 13: 383–389.

476. Tzoulaki I, et al. C-reactive protein, interleukin-6, and soluble adhesion molecules as predictors of progressive peripheral atherosclerosis in the general population. Circulation 2005; 112: 976–983.

477. Cushman M, et al. C-reactive protein and the 10-year incidence of coronary heart disease in older men and women. Circulation 2005; 112: 25–31.

478. Ridker PM, et al. Rosuvastatin to prevent vascular events in men and women with elevated C-reactive protein. N Engl J Med 2008 Nov 9; 359: 2195–2207.

479. Anderson TJ, et al. Effect of chelation therapy on endothelial function in patients with coronary artery disease: PATCH substudy. J Am Coll Cardiol Feb 5, 2003; 41(3): 420–425.

480. Villarruz MV, et al. Chelation therapy for atherosclerotic cardiovascular disease. Cochrane Database Syst Rev 2002; (4): CD002785.

481. Atwood KC, et al. Why the NIH trial to assess chelation therapy (TACT) should be abandoned. Medscape J Med May 13, 2008; 10(5): 115.

482. Ford D, et al. Genetic heterogeneity and penetrance analysis of the BRCA1 and BRCA2 genes in breast–cancer families. Am J Hum Genet 1998; 62(3): 676–689.

483. www.cdc.gov/tobacco/sgr/sgr_2004/Factsheets/2.htm.Accessed March 27, 2005.

484. Godtfredsen NS, et al. Effect of smoking reduction on lung cancer risk. JAMA 2005; 294: 1505–1510.

485. http://progressreport.cancer.gov/doc. Accessed March 27, 2005.

486. Bernstein L, et al. Lifetime recreational exercise activity and breast cancer risk among black women and white women. J Natl Cancer Inst. November 2005; 97(22): 1671–1679.

487. McTiernan A. Breast cancer: Can anything help prevent it? April 1, 2006. www.consultantlive.com.

488. Callee EE, et al. Overweight, obesity and mortality from cancer in a prospectively studied cohort of US adults. N Eng J Med Apr 24, 2003; 348(17): 1625–1638.

489. Huang Z, et al. Nurses health study. JAMA; 278: 1407–1411.

490. Eliassen AH, et al. Adult weight change and risk of postmenopausal breast cancer. JAMA 2006; 296: 193–201.

491. McCann J. Obesity, cancer links prompt new recommendations. J of the Natl Cancer Inst 2001; 93(12): 901–902.

492. Family Practice News, Aug 1, 2000; 8.

493. Reiche EM, et al. Stress, depression, the immune system, and cancer. Lancet Oncol 2004; 5(10): 617–625.

494. Kruk J, et al. Psychological stress and the risk of breast cancer: A case–control study. Cancer Detect Prev 2004; 28(6): 399–408.

495. Giovannuci E, et al. The role of fats, fatty acids, and total energy intake in the etiology of human colon cancer. Am J Clin Nutr 1997; 66: 1564S–1571S.

496. Campos FG, et al. Diet and colorectal cancer: Current evidence for etiology and prevention. Nutr Hosp 2005; 20(1): 18–25.

497. Gonzalez CA, et al. Meat intake and risk of stomach and esophageal adenocarcinoma within the European Prospective Investigation into Cancer and Nutrition (EPIC). J Natl Cancer Inst. March 1, 2006; 98(5): 345–354.

498. Cho E, et al. Red meat intake and risk of breast cancer among premenopausal women. Arch Int Med 2006 Nov; 166: 2253–2259.

499. Nothlings U, et al. Meat and fat intake as risk factors for pancreatic cancer: The Multiethnic Cohort Study. J Natl Cancer Inst. Oct 5, 2005; 97(19): 1458–1465.

500. Norat T, et al. Meat, fish, and colorectal cancer risk: The European Perspective into Cancer and Nutrition (EPIC). J Natl Cancer Inst. June 15, 2005; 97(12): 906–916.

501. http://progressreport.cancer.gov/doc. Accessed March 27, 2005.

502. www.hsph.harvard.edu/nutritionsource/fats.html.Accessed March 27, 2005.

503. Prentice RL, et al. Low–fat dietary pattern and risk of invasive breast cancer. (WHI) JAMA 2006; 295: 629–642.

504. Beresford SA, et al. Low–fat dietary pattern and risk of colorectal cancer. JAMA 2006; 295: 643–654.

505. Kim MK, et al. Dietary patterns and subsequent colorectal cancer risk by subsite: A prospective cohort study. Int J Cancer Jul 10, 2005; 115(5): 790–798.

506. Dansinger ML, et al. Comparison of the Atkins, Ornish, Weight Watchers, and Zone diets for weight loss and heart disease risk reduction. JAMA 2005; 293: 43–53.

507. Lock K, et al. The global burden of disease attributable to low consumption of fruit and vegetables: Implications for the global strategy on diet. Bull world health Organ 2005; 83(2): 100–108.

508. http://progressreport.cancer.gov/doc. Accessed March 27, 2005.

509. Ludwig D. Dietary glycemic index and obesity. J Nutr 2000; 130: 280S–283S.

510. Franceschi S, et al. Dietary glycemic load and colorectal cancer risk. Ann Oncol 2001; 12: 173–178.

511. Augustin LS. Dietary glycemic index and glycemic load in breast cancer risk: A case control study. Ann Oncol Nov 2001; 12(11): 1533–1538.

512. Augustin LS, et al. Dietary glycemic index,

glycemic load and ovarian cancer risk: A case-control study in Italy. Ann Oncol Jan 2003; 14(1): 78-84.

513. Augustin LS, et al. Glycemic index, glycemic load and risk of gastric cancer. Ann Oncol Apr 2004; 15(4): 581-584.

514. Schabath MB, et al. Dietary phytoestrogens and lung cancer risk. JAMA 2005; 294: 1493-1504.

515. Tucker KL, et al. The combination of high fruit and vegetable and low as saturated fat intakes is more protective against mortality in aging men than is either alone: The Baltimore Longitudinal Study of Aging. J Nutr 2005; 135(3): 556-561.

516. Rissanen TH, et al. Low intake of fruits, berries and vegetables is associated with excess mortality in men: The Kuopio Ischemic Heart Disease Risk Factor (KIHD) study. J Nutr 2003 133(1); 199-204.

517. Pelicchi C, et al. Dietary intake of selected micronutrients and gastric cancer risk: An Italian case-control study. Ann Oncol Jul 31, 2008 [Epub ahead of print].

518. http://progressreport.cancer.gov/doc.

519. Van Den Brandt PA, et al. Salt intake, cured meat consumption, refrigerator use and stomach cancer incidence: A prospective cohort study (Netherlands). Cancer Causes Control 2003; 14(5): 427-438.

520. Kim MK, et al. Dietary patterns and subsequent colorectal cancer risk by subsite: A prospective cohort study. Int J Cancer Jul 10, 2005; 115(5): 790-798.

521. Tufts University Health and Nutrition Letter. Sept 2005; 23(7): 2.

522. Boffetta P. Epidemiology of environmental and occupational cancer. Oncogene 2004; 23(38): 6392-6403.

523. Darby S, et al. Radon in homes and risk of lung cancer: Collaborative analysis of individual data from 13 European case-control studies. BMJ 2005; 330(7485): 223.

524. Navarro A, et al. Meat cooking habits and risk of colorectal cancer in Cordoba, Argentina. Nutrition 2004; 20(10): 873-877.

525. Stolzenberg-Solomon RZ, et al. Meat and meat mutagen intake and pancreatic cancer risk in the NIH-AARP cohort. Cancer Epidemiol Biomarkers Prev Dec 2007; 16(12): 2264.

526. Martinez ME, et al. Meat intake, preparation methods, mutagens, and colorectal adenomas recurrence. Carcinogenesis Sep 2007; 28(9): 2019-2027.

527. Harris RE. Cyclooxygenase-2 (COX-2) and inflammogenesis of cancer. Subcell Biochem 2007; 42: 93-126.

528. http://progressreport.cancer.gov/doc. Accessed March 27, 2005.

529. Gallagher RP, et al. Tanning beds, sunlamps, and the risk of cutaneous melanoma. Cancer Epidemiol Biomarkers Prev. Mar 2005; 14(3): 562-566.

530. Saladi RN, et al. The causes of skin cancer: a comprehensive review. Drugs Today 2005; 41(1): 37-53.

531. Yu T, et al. The role of viral integration in the development of cervical cancer. Cancer Genet Cytogenet 2005; 158(1): 27-34.

532. Davila JA, et al. Hepatitis C infection and the increasing incidence of hepatocellular carcinoma: A population base study. Gastroenterology 2004; 127(5): 1372-1380.

533. Garland CF, et al. Serum 25-hydroxyvitamin D and colon cancer: Eight-year prospective study. Lancet 1989; 18: 1176-1178.

534. Hanchette CL, et al. Geographic patterns of prostate cancer mortality: Evidence for a protective effect of ultraviolet radiation. Cancer 1992; 70: 2861-2869.

535. Krishnan AV, et al. Calcitrol as a chemopreventive and therapeutic agent in prostate cancer: Role of anti-inflammatory activity. J Bone Miner Res Dec 2007; 22 Suppl 2: v74-80.

536. Grant WB. An ecologic study of the role of solar UVB radiation in reducing the risk of cancer using cancer mortality data, dietary supply data and latitude for European countries. In: MF Holick, ed. Biologic Effects of Light, 2001. Boston: Kluwer Academic Publishing, 2002: 267-276.

537. Garland CF, et al. Evidence of need for increased Vitamin D fortification of food based on pooled analysis of studies of serum 25-hydroxyvitamin D and breast cancer. Proc Amer Assoc Cancer Res 2006; 47.

538. Ingraham BA, et al. Molecular basis of the potential of vitamin D to prevent cancer. Curr Med Res Opin Jan 2008; 24(1): 139-149.

539. Grant WB. An estimate of premature cancer

mortality in the US due to inadequate doses of solar ultraviolet−B radiation. Cancer. 2002; 94: 1867−1875.

540. Giovannucci E, et al. Prospective study of predictors of Vitamin D status and cancer incidence and mortality in men. J Natl Cancer Inst. April 5, 2006; 98(7): 451−459.

541. Erlinger TP, et al. C−reactive protein and the risk of incident colorectal cancer. JAMA 2004; 291(5): 585−590.

542. Khuder SA, et al. Nonsteroidal anti−inflammatory drug use and lung cancer: A meta−analysis. Chest 2005; 127(3): 748−754.

543. Nelson WG, et al. The role of inflammation in the pathogenesis of prostate cancer. J Urol 2004; 172(5 Pt 2): S6−11; discussion S11−2.

544. Pitt HA. Hepato−pancreato−biliary fat: The good, the bad and the ugly. HPB (Oxford) 2007; 9(2): 92−97.

545. Itxkowitz SH, et al. Inflammation and cancer IV. Colorectal cancer in inflammatory bowel disease: The role of inflammation. AmJ Physiol Gastrointest Liver Physiol 2004; 287: G7−17.

546. Catassi C, et al. Association of celiac disease and intestinal lymphomas and other cancers. Gastroenterology 2005; 128 (Suppl): 79−86.

547. Nardone G, et al. Review article: Helicobacter pylori and molecular events in precancerous gastric lesions. Aliment Pharmacol Ther 2004; 20: 261−270.

548. Ernst PB, et al. The translation of Helicobacter pylori basic research to patient care. Gastroenterology 2006; 130: 188−206: quiz 212−183.

549. Sinicrope FA. Targeting cyclooxygenase−2 for prevention and therapy of colorectal cancer. Mol Carcinog 2006; 45: 447−454.

550. Hall MN, et al. A 22−year prospective study of fish, n−3 fatty acid intake, and colorectal cancer risk in men. Cancer Epidemiol Biomarkers Prev May 2008; 17(5): 1136−1143.

551. Edwards IJ, et al. Omega−3 fatty acids and PPAR gamma in cancer. PPAR Res 2008; 2008: 358052.

552. Li Q, et al. Inflammation−associated cancer NFkappaB is the lynchpin. Trends Immunol 2005; 26(6): 318.

553. Bugianesi E. Review article: Steatosis, the metabolic syndrome and cancer. Ailment

Pharmacol Ther Nov 2005; 22 Suppl 2: 40−43.

554. Wei EK, et al. Low plasma adiponectin levels and risk of colorectal cancer in men: A prospective study. J Natl Cancer Inst Nov 16, 2005; 97(22): 1688−1694.

555. Elwing JE, et al. Type 2 diabetes mellitus: The impact on colorectal cancer adenoma risk in women. Am J Gastroenterol Jun 22, 2006.

556. Bugianesi E. Review article: Steatosis, the metabolic syndrome and cancer. Aliment Pharmacol Ther Nov 2005; 22 Suppl 2: 40−3.

557. World Health Organization. The Asian Pacific Perspective: Redefining Obesity and Its Treatment. Health Communications Australia Pty Ltd, February 2000.

558. WHO Expert Committee on Physical Status: The Uses and Interpretation of Anthropometry. Physical Status: The use and interpretation of anthropometry: Report of a WHO Expert Committee. Geneva, Switzerland: World Health Organization; 1995. World Health Organization Technical Health Status 854.

559. Bray GA, et al. Definitions and proposed current classification of obesity. In Bray GA, Blanchard C, James WPT, eds. Handbook of Obesity. New York, NY: Marcel Dekker Inc; 1997: 31−40.

560. National Heart, Lung, and Blood Institute. Clinical Guidelines on the Identification, Evaluation, and Treatment of Overweight and Obesity in Adults: The Evidence Report. Bethesda, MD: National Institute of Health; 1998. NIH Publication 98−408. Available at www.nhlbi.nih.gov/guidelines/obesity/ob−gdlns.pdf. Accessed November 2001.

561. Calle EE, et al. Body−mass index and mortality and a prospective cohort of US adults. N Engl J of Med 1999; 341: 1097−1105.

562. Deitz WH, et al. Introduction: The use of body mass index to assess obesity in children. Am J Clin Nutr 1999; 70: 123S−125S.

563. Barlow SE, et al. Obesity evaluation and treatment: Expert Committee Recommendations. Pediatrics 1998; 102: e29.

564. Ruderman N, et al. The metabolically obese, normal weight individual revisited. Am J Clin Nutr 1998; 34: 1617−1621.

565. Caro JF. Insulin resistance in obese and nonobese man. J Clin Endocrinol Metab 1991; 73: 690−695.

566. Lapidis L, et al. Distribution of adipose tissue and

risk of cardiovascular disease and death: A 12-year follow-up of participants in the population study of women of Gothenberg, Sweden. BMJ 1984; 289: 1257-1261.

567. Selvin E, et al. The effect of weight loss on C-reactive protein: A systemic review. Arch Intern Med 2007; 167: 31-39.

568. Pradham A. Obesity, metabolic syndrome, and type 2 diabetes: Inflammatory basis of glucose metabolic disorders. Nutr Rev Dec 2007 (11); 65(12): S152-S156.

569. Winter JC, et al. Adiponectin in childhood and adolescent obesity and its association with inflammatory markers and components of the metabolic syndrome. J Clin Endocrinol Metab Nov 2006; 91(11): 4415-4423.

570. Hung J, et al. Circulating adiponectin levels associate with inflammatory markers, insulin resistance and metabolic syndrome independent of obesity. Int J Obes (Lond) 2008 May; 32(5): 772-779.

571. Saltevo J, et al. Levels of adiponectin, C-reactive protein and interleukin-l receptor antagonist are associated with insulin sensitivity: A population-based study. Diab Metab Rev Jul-Aug 2008; 24(5): 378-383.

572. Bahceci M, et al. The correlation between adiposity and adiponectin, tumor necrosis factor alpha, interleukin-6 and high sensitive C-reactive protein levels. Is adipocyte size associated with inflammation in adults? J Endocrinol Invest Mar 2007; 30(3): 210-214.

573. NHLBI Obesity Education Initiative Expert Panel on the Identification, Evaluation and Treatment of Overweight and Obesity in Adults. Clinical guidelines on the identification, evaluation and treatment of overweight and obesity in adults-the evidence report. Obes Res 1998, 6 (Suppl 2): 51S-209S.

574. World Health Organization. Obesity: Preventing and Managing the Global Epidemic. Report of a WHO Consultation. Geneva: World Health Organization. WHO Technical Report Series 894; 2000.

575. USA Today, Oct 30, 2000.

576. National Center for Health Statistics. Prevalence of overweight and obesity among adults: United States, 1999 (initial results from the 1999 National Health and Nutrition Survey), Hyattsville, MD: Center for Disease Control; 2000. Available at www.cdc.gov/nchs/products/pubs/pubd/hestats/obese/obse99.htm.

577. www.cpc.unc.edu/projects/china

578. Science, February 7, 2003.

579. Freedman DS, et al. Trends and correlates of class 3 obesity in the United States from 1990 through 2000. JAMA 2002; 288: 1758-1761.

580. Mokdad AH, et al. The continuing epidemic of obesity and diabetes in the United States. JAMA 2001; 286: 1195-1200.

581. McTigue KM, et al. The natural history of the development of obesity in a cohort of young U.S. adults between 1981 and 1998. Ann Intern Med 2002; 136(12): 857-864.

582. Ogden CL, et al. Prevalence of overweight and obesity in the United States, 1999-2004. JAMA 2006; 295: 1549-1555.

583. WHO Expert Committee. Physical Status: The use and interpretation of anthropometry. World health organization Tech Rep Series. 1995; 854.

584. World Health Organization. Obesity epidemic puts millions at risk from related diseases. [Press release WHO/46, June 12, 1997]. Available at www.who.int/archives/inf-pr-1997/en/pr97-46.html.

585. US Department of Health and Human Services, Centers for Disease Control and Prevention, Office of Communications. Obesity epidemic increases dramatically in the United States: CDC director calls for national prevention effort. October 26, 1999. Available at:www.cdc.gov/ad/ac/media/pressrel/ r991026.htm.

586. www.worldwatch.org/press/news/2000/03/04.

587. Rowland ML. Self-reported weight and height. Am J Clin Nutr 1990; 52: 1125-1133.

588. Palta M, et al. Comparison of self-reported and measured height and weight. Am J Epidemiol 1982; 115: 223-230.

589. Aday LA. Designing and Conducting Health Surveys: A Comprehensive Guide. San Francisco, CA. Jossey-Bass Publishers; 1989: 79-80.

590. Tufts University Health and Nutrition Letter. Sept 8; 26(1): 3.

591. Guo SS, et al. BMI during childhood, adolescence and young adulthood in relation to adult overweight and adiposity: The Fels Longitudinal Study. Int J Obes Relat Mmetab Disord 2000; 24: 162835.

592. Must A, et al. Long−term morbidity and mortality of overweight adolescents. A follow−up of the Harvard Growth Study of 1922 to 1935. N Engl J Med 1992; 327: 1350−1355.

593. Guo SS, et al. Predicting overweight and obesity in adulthood from body mass index values in childhood and adolescence. Am J Clin Nutr 2002; 76: 653−658.

594. Magarey AM, et al. Predicting obesity in early adulthood from childhood and parental obesity. Int J Obesity 2003; 27: 505−513.

595. National Center for Health Statistics. Prevalence of overweight among children and adolescents: United States, 1999. www.cdc.gov/nchs/proucts/pubs/pubd/hestats/overweight99.htm.

596. Wang Y, et al. Trends of obesity and underweight in older children and adolescents in the United States, Brazil, China and Russia. Am J Clin Nutr 2002; 75: 971−977.

597. Chinn S, et al. Prevalence and trends in overweight and obesity in three cross−sectional studies of British children, 1974 to 1994. BMJ 2001; 322: 24−26.

598. Ibid.

599. Wang Y, et al. Trends of obesity and underweight in older children and adolescents in the United States, Brazil, China and Russia. Am J Clin Nutr 2002; 75: 971−977.

600. Marata M. Secular trends in growth and changes in eating patterns of Japanese children. Am J Clin Nutr 2000; 72 (Suppl): 1397S−1383S.

601. DeOnis M, et al. Prevalence and trends of overweight among preschool children in developing countries. A J Clin Nutr 2000; 72: 1032−1039.

602. Magarey AM, et al. Prevalence of overweight and obesity in Australian children and adolescents: Reassessment of 1985 and 1995 data against new standard international definitions. Med J Aust 2001; 174: 561−564.

603. DeOnis M, et al. Prevalence and trends of overweight among preschool children in developing countries. A J Clin Nutr 2000; 72: 1032−1039.

604. Wang Y, et al. Trends of obesity and underweight in older children and adolescents in the United Sates, Brazil, China and Russia. Am J Clin Nutr 2002; 75: 971−977.

605. DeOnis M, et al. Prevalence and trends of overweight among preschool children in developing countries. A J Clin Nutr 2000; 72: 1032−1039.

606. Bundred P, et al. Prevalence of overweight and obese children between 1989 and 1998: Population based series of cross−sectional studies. BMJ 2001; 322: 1−4.

607. Strauss RS, et al. Epidemic increase in childhood overweight, 1986−1998. JAMA 2001; 286: 2845−2848.

608. James WPT, et al. Socioeconomic determinants of health: The contribution of nutrition to inequalities of health. BMJ 1997; 314: 1545−1549.

609. Ogden CL, et al. High body mass index for age among US children and adolescents, 2003−2006. JAMA 2008; 299(20): 2401−2405.

610. Daniels SR, et al. Lipid screening and cardiovascular health in childhood. Pediatrics July 2008; 122(1): 198−208.

611. Gordon−Larsen P,et al. Determines of adolescent physical activity and inactivity patterns. Pediatrics 2000; 105: e83.

612. Doak C, et al. The underweight/overweight household: An exploration of household sociodemographic and dietary factors in China. Public Health Nutr 2002; 5: 215−221.

613. Popkin BM. An overview on the nutrition transition and its health implications: The Bellagio meeting. Public Health Nutr 2002; 5 (Suppl): 93−103.

614. Eckel RH, et al. American Heart Association call to action: Obesity as a major risk factor for coronary heart disease. Circulation 1998; 97: 99−100.

615. Donahue M, et al. Obesity and cardiovascular disease. Am Heart Journal 2001; 142(6): 1088−1090.

616. www.ConsumerFreedom.com

617. Allison D, et al. Annual deaths attributable to obesity in United States. JAMA 1999; 282: 1530−1538.

618. Surgeon General's Call to Action to Prevent and Decrease Overweight and Obesity, 2001.

619. World Health Organization. Obesity epidemic puts millions at risk from related diseases. Press release. WHO/46; June 12, 1997.

620. Institute of Medicine. Weighing the options: Criteria for evaluating the weight management programs. Washington DC: National Academy Press, 1995.

621. American Heart Association. Press Release: 10 AM ET, June 1, 1998. Available at www.americanheartorg/ Whats_News/AHA_News_Releases/obesity.html.

622. Van Italle T. *Obesity and Therapy*, 2nd ed. Stunkard AJ and Wadden TA, eds. New York, NY: Raven Press, 1993.

623. Calle EE, et al. Body mass index and mortality in a prospective cohort of US adults. N Engl J Med 1999; 341: 1097–1105.

624. Folsom AK, et al. Association of general and abdominal obesity with multiple health outcomes in older women: The Iowa Women's Health Study Arch Int Med 2000; 160: 2117–2128.

625. Calle EE, et al. Body mass index and mortality in a prospective cohort of US adults. N Engl J Med 1999; 341: 1097–1105.

626. Gu D, et al. Body weight and mortality among men and women in China. JAMA 2006; 295: 776–783.

627. Manson JE, et al. Body weight and mortality among women. N Engl J Med 1995; 333: 677–685.

628. Rimm EB, et al. Body size and fat distribution as predictors of coronary heart disease among middle–aged and older US men. Am J Epidemiol 1995; 141: 1117–1127.

629. Al Suwaidi J, et al. Association between obesity and coronary atherosclerosis and vascular remodeling. Am J of Cardiol 2001; 88: 1300–1303.

630. Wei M, et al. Relationship between low cardiorespiratory fitness and mortality in normal weight, overweight and obese men. JAMA 1999; 282(16): 1547–1553.

631. Al Suwaida J, et al. Obesity is an independent predictor of coronary endothelial function in patients with normal or mildly diseased coronary arteries. J Am Coll Cardiol 2001; 37: 1523–1528.

632. Kenchaiah S, et al. Obesity and the risk of heart failure. N Engl J Med 2002; 347: 305–313.

633. Lauer MS, et al. The impact of obesity on left ventricular mass and geometry: The Framingham heart study. JAMA 1991; 266: 231–236.

634. Iacobellis G, et al. Influence of excess fat on cardiac morphology and function: Study in uncomplicated obesity. Obes Res 2002; 10: 767–773.

635. Wang TJ, et al. Obesity and the risk of new–onset atrial fibrillation. JAMA 2004; 292(20): 2471–2477.

636. Stamler R, et al. Weight and blood pressure. Findings in hypertension screening of one million Americans. JAMA 1978; 240: 1607–1610.

637. Thompson D, et al. Lifetime health and economic consequences of obesity. Arch Int Med 1999; 159: 2177–2183.

638. Resnick H, et al. Relation of weight gain and weight loss on subsequent diabetes risk in overweight adults. J Epidemiol Community health 2000; 54: 596–602.

639. Ford ES, et al. Weight change and diabetes incidence: Findings from a national cohort. Am J Epidemiol. 1997; 146: 214–222.

640. Jung RT. Obesity is a disease. Br Med Bull 1997; 53: 307–321.

641. National Institute of Health. Clinical guidelines on the identification, evaluation and treatment of overweight and obesity and adults: The evidence report. Bethesda, MD: National Heart, Lung and Blood Institute and National Institute of Diabetes and Digestive and Kidney Diseases 1998.

642. Henegar JR, et al. functional and structural changes in the kidney in the early stages of obesity. J Am Soc Nephrol 2001; 12: 1211–1217.

643. Kambham N, et al. Obesity–related glomerulopathy: An emerging epidemic. Kidney Int. 2001; 59: 1498–1509.

644. Davi G, et al. Platelet activation in obese women. JAMA 2002; 288: 2008–2014.

645. Ibid.

646. Yudkin JS, et al. C–reactive protein in healthy subjects: Associations with obesity, insulin resistance and endothelial dysfunction. Arterioscler Thromb Vasc Biol 1999; 19: 972–978.

647. Visser M, et al. Elevated C–reactive protein levels in overweight and obese adults. JAMA 1999; 282: 2131–2135.

648. Strong JP, et al. Prevalence and extent of atherosclerosis in adolescents and young adults: Implications for prevention from the Pathobiological Determinants of Atherosclerosis in Youth Study. Circ 2000; 102: 374–379.

649. Sorof M, et al. Isolated systolic hypertension,

obesity and hyperkinetic hemodynamic states in children. J Pediatr 2002; 140: 660–666.

650. Chu NF, et al. Clustering of cardiovascular disease risk factors among obese schoolchildren: The Taipei Children's Heart Study. Am J Clin Nutr 1998; 67: 1141–1146.

651. Uwaifo GI, et al. Impaired glucose tolerance in obese children and adolescents. N Eng J Med 2002; 347: 290–292.

652. USA Today, June 18, 2001.

653. Schwimmer JB, et al. Health–related quality of life of severely obese children and adolescents. JAMA 2003; 289(14): 1813–1819.

654. Kaplowitz PB, et al. Earlier onset of puberty in girls: Relation to increased body mass index and race. Pediatrics 2001; 108: 347–353.

655. De la Eva RC, et al. Metabolic correlates with obstructive sleep apnea in obese subjects. J Pediatr 2002; 140: 654–659.

656. Russel DL, et al. The relation between skeletal maturation and adiposity in African American and Caucasian children. J Pediatr 2001; 139: 844–848.

657. Callee EE, et al. Overweight, obesity and mortality from cancer in a prospectively studied cohort of US adults. N Engl J Med Apr 24, 2003; 348(17): 1625–1638.

658. Huang Z, et al. Nurse's Health Study JAMA 1997; 278: 1407–1411.

659. Pan SY, et al. Association of obesity and cancer risk in Canada. Am J Epidemiol. 2004; 159(3): 259–268.

660. McCann J. Obesity, cancer links new recommendations. J of the Natl Cancer Inst 2001; 93(12): 901.

661. Family Practice News, Aug. 1, 2000: 8.

662. Must A, et al. The disease burden associated with overweight and obesity. JAMA 1999, 282: 1523–1529.

663. Ibid.

664. Family Practice News, Aug. 15, 2001: 13.

665. Bacon CG, et al. Sexual function in men older than 50 years of age: Results from the health professionals follow–up study. Ann Intern Med 2003; 139(3): 161–168.

666. Oster G, et al. The clinical and economic burden of obesity in a managed–care setting. Am J Manag Care 2000; 6: 681–689.

667. Thompson D, et al. Lifetime health and economic consequences of obesity. Arch Int Med 1999; 159: 2177–2183.

668. Thompson D, et al. Lifetime health and economic consequences of obesity. Arch Intern Med 1999; 159: 2177–2183.

669. Zhao W, et al. Economic burden of obesity–related chronic diseases in Mainland China. Obes Rev Mar 2008; 9 Suppl 1: 62–67.

670. Kennedy ET, et al. Popular diets: Correlation to health, nutrition and obesity. J Am Diet Assoc 2001; 101: 411–420.

671. www.mypyramid.gov/professionals/index.html.

672. Kennedy ET, et al. Popular diets: Correlation to health, nutrition and obesity. J Am Diet Assoc 2001; 101: 411–420.

673. Dansinger ML, et al. Comparison of the Adkins, Ornish, Weight Watchers, and Zone diets for weight loss and heart disease risk reduction. 2005; 293: 43–53.

674. Kaplan JP, et al. Caloric imbalance and public health policy. JAMA 1999, 282:1579–1581.

675. United States Department of Health and Human services. Physical activity and health: A report of the Surgeon General. Document No. S/N 017–023–00196–5. Atlanta, Georgia: US Department of Health and Human Services. Center for Disease Control and Prevention, National Center for Chronic Disease Prevention and health promotion, 1996.

676. Klem M, et al. A descriptive study of individuals successful at long–term maintenance of substantial weight–loss. Am J Clin Nutr 1997; 66: 239–246.

677. Kennedy, ET, et al. Popular diets: Correlation to health, nutrition and Obesity. J Am Diet Assoc. 2001; 101: 411–420.

678. Nielsen Report on Television. New York, NY: Nielsen Media Research; 1998.

679. Hu, FB, et al. Television watching and other sedentary behaviors in relation to the risk of obesity and type 2 diabetes mellitus in women. JAMA 2003; 289(14): 1785–1791.

680. Tucker LA, et al. Television viewing and obesity in adult males. Am J Public Health 1989; 79: 516–518.

681. Tucker LA, et al. Television viewing and obesity in adult females. Am J Public Health 1991; 81: 908–911.

682. Ching PLYH, et al. Activity level and risk of overweight in male health professionals. Am J Public Health 1996; 86: 25–30.

683. Gortmaker S, et al. Television viewing as a cause of increasing obesity among children in the United States, 1986–1990. Arch Pediatr Adolesc Med 1996; 150: 356–362.

684. Anderson RE, et al. Relationship of physical activity and television watching with body weight and level of fitness among children. JAMA 1998; 279: 938–942.

685. Hernandez B, et al. Association of obesity with physical activity, television programs and other forms of video viewing among children in Mexico City. Int J Obesity 1999; 23: 845–854.

686. Ainsworth BE, et al. Compendium of physical activities. Med Sci Sports Exerc 1993; 25: 71–80.

687. Hu FB, et al. Television watching and other sedentary behaviors in relation to the risk of obesity and type 2 diabetes mellitus in women. JAMA 2003; 289(14): 1785–1791.

688. Ching PLYH, et al. Activity level and risk of overweight in male health professionals. Am J Public Health 1996; 86: 25–30.

689. Hu FB, et al. Television watching and other sedentary behaviors in relation to the risk of obesity and type 2 diabetes mellitus in women. JAMA 2003; 289(14): 1785–1791.

690. Falciglia GA, et al. Television commercials and eating behavior of obese and normal-weight women. J Nutr Educ 1980; 12: 196–199.

691. Wiecha JL, et al. The hidden and potent effects of television advertising. Arch Pediatr Adolesc Med 2006 160: 436–442.

692. Kotz K, et al. Food advertisements during children's Saturday morning television programming: Are they consistent with dietary recommendations? J Am Diet Assoc 1994; 94: 1296–1300.

693. Lewis MK, et al. Food advertising on British children's television: A content analysis and experimental study with nine-year-olds. Int J Obesity 1998; 22: 206–214.

694. Coon KA, et al. Relationships between use of television during meals and children's food consumption patterns. Pediatrics 2001; 107: e7.

695. Eremis S, et al. Is obesity a risk factor for psychopathology among adolescents? Pediatr Int. 2004 46(3): 296–301.

696. Hu FB, et al. Dietary fat intake and the risk of coronary heart disease in women. N Eng J Med 1997; 337: 1491–1499.

697. Salmeron J, et al. Dietary fat intake and risk of type 2 diabetes in women. Am J Clin Nutr 2001; 73: 1019–1026.

698. Ludwig DS. The glycemic index: Physiological mechanisms relating to obesity, diabetes, and cardiovascular disease. JAMA 202; 287: 2414–2423.

699. Ludwig DS, et al. High glycemic index foods, overeating and obesity Pediatrics 1999 103: e26.

700. Liu S, et al. A prospective study of dietary glycemic load, carbohydrate intake and risk of coronary heart disease in women. Am J Clin Nutr 2000 71: 1455–1461.

701. Salmeron J, et al. Dietary fiber, glycemic load, and risk of the non-insulin dependent diabetes mellitus in women. JAMA 1997; 277: 472–477.

702. Barclay AW, et al. Glycemic index, glycemic load and chronic disease risk – A meta-analysis of observational studies. Am J Clin Nutr 2008; Mar 87(3): 627–637.

703. Dickinson S, et al. High glycemic index carbohydrates increase nuclear factor-kappa B activation in mononuclear cells of lean healthy subjects. Am J Clin Nutr May 2008; 87(5): 1188–1193.

704. Bray GA, Bray CA. An Atlas of Obesity and Weight Control. Boca Raton, FL: Parthenon Publishing, 2003.

705. UC Berkeley Wellness Letter, Aug 2008; 24(1): 1.

706. Rayssinguier Y, et al. High fructose consumption combined with low dietary magnesium intake may increase the incidence of the metabolic syndrome by inducing inflammation. Magnes Res Dec 2006; 19(4): 237–243.

707. New findings bitter, sweet for fructose fans. Tufts University Health and Nutrition Letter Sept 2007; 25(7): 1.

708. Putnam JJ, Allshouse JE. Food consumption, prices, and expenditures, 1970–1997. Washington, D.C.: Food and Consumers Economics Division, Economic Research Service, US Department of

Agriculture, 1999.

709. Borrud L, et al. What we eat: USDA surveys food consumption changes. Commun Nutr Inst 1997; 27: 4–5.

710. Harnack L, et al. Soft drink consumption among US children and adolescents: Nutritional consequences. J Am Diet Assoc 1999; 99: 436–441.

711. Guthrie JF, et al. Food sources of added sweeteners in the diets of Americans. J Am Diet Assoc 2000; 100: 43–51.

712. Bowman SA. Diets of individuals based on energy intakes from added sugars. Fam Econ Nutr Rev 1999; 12: 31–38.

713. Lutsey PL, et al. Dietary intake and the development of the metabolic syndrome: The Atherosclerosis Risk in Communities Study. Circulation Feb 12, 2008; 117(6): 754–761.

714. Dhingra R, et al. Soft drink consumption and risk of developing cardiometabolic risk factors and the metabolic syndrome in middle–aged adults in the community. Circulation 2007; 116: 480–488.

715. Lawton CL, et al. A medium–term intervention study on the impact of high– and low–fat snacks varying in sweeteners and fat content: Large shifts in daily fat intake, but good compensation for daily energy intake. Br J Nutr 1998; 80: 149–161.

716. Birch LL, et al. Children's food intake following drinks sweetened with sucrose or aspartame: Time course of effect. Physiol Behav 1989; 45: 387–395.

717. Anderson GH, et al. Aspartame: Effect on lunch–time food intake, appetite and hedonistic response in children. Appetite 1989; 13: 93–103.

718. Raben A, et al. Sucrose compared with artificial sweeteners: Different effects on ad libitum food intake and body weight after 10 weeks of supplementation in overweight subjects. Am J Clin Nutr 2002; 76: 721–729.

719. Blundell JE, et al. Paradoxical effects of an intense sweetener (aspartame) on appetite. Lancet 1986; 1: 1092–1093.

720. Rogers PJ, et al. Separating the actions of sweeteners and calories: Effects of saccharin and carbohydrate on hunger and food intake on human subjects. Physiol Behav 1989; 45: 1093–1099.

721. Tordoff MG, et al. Oral stimulation with aspartame increases hunger. Physiol Behav 1990; 47: 555–559.

722. Beridot–Therond ME, et al. Short–term effects of the flavor of drinks on ingestive behaviors in man. Appetite 1998; 31: 67–81.

723. Lavin JH, et al. The effects of sucrose– and aspartame–sweetened drinks on energy intake, hunger, and food choice of female, slightly restrained eaters. Int J Obes Relat Metab Disord 1997; 21: 37–42.

724. Teschemacher H. Opioid receptor ligands derived from food proteins. Curr Pharm Des 2003; 9(16), 1331–1344.

725. Kitts DD, et al. Bioactive proteins and peptides from food sources. Applications of bioprocesses used in isolation and recovery. Curr Pharm Des 2003; 9(16): 1309–1323.

726. Lin L, et al. Beta–casomorphins stimulate and enterostatin inhibits the intake of dietary fats in rats. Peptides 1998; 19(2): 325–331.

727. Schusdziarra V, et al. Effect of beta–casomorphins and analogs on insulin release in dogs. Endocrinology 1983; 112: 885–889.

728. Block G. Foods contributing to energy intake in the US: Data from NHANES III and NHANES 1999–2000. J of Food Comp and Anal 2004; 17: 439–447.

729. National Center for Health Statistics, 1994. Plan and Operation of the Third National Health and Nutrition Examination Survey, 1998–94. Vital Health Stat I (32). Hyattsville, MD: U.S. Department of Health and Human Services. DHHS Publication No. (PHS) 94–1308.

730. National Center for Health Statistics, 2002. NHANES 1999–2000 Public Data Release File Documentation. Available at: www.cdc.gov/nchs/data/nhanes/gendoc.pdf.

731. J Pediatr 2001; 138(4): 493–498.

732. USA Today, July 24, 2000. Reporting a study released that day by the Archives of Diseases in Childhood.

733. Marmonier C, et al. Snacks consumed in a non–hungry state have poor satiating efficiency: Influence of snack composition on substrate utilization and hunger. Am J Clin Nutr 2002; 76: 518–528.

734. Goris AHC, et al. Under–eating and under–recording of habitual food intake in obese men:

Selective underreporting of fat intake. Am J Clin Nutr 2000; 71: 130−134.

735. *Family Practice News*, Feb 11, 2006.

736. McNutt SW, et al. A longitudinal study of the dietary practices of black and white girls nine and 10 years old at enrollment: The NHLBI Growth and Health Study. J Adolesc Health 1997; 20: 27−37.

737. Zoumas−Morse C, et al. Children's pattern of macronutrient intake and associations with restaurant and home eating. J Am Diet Assoc 2001 101: 923−925.

738. Franklin BA. The downside of our technological revolution? An obesity conducive environment. Am J of Card 2001; 87: 1093−1095.

739. Mozaffarian D, et al. Trans fatty acids and cardiovascular disease. NEJM April 13, 2006; 354(15): 1601−1613.

740. Master−Harte LD, et al. Sucrose analgesia for minor procedures in newborn infants. Ann Phrmacother 2001; 35: 947−52.

741. Max M, et al. Tas1r3, encoding a new candidate taste receptor, is allelic to the sweet responsiveness locus, Sac. Nat Genet 2001; 28: 58−63.

742. Gangwisch JE, et al. Inadequate sleep as a risk factor for obesity: Analysis of NHANES 1. Sleep 2005; 28: 1289−1296.

743. Williamson DF, et al. Am J Epidemiol1995; 141: 1128−1141.

744. Allison DB, et al. Weight loss increases and fat loss decreases all−cause mortality rate: Results from two independent cohort studies. Int J Obes Relat Metab Disord 1999; 23: 603−611.

745. Williamson DF,et al. Intentional weight loss and mortality among overweight individuals with diabetes. Diabetes Care 2000; 23: 1499−1504.

746. Oster G, et al. Lifetime health and economic benefits of weight−loss among obese persons. Am J Public Health 1999; 89: 1536−1542.

747. Diabetes prevention Program Research Group. Reduction in the incidence of type 2 diabetes with lifestyle intervention or metformin. N Engl J Med 2002; 346: 393−403.

748. Esposito K, et al. Effects of weight−loss and lifestyle changes on vascular inflammatory markers in obese women. JAMA 2003; 289: 1799−1804.

749. Davi G, et al. Platelet activation in obese women. JAMA 2002; 288: 208−2014.

750. Lean MEJ, et al. Obesity, weight loss and prognosis in type II diabetes. Diabetes Med 1990; 7(3): 228−233.

751. American Gastroenterology Association medical position statement on obesity. Gastroenterology 2002; 123: 879−881.

752. Mikhail N, et al. Obesity and hypertension. Progress in Cardiovascular Diseases. 1999; 42(1): 39−58.

753. www.who.int/topics/diabetes_mellitus/en. Accessed Jan 22, 2008.

754. www.who.int/mediacentre/factsheets/fs312/cn / index.html. Accessed Jan 19, 2008.

755. www.who.int/diabetes/actionnow/en/map diabprev.pdf. Accessed Jan 19, 2008.

756. www.who.int/diabetes/facts/world_figures/en/ index5.html.

757. Saydah SH, et al. Poor control of risk factors for vascular disease among adults with previously undiagnosed diabetes. JAMA 2004; 291: 335−342.

758. Rosenbloom AL, et al. Emerging epidemic of type 2 diabetes in youth. Diabetes Care Feb 1999; 22(2): 345−354.

759. Diabetes and Obesity: Time to Act. International Diabetes Federation−International Association for the Study of Obesity 2004.

760. ADA Economic costs of diabetes in the US in 2002. Diabetes Care 2003; 26: 917−932.

761. Tuomilehto J, et al. Prevention of type 2 diabetes mellitus by changes in lifestyle among subjects with impaired glucose tolerance. NEJM 2001; 344(18): 1343−1350.

762. Reaven G. Banting Lecture 1988. Role of insulin resistance in human disease. Diabetes 1988; 37: 1595−1607.

763. Avogaro P, et al. Acta Diabetol Lat 1967; 4: 36−41; Haller H. Epidemiology and associated risk factors of hyperlipoproteinemia. Z Gesante Inn Med 1977; 32: 124−128.

764. DOC News. New ADA initiative moves beyond metabolic syndrome. www.diabetes.org/ docnews. Accessed July 2006.

765. Ibid.

766. Meigs JB, et al. Risk variable clustering in the

insulin resistance syndrome. The Framingham Offspring Study Diabetes 1997; 46: 1594–1600.

767. Hanley AJ, et al. Factor analysis of metabolic syndrome using directly measured insulin sensitivity: The insulin Resistance Athersclerosis Study Diabetes 2002; 51: 2642–2647.

768. Laukkanen JA, et al. Metabolic syndrome and the risk of prostate cancer in Finnish men: A population–based study. Cancer Epidemiol Biomarkers Prev Oct 2004; 13(10): 1646–1650.

769. Gooktas S, et al. Prostate cancer and adiponectin. Urology Jun 2005; 65(6): 1168–1172.

770. Bugianesi E. Review article: Steatosis, the metabolic syndrome and cancer. Aliment Pharmacol Ther Nov 2005; 22 Suppl 2: 40–43.

771. Soliman PT, et al. Association between adiponectin, insulin resistance and endometrial cancer. Cancer Jun 1, 2006; 106(11): 2376–2381.

772. Morita T, et al. The metabolic syndrome is associated with increased risk of colorectal adenoma development: The Self–Defense Forces health study. Asian Pac J Cancer Prev Oct–Dec 2005; 6(4): 485–459.

773. Lipscombe LL, et al. Diabetes mellitus and breast cancer: A retrospective population–based cohort study. Breast Cancer Res Treat Aug 2006; 98(3): 349–356.

774. Stolzenberg–Solomon RZ, et al. Insulin, glucose insulin resistance and pancreatic cancer in male smokers. JAMA 2005; 294: 2872–2878.

775. Expert Panel on Detection, Evaluation, and Treatment of High Blood Cholesterol in Adults. JAMA 2001; 285: 2486–2497.

776. Definition, Diagnosis and Classification of Diabetes Mellitus and Its Complications, Report of a WHO Consultation. Geneva, Switzerland: Department of Noncommunicable Disease Surveillance, World Health Organization; 1999.

777. Grundy SM, et al. Diagnosis and management of the metabolic syndrome: An American Heart Association/National Heart, Lung and Blood Institute Scientific statement. Circulation. 2005; 112: 2735–2752.

778. Alberti KG, et al. The metabolic syndrome – A new worldwide definition. Lancet 2005; 366: 1059–1062.

779. Festa A, et al. Chronic subclinical inflammation as part of the insulin resistance syndrome: The

Insulin Resistance Atherosclerosis Study. (IRAS) Circulation 2000; 102: 42–47.

780. Howard G, et al. Ability of alternative indices of insulin sensitivity to predict cardiovascular risk: Comparison with the "minimal model" Insulin Resistance Atherosclerosis Study (IRAS) Investigators Ann Epidemiol 1998; 8: 358–369.

781. Hanley AJ, et al. Homeostasis model assessment of insulin resistance in relation to the incidence of cardiovascular disease: The San Antonio Heart Studies. Diabetes Care 2002; 25: 1177–1184.

782. Hanley AJ, et al. Factor analysis of metabolic syndrome using directly measured insulin sensitivity: The Insulin Resistance Atherosclerosis Study. Diabetes 2002; 51: 2642–2647.

783. Chu JW, et al. Glycoprotein abnormalities associated with insulin resistance in healthy volunteers identified by the Vertical Auto Profile–II Methodology. Clin Chem 2003; 49(6): 1014–1017.

784. Ford ES, et al. Prevalence of the metabolic syndrome among US adults: Findings from the third National Health and Nutrition Examination Survey. JAMA 2002; 287: 356–359.

785. Dresner A, et al. Effects of free fatty acids on glucose transport and IRS–1–associated phosphatidylinositol 3–kinase activity. J Clin Invest 1999; 103: 253–259.

786. Song Y, et al. a prospective study of red meat consumption and type 2 diabetes in middle–aged and elderly women: The women's health study. Diabetes Care 2004 Sep; 27(9): 2108–2115.

787. Van Dam RM, et al. Dietary fat and meat intake in relation to risk of type 2 diabetes in men. Diabetes Care Mar 2002; 25(3): 417–424.

788. Tuomilehto J, et al. Prevention of type II diabetes mellitus by changes in lifestyle among subjects with impaired glucose tolerance. NEJM 2001; 344(18): 1343–1350.

789. Hamman RF Genetic and environmental determinants of non–insulin dependant diabetes mellitus. (NIDDM) Diabetes Metab Rev 1992; 8: 287–338.

790. Ishizaka N, et al. Association between cigarette smoking, metabolic syndrome, and carotid atherosclerosis in Japanese individuals. Atherosclerosis Aug 2005; 181(2): 381–388.

791. Yoo S, et al. Comparison of dietary intakes associated with metabolic syndrome risk factors

in young adults: The Bogalusa Heart Study. Am J Clin Nutr Oct 2004; 80(4): 841-848.

792. Kang ES, et al. Relationship of serum high sensitivity C-reactive protein to metabolic syndrome and microvascular complications in type 2 diabetes. Diab Res Clin Pract Aug 2005; 69(2): 151-159.

793. Choi HK, et al. Gout and the risk of type 2 diabetes among men with high cardiovascular profile. Rheumatology (Oxford) Aug 18, 2008 [Epub ahead of print].

794. Shoelson SE, et al. Inflammation and insulin resistance. J Clin Invest 2006; 116: 1793-1801.

795. Pradham AD, et al. C-reactive protein is independently associated with fasting insulin in nondiabetic women. Arterioscler Thromb Vasc Biol 2003; 23: 650655.

796. Festa A, et al. Chronic subclinical inflammation as part of the insulin resistance syndrome: The Insulin Resistance Atherosclerosis Study. (IRAS) Circulation 2000; 102: 42-47.

797. Festa A, et al. Elevated levels of acute-phase proteins and plasminogen activator inhibitor-1 predict the development of type 2 diabetes: The insulin resistance atherosclerosis study. Diabetes 2002; 51: 1131-1137.

798. Lutsey PL, et al. Dietary intake and the development of the metabolic syndrome: The Atherosclerosis Risk in Community Study. Circulation Feb 12, 2008; 117(6): 754-761.

799. Diamant M, et al. The association between abdominal visceral fat and carotid stiffness in mediated by circulating inflammatory markers in uncomplicated type 2 diabetes. J Clin Edocrinol Metab 2005; 90: 1495-1501.

800. Van Dam RM, et al. Dietary fat and meat intake in relation to risk of type 2 diabetes in men. Diabetes Care 2002; 25(3): 417-424.

801. Schulze MB, et al. Processed meat intake and incidence of Type 2 diabetes in younger and middle-aged women. Diabetologia 2003; 46(11): 1465-1473.

802. Song Y, et al. A prospective study of red meat consumption and type 2 diabetes in middle-aged and elderly women: The women's health study. Diabetes Care Sep 2004; 27(9): 2108-2115.

803. Van Dam RM, et al. Dietary fat and meat intake in relation to risk of type 2 diabetes in men. Diabetes Care Mar 2002; 25(3): 417-424.

804. Elliott SS, et al. Fructose, weight gain, and the insulin resistance syndrome. Am J Clin Nutr 2002; 76(5): 911-922.

805. Miller A, et al. Dietary fructose and the metabolic syndrome. Curr Opin Gastroenterol Mar 2008; 24(2): 204-209.

806. Rayssiguier Y, et al. High fructose consumption combined with low dietary magnesium intake may increase the incidence of metabolic syndrome by inducing inflammation. Magnes Res Dec 2006; 19(4): 237-243.

807. Wolever TM, et al. Long-term effect of varying the source or amount of dietary carbohydrate on postprandial plasma glucose, insulin, triacylglycerol, and free fatty acid concentrations in subjects with impaired glucose tolerance. Am J Clin Nutr 2003; 77(3): 612-621.

808. Kondo N, et al. Association of inflammatory marker and highly sensitive C-reactive protein with aerobic exercise capacity, maximum oxygen uptake and insulin resistance in healthy middle-aged volunteers. Circ J. Apr 2005; 69(4): 452-457.

809. LaMonte MJ, et al. Cardiorespiratory fitness is inversely associated with the incidence of metabolic syndrome. Circulation 2005; 112: 505-512.

810. Reaven GM. The insulin resistance syndrome: Definition and dietary approaches to treatment. Annu Rev Nutr 2005; 25: 391-406.

811. Diabetes 2005; 54: 603-608.

812. Tsiara S, et al. Influence of smoking on predictors of vascular disease. Angiology 2003; 54(5): 507-530.

813. Storlien LH, et al. Fatty acids, triglycerides and syndromes of insulin resistance. Prostaglandins Leukot Essen Fatty Acids Oct 1997; 57(4-5): 379-385.

814. Waite N, et al. The impact of fish-oil supplements on insulin sensitivity. J Hum Nutr Diet Jul 2008; 21(4): 402-403.

815. Anderson RA. Chromium in the prevention and control of diabetes. Diabetes Metab Feb 2000; 26(1): 22-27.

816. Liese AD, et al. Whole-grain intake and insulin sensitivity: The Insulin Resistance Atherosclerosis Study. Am J Clin Nutr Nov 2003; 78(5): 965-971.

817. Kang ES, et al. Relationship of serum high sensitivity C-reactive protein to metabolic

syndrome and microvascular complications in type 2 diabetes. Diab Res Clin Pract Aug 2005; 69(2): 151–159.

818. Ludwig DS, et al. Dietary fiber, weight gain, and cardiovascular disease risk in young adults. JAMA Oct 27, 1999; 282(16): 1539–1546.

819. Diabetes Care 2006; 29: 775–780.

820. Ludwig DS. Diet and development of the insulin resistance syndrome. Asia Pac J Clin Nutr 2003; 12 Suppl: S4.

821. Kuo CS, et al. Insulin sensitivity in Chinese ovo-lacto vegetarians compared with omnivores. Eur J Clin Nutr Feb 2004; 58(2): 312–316.

822. Teegarden D. Calcium intake and reduction in weight or fat mass. J Nutr Jan 2003; 133(1): 249S–251S.

823. Pereira MA, et al. Dairy consumption, obesity, and the insulin resistance syndrome in young adults: The CARDIA Study. JAMA Apr 2002; 287(16): 2081–2089.

824. Liu S, et al. A prospective study of dairy intake and the risk of type 2 diabetes in women. Diabetes Care Jul 2006; 29(7): 1579–1584.

825. Colli JL, et al. International comparisons of prostate cancer mortality rates with dietary practices and sunlight levels. Urol Oncol. May–Jun 2006; 24(3): 184–194.

826. Colli JL, et al. Comparisonsof prostate cancer mortality rates with dietary practices in the United States. Urol Oncol. Nov–Dec 2005; 23(6): 390–398.

827. Gallus S, et al. Milk, dairy products and cancer risk (Italy). Cancer Causes Control. May 2006; 17(4): 429–437.

828. Cho E, et al. Dairy foods, calcium, and colorectal cancer: A pooled analysis of 10 cohort studies. J Natl Cancer Inst Jul 7, 2004; 96(13): 1015–1022.

829. Shin MH, et al. Intake of dairy products, calcium, and vitamin D and risk of breast cancer. J Natl Cancer Inst Sep 4, 2002; 94(17): 1301–131.

830. Tsuda H, et al. Milk components as cancer chemoprotective agents. Asian Pac J Cancer Prev 2000; 1(4): 277–282.

831. Lopez–Ridaura R, et al. Magnesium intake and risk of type 2 diabetes in men and women. Diabetes Care Jan 2004; 27(1): 134–140.

832. He K, et al. Magnesium intake and incidence

833. Van Dam RM, et al. Coffee consumption and risk of type II diabetes: A systematic review. JAMA Jul 6, 2005; 294(1): 97–104.

834. Wu T, et al. Caffeinated coffee, decaffeinated coffee, and caffeine in relation to plasma C–peptide levels. a marker of insulin secretion, in US women. Diabetes Care. Jun 2005; 28(6): 1390–1396.

835. Farnsworth E, et a1. Effect of a high–protein, energy –restricted diet on body composition, glycemic control, and lipid concentrations in overweight and obese hyperinsulinemic men and women. Am J Clin Nutr Jul 2003; 78(1): 31–39.

836. Khan A, et al. Cinnamon improves glucose and lipids of people with type 2 diabetes. Diabetes Care Dec 2003; 26(12): 3215–3218.

837. Mattila C, et al. Serum 25–hydroxyvitamin D concentration and subsequent risk of type 2 diabetes. Diabetes Care 2007; 30: 2569–2570.

838. Pittas A, et al. Vitamin D and calcium intake in relation to type 2 diabetes risk in women Diabetes Care 2006; 29: 650–656.

839. Pittas AG, et al. The effects of calcium and vitamin D supplementation on blood glucose and markers of inflammation in non–diabetic adults. Diabetes Care Jul 2007; 30(7): e81.

840. Van Cauter E, et al. Roles of circadian rhythmicity and sleep in human glucose regulation. Endocrinology Review 1997; 18: 716–738.

841. Lutsey PL, et al. Dietary intake and the development of the metabolic syndrome: The Atherosclerosis Risk in Community Study. Circulation Feb 12, 2008; 117(6): 754–761.

842. Dhingra R, et al. Soft drink consumption and risk of developing cardiometabolic risk factors and the metabolic syndrome in middle–aged adults in the community. Circulation 2007; 116, 480–488.

843. Tsimikas S, et al. Oxidized phospholipids, Lp(a) lipoprotein, and coronary artery disease. NEJM July 7, 2005; 353(1): 46–57.

844. Von Eckardstein A, et al. Lipoprotein (a) further increases the risk of coronary events in men with high global cardiovascular risk. J Am Coll Card 2001; 37(2): 434–439.

845. Griffen BA, et al. Role of plasma triglycerides in the regulation of plasma low density lipoprotein

(LDL) subfractions: Relative contribution of small, dense LDL to coronary heart disease risk. Atherosclerosis 1994; 106(2): 241–253.

846. Hodis HN. Triglyceride rich lipoprotein remnant particles and risk of atherosclerosis. Circulation 1999; 99: 2852–2854.

847. Camppos H, et al. Predominance of large LDL and reduced HDL−2 cholesterol in normolipemic men with cholesterol artery disease. Arterioscler Thromb Vasc Biol 1995; 15(8): 1043–1048.

848. American Diabetes Association. Economic consequences of diabetes mellitus in the US in 1997. Diabetes Care 1998; 21: 296–309.

849. American Medical News, March 16, 1998.

850. USA Today, May 1, 2002: 5D.

851. USA Today, October 24, 2002: 2D.

852. USA Today, May 14, 2003.

853. www.mdnetguide.com. Accessed March 2002.

854. Anderson JW, et al. Health advantages and disadvantages of weight reducing diets: A computer analysis and critical review. J Am Coll Nutr 2000; 19: 578–590.

855. Klem ML, et al. A descriptive study of individuals successful at long−term maintenance of substantial weight loss. Am J Clin Nutr 1997; 66: 239–246. (Taken from the American College of Sports Medicine Position Stand. Appropriate strategies for weight loss and prevention of weight regain for adults. Med Sci Sprts Exerc 2001; 33: 2145–2156.)

856. Dansinger ML. Comparison of the Adkins, Ornish, Weight Watchers and Zone diets for weight loss and heart disease risk reduction. JAMA 2005; 293: 43–53.

857. Dietary references intakes for energy, carbohydrate, fiber, fat, fatty acids, cholesterol, protein, and amino acids. Institute of Medicine of the National Academies. The National Academy Press. Washington, D.C.

858. Gaby AR. Adverse effects of dietary fructose. Alt Med Rev 2005 Dec; 10(4): 294–306.

859. Rayssiguier Y, et al. High fructose consumption combined with low dietary magnesium intake may increase the incidence of metabolic syndrome by inducing inflammation. Magnes Res 2006 Dec; 19(4), 237–243.

860. UC Berkeley Wellness Letter 2008 Aug; 24(1): 1.

861. New findings bitter sweet for fructose fans. Tufts Univ Health and Nutrition Letter 2007 Sept; 25(7): 1.

862. Nunes AP, et al. Analysis of genotypic potentiality of stevoside by comet assay. Food Chem Toxicol 2007 Apr, 45(4): 662–666.

863. USA Today, April 22, 2008

864. www.MyPyramid.gov.

865. Jenkins D, et al. Glycemic index of foods: A physiologic basis for carbohydrate exchange. Am J Clin Nutr 1981; 34: 362–366.

866. FAO/WHO Expert consultation. Carbohydrates in human nutrition: Report of a joint FAO/WHO expert consultation. Rome, April 14–18, 1997. Rome: Food and Agriculture Organization, 1998. (FAO Food and Nutrition paper 66).

867. Liu S, et al. A prospective study of dietary glycemic load, carbohydrate intake and the risk of coronary heart disease in women. Am J Clin Nutr 2000; 71: 1455–1461.

868. Salmeron J, et al. Dietary fiber, glycemic load, and the risk of NIDDM in men. Diabetes Care 1997; 20: 545–550.

869. Ludwig D. Dietary glycemic index and obesity. J Nutr 2000; 130: 280S–283S.

870. Franceschi S, et al. Dietary glycemic load and colorectal cancer risk. Ann Oncol 2001; 12: 173–178.

871. Augustin LS. Dietary glycemic index and glycemic load in breast cancer risk. A case control study. Ann Oncol Nov 2001; 12(11): 1533–1538.

872. Augustin LS, et al. Dietary glycemic index, glycemic load and ovarian cancer risk: A case−control study in Italy. Ann Oncol Jan 2003; 14(1): 78–84.

873. Augustin LS, et al. Glycemic index, glycemic load and risk of gastric cancer. Ann Oncol Apr 2004; 15(4): 581–584.

874. Dickson S, et al. High glycemic index carbohydrates increase nuclear factor−kappaB activation in mononuclear cells of young, lean healthy subjects. Am J Clin Nutr May 2008; 87(5): 1188–1193.

875. Foster−Powell K, et al. International table of glycemic index and glycemic load values: 2002. Am J Clin Nutr 2002; 76: 5–56.

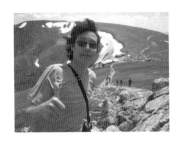

옮긴이 _ 안현순

서울대 자원공학과, 컴퓨터공학과를 졸업하고 동 대학원에서 컴퓨터공학 석사학위를 받고 건강의료 솔루션 IT 업체인 유비케어에 입사했다. 그곳에서 소프트웨어 개발자로 사회생활을 시작한 역자는 서울대병원의 원격진료시스템 프로젝트, 미국의 병원을 위한 웹 기반 전자의무기록 프로젝트 등의 의료인용 소프트웨어와 일반인을 위한 건강정보 포털 '건강샘'을 기획하고 개발했다. 이후 유비쿼터스 헬스케어 연구책임자를 역임하고 건강관리서비스에 대한 연구를 진행했다.

잠시 공공부문의 시스템통합업에 몸담으며 '환경'에 대한 거시적 안목을 갖게 되었으며, 이후 신뢰성 있는 건강의학정보와 미디어가 결합된 포털 '코메디닷컴'과 건강전문 쇼핑몰 '건강선물닷컴'을 총괄하였다. 뉴스통신사 '포커스뉴스'의 창간부터 폐간까지 함께한 뒤에는 의료 솔루션 IT업계로 복귀하여 치과 EMR(전자의무기록)의 차세대 버전을 런칭하는데 기여하였고, 현재는 의료영상처리 회사에서 인공지능(AI)과 클라우드 사업개발을 리딩하고 있다.

● 페이스북: https://www.facebook.com/ebmhealth/

면역 체계를 위협하고 온갖 질병을 부르는
만성염증 탈출 프로젝트

제3판 1쇄 인쇄 ㅣ 2023년 3월 2일
제3판 1쇄 발행 ㅣ 2023년 3월 9일

지은이 ㅣ 듀크 존슨
옮긴이 ㅣ 안현순
펴낸이 ㅣ 강효림

편 집 ㅣ 곽도경·지태진
디자인 ㅣ 채지연
마케팅 ㅣ 김용우

용지 ㅣ 한서지업(주)
제작 ㅣ 한영문화사

펴낸곳 ㅣ 도서출판 전나무숲 檜林
출판등록 ㅣ 1994년 7월 15일·제10-1008호
주소 ㅣ 10544 경기도 고양시 덕양구 으뜸로 130
　　　　　위프라임트윈타워 810호
전화 ㅣ 02-322-7128
팩스 ㅣ 02-325-0944
홈페이지 ㅣ www.firforest.co.kr
이메일 ㅣ forest@firforest.co.kr

ISBN ㅣ 979-11-88544-95-0 (13510)

전나무숲 건강편지를
매일 아침, e-mail로 만나세요!

전나무숲 건강편지는 매일 아침 유익한 건강 정보를 담아 회원들의 이메일로
배달됩니다. 매일 아침 30초 투자로 하루의 건강 비타민을 톡톡히 챙기세요.
도서출판 전나무숲의 네이버 블로그에는 전나무숲 건강편지 전편이 차곡차곡
정리되어 있어 언제든 필요한 내용을 찾아볼 수 있습니다.

http://blog.naver.com/firforest

 '전나무숲 건강편지'를 메일로 받는 방법 forest@firforest.co.kr로 이름과 이메일 주소를
보내주세요. 다음 날부터 매일 아침 건강편지가 배달됩니다.

유익한 건강 정보,
이젠 쉽고 재미있게 읽으세요!

도서출판 전나무숲의 티스토리에서는 스토리텔링 방식으로 건강 정보를
제공합니다. 누구나 쉽고 재미있게 읽을 수 있도록 구성해, 읽다 보면 자연스럽게
소중한 건강 정보를 얻을 수 있습니다.

http://firforest.tistory.com

스마트폰으로 전나무숲을 만나는 방법

네이버 블로그   다음 블로그